Fan / Hummelsberger / Wislsperger **Tuina**

Fan Chaoyang/Josef Hummelsberger
Gerlinde Wislsperger

Tuina

Eine altchinesische manuelle
Therapie neu entdeckt

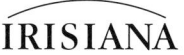

IRISIANA

IRISIANA

Eine Buchreihe herausgegeben von
Margit und Ruediger Dahlke

Die Deutsche Bibliothek – CIP-Einheitsaufnahme
Fan, Chaoyang:
Tuina : eine altchinesische manuelle Therapie neu entdeckt / Chaoyang Fan / Josef Hummelsberger /
Gerlinde Wislsperger. – München : Hugendubel, 1999
(Irisiana)
ISBN 3-89631-228-6

Umschlaggestaltung: Zembsch' Werkstatt, München,
unter Verwendung eines Fotos von Hubertus Radermacher, München
Produktion: Tillmann Roeder, München
Satz: Satzpunkt Ewert, Kulmbach
Druck und Bindung: Huber, Dießen
Printed in Germany

ISBN 3-89631-228-6

Inhalt

Einführung

Das chinesische Wort *tuina* heißt wörtlich übersetzt »schieben und ziehen« und bezeichnet eine Behandlungsmethode, die der westlichen Massage, aber auch der manuellen Medizin ähnelt. Historisch wurde auch der Begriff *anmo* verwendet, »greifen & pressen«. Die Tuina-Methode ist eine der fünf Säulen der traditionellen chinesischen Medizin (TCM), neben der Akupunktur, Arzneimitteltherapie, Diätetik und den Bewegungstherapien (Qigong und Taiji). Bisher ist das Wissen über die Tuina-Methode (oder kurz: Tuina) hierzulande aber nur sehr gering; nur wenige Institutionen bieten eine qualifizierte Ausbildung an, ausgebildete Therapeuten sind rar. Dieses Buch will zur Verbreitung dieses wichtigen Bausteins der TCM durch eine leicht verständliche und dennoch umfassende Darstellung der Methode beitragen.

Was unterscheidet die Tuina-Methode nun eigentlich von westlichen Massagemethoden oder von der Akupressur? Tuina kombiniert spezielle hochwirksame Massage- und Grifftechniken mit der Kenntnis über Akupunkturpunkte und Leitbahnen (früher fälschlich »Meridiane« genannt) und chirotherapeutische »Manöver« mit dem umfassenden System der TCM. Die TCM versucht beim kranken Menschen energetische Störungen, Entgleisungen und Blockaden zu erkennen, sie faßt den Menschen als Gesamtheit auf und begreift das freie Fließen der aktiven und stofflichen Energieformen (*Qi* und *Xue*) als Gesundheit. Störungen können durch die TCM viel früher als in der westlichen Medizin erfaßt werden, die auf organische, durch technische Untersuchungen wie Labor oder Röntgen erfaßbare Veränderungen in den Geweben angewiesen ist. Durch die ausgefeilte Tuina-Technik und das ganzheitliche Verständnis des Menschen und seiner Krankheiten wird eine enorme Wirkung erreicht. Neben den klassischen Anwendungen der Massage und manuellen Therapie bei Schmerzen des Bewegungsapparats sind damit auch eine Vielzahl anderer Krankheiten von akuten grippalen Infekten, Regelstörungen bis hin zu chronischen Krankheiten gezielt zu beeinflussen.

Danksagung

Zur Entstehung dieses Buches haben viele Freunde und Kollegen beigetragen. An allererster Stelle steht unser Lehrer und Freund Dr. Carl-Hermann Hempen, der uns mit Freude und Überzeugungskraft für diesen Bereich der traditionellen chinesischen Medizin den Rücken gestärkt hat. Auch hat er die Arbeit an diesem Buch sehr erleichtert, indem er gestattete, die Abbildungen aus seinem »dtv-Atlas zur Akupunktur« zu verwenden. Frau Dr. Ute Engelhardt gab wesentliche Anregungen zum Glossar und zur Geschichte der Tuina und unterstützte uns bei der Auswahl des historischen Bildmaterials.

Wir danken auch Herrn Professor Manfred Porkert, der mit seinem Werk der chinesischen Medizin im Westen den Weg bereitet hat; wir beziehen uns im »Glossar der Tuina-Techniken« auf seine Terminologie.

Herr Hubertus Radermacher hat durch seine professionelle Fotografie ebenso zum Gelingen der Abbildungen beigetragen, wie die Fotomodelle Frau Lernhart, Frau Robrecht, Sara und Fan Fang mit ihrer Geduld.

Frau Helen Heißerer hat als Lektorin ebenfalls viel Geduld bewiesen, auf ihre Anregung hin ist dieses Buch überhaupt erst entstanden.

Hangzhou, im November 1998 *Fan Chaoyang, Gerlinde Wislsperger*
München, im November 1998 und *Josef Hummelsberger*

Gebrauchsanleitung

Dieses Buch stellt die Grundlagen der TCM und der Tuina-Methode, die wichtigsten Tuina-Techniken, praktische Behandlungsbeispiele, die Behandlung von Kindern mit Tuina und die Selbstbehandlung mit Tuina in eigenen Abschnitten dar.

Das Buch kann für verschiedene Zwecke benutzt werden:
- Als Basistext oder Kurz-Lehrbuch für eine Tuina-Ausbildung sind alle wesentlichen Elemente enthalten. Im Kapitel »Akupunkturpunkte und Leitbahnen« wurde besonderer Wert auf Anschaulichkeit und die Möglichkeit, die Funktionen der Leitbahnen zu verstehen, gelegt.

- Als Ratgeber für den rasche Hilfe Suchenden: Die Kapitel »Praxis der Tuina-Behandlung«, »Kinderbehandlung mit Tuina« oder »Selbstbehandlung« geben Beispiele aus der Praxis und eine Reihe praktischer Tips. Bei weiteren, tiefer gehenden Fragen können das Glossar zur TCM oder die anderen Kapitel zu Rate gezogen werden.

- Patienten wird hier die ganze Tuina-Methode mit ihren Möglichkeiten, aber auch ihren Grenzen ausführlich dargestellt.

Die Ausübung der Tuina-Methode erfordert vom Therapeuten Kenntnis der theoretischen Grundlagen, Erfahrung und vor allem Übung und Ausdauer. Das vorliegende Buch liefert zum Erlernen einen ersten wichtigen Schritt. Jeder Interessierte sollte deshalb die Tuina-Methode bei einem kompetenten Institut möglichst auch praktisch lernen.

I.

GESCHICHTE DER TUINA-THERAPIE

Man kennt eine Wissenschaft nur dann gut, wenn man ihre Geschichte kennt.
(Auguste Comte)

Die Geschichte des Reiches der Mitte – eines Gebietes mit der Ausdehnung Europas – ist mehr als viertausend Jahre alt. Aus der Zeit der Shang-Dynastie (16.–11.Jh. v. Chr.) ist bekannt, daß ein wesentlicher Teil des kulturellen Lebens in der Orakelbefragung bestand; die Herrscher führten sie nicht nur in politischen Krisen zur Entscheidungshilfe durch, sondern auch im Falle von Krankheit. Zu den ältesten Therapiemethoden gehören – so zeigen Orakelknochen – die Arzneimittel und die Akupunktur, deren Ursprung laut dem Historiker Sima Qian (ca. 145 v. Chr.) anhand sogenannter Steinnadeln in die Neusteinzeit datiert werden kann.

Das älteste grundlegende Werk zur chinesischen Medizin, der »Innere Klassiker des Gelben Fürsten«, wurde im 1. Jh. v. Chr. begonnen – in der frühen Han-Zeit, die als erste Phase eines geeinten China gilt. In Frage-und-Antwort-Form werden darin hauptsächlich theoretische Grundlagen der Medizin und die Praxis der Akupunktur abgehandelt. Schon in diesem Werk findet man Hinweise darauf, daß die damals noch als *anmo* bezeichnete chinesische Massage (*an* bedeutet »mit der Hand pressen«, *mo* »reiben«) zur Schmerzlinderung und Muskelentspannung eingesetzt wurde. Weiterhin wurde der chinesischen Massage aber auch die Funktion zugesprochen, den Fluß der Lebensenergie Qi von Blockaden zu befreien. Im ältesten überlieferten Fallbeispiel heißt es von dem Arzt Bian Que, er habe mit dem Einsatz von Akupunktur und Massage dem sterbenden Kronprinzen von Zhou das Leben retten können. In verschiedenen Schriften zur TCM aus den folgenden Epochen werden – etwa durch den Daoisten Ge Hong (281–341 n. Chr.) – Massage-Klassiker erwähnt, die jedoch nicht erhalten sind.

Bei dem großen Tang-zeitlichen Arzt Sun Simiao (582–681) (Abb. 1) schließlich findet man die ersten Anleitungen zur Massage. In seinen »Rezepturen, die tausend Goldstücke wert sind« (*Qianjin fang*) hat Sun für fast ein Dutzend Kindererkrankungen wie Krämpfe, behinderte Nasenatmung, nächtliches Weinen oder Blähungen Anleitungen gegeben zur Massage mit speziellen Salben. Er empfahl, Kinder zur Krankheitsvorbeugung besonders gegen »Kälte«- und »Wind«-Erkrankungen zu behandeln, indem man mit Handflächen und -rücken ihre »Mitte« erwärmt.

Als das chinesische Kaiserreich in der Tang-Zeit wieder geeint war und seine Grenzen bis weit in den Südosten Asiens ausdehnte, erfuhren der wirtschaftliche und kulturelle Bereich einen großen Aufschwung. Zur Bewältigung der damit verbundenen Kontrollaufgaben hat man am Kaiserhof ein kompliziertes Verwaltungssystem etabliert und die Beamtenprüfungen eingeführt. Diese Neuerungen brachten auch eine Verbesserung der medizinischen Lehre mit sich: In China findet sich weltweit das früheste Beispiel einer staatlich kontrollierten medizinischen Ausbildung. Das kaiserliche »Medizinalamt« war in vier Sektoren unterteilt: Arzneimittel, Akupunktur, Exorzismus und Massage. Damit war die Massage als Disziplin definiert, ihre Ausbildung wurde festgelegt, sie wurde staatlich überprüft, und das Prüfsystem ähnelte dem der bis in unser Jahrhundert bestehenden staatlichen Beamtenprüfungen.

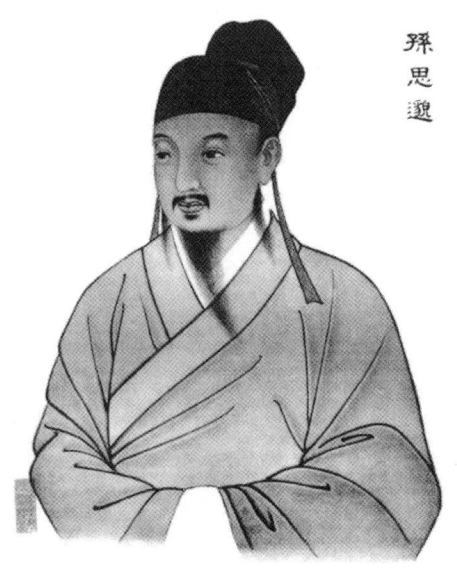

Abb. 1: Sun Simiao

Die folgenden fünf Jahrhunderte der Sung-, Jin- und Yuan-Dynastien – hinter letzteren verbergen sich Epochen der Fremdherrschaft durch die nordöstlich angrenzenden Mongolen – sind gekennzeichnet durch beträchtliche Fortschritte in Wissenschaft und Technik, besonders der Astronomie, der Mathematik, der Papierherstellung und des Buchdrucks. Der Austausch mit den anderen Ländern Asiens intensivierte sich. Der damit einhergehende wirtschaftliche Aufschwung ermöglichte eine Weiterentwicklung wie auch eine Reformierung in allen wissenschaftlichen Bereichen, so auch der TCM. Besonders die neuen Methoden des Buchdrucks erlaubten eine weitere Verbreitung des Wissens in allen Bereichen der Medizin. Zahlreiche Werke aus dieser Zeit beschreiben eine Massage, die in Diagnose und Therapie schon nach den TCM-Prinzipien unterscheidet. Neben äußeren Verletzungen wurden auch innere Erkrankungen und Frauenkrankheiten behandelt. Ein besonders eindrückliches Beispiel für die Wirksamkeit der Massage jener Zeit liefert eine Krankenakte, der zufolge der Arzt Pang Anshi zu einer Schwangeren gerufen wurde, die bereits seit sieben Wochen in Wehen lag. Indem er den Rücken und dann den ganzen Körper der Patientin durch Massage erwärmte und entspannte, konnte er die Geburt eines gesunden Sohnes einleiten. Ebenfalls in dieser Epoche wurden Manipulationstechniken entwickelt, mit Hilfe derer durch Schweißinduktion durch Öffnen und Schließen der Poren die sogenannten »sechs klimatischen Exzesse«, also die äußeren krankheitsauslösenden Faktoren, ausgetrieben wurden. Für manche Techniken tauchten bereits damals die bis heute gebräuchlichen Bezeichnungen auf wie *rou*, die Technik des »Knetens«.

Der heutige Fachausdruck für die spezielle Form der chinesischen manuellen Technik Tuina aus *tui* – »drücken, schieben« – und *na* – »ergreifen, fassen« wurde in der Ming-Dynastie (1368–1644) formuliert und als Prüfungsfach »Tuina« an der Kaiserlichen Medizinschule eingeführt.

Besonders die Weiterentwicklung der Tuina-Massage für Kinder fällt in diese Epoche. Mit den teilweise schmerzhaften, kraftvoll ausgeführten Techniken der Tuina für Erwachsene, mit denen auf die Leitbahnen für Qi und Xue eingewirkt wird, konnten Kinder nicht behandelt werden, u.a. deshalb, weil bei Kindern das Leitbahnsystem noch nicht ausgereift ist. Aus einer Fülle Ming-zeitlicher Literatur zur Kinder-Tuina stellen die »Geheimen Botschaften der Kinder-Tuina-Massage« (*Xiaoer tuina mizhi*) von Zhou Yufan ein herausragendes Werk dar. Es enthält ein Fünfzehn-Schritte-Programm zur Untersuchung kranker Kinder, in dem ausführlich zwölf Körperregionen beschrieben und diskutiert werden, die bei Kindererkrankungen aussagekräftige Hinweise liefern können. Gong Tingxian beschrieb 1605 im »Geheimen Vermächtnis der Tuina-Massage bei Kindern« (*Xiaoer tuina mijue*) die Tuina-Massage der Kinderhand als Therapie bei Allgemeinerkrankungen.

Seit der Ming-Zeit war die Tuina-Therapie nicht nur dem Kaiser und seinem Hof, sondern auch dem Volk zugänglich.

Als in der Qing-Dynastie (1644–1911) Tuina als ungeeignet für den verfeinerten Geschmack und für die Behandlung der Kaiserlichen Familie befunden und am Kaiserlichen Hof sowie an den Medizinschulen abgeschafft wurde, führte das Volk diese Kunst dennoch weiter. Auch weitere Fachliteratur wurde verfaßt. Die wichtigsten Neuerungen stehen in Zusammenhang mit einer Weiterentwicklung und Popularisierung der chinesischen Kampfkünste (*wushu)* und den damit einhergehenden Muskelverletzungen und Knochenbrüchen: eine medizinische Enzyklopädie dieser Zeit nennt zum ersten Mal die »Acht Methoden bei Knochenbrüchen«.

Die verlustreichen Erfahrungen vor allem der technischen Unterlegenheit, die das Reich der Mitte im 19. Jahrhundert durch seine Begegnungen mit dem Westen in den Opiumkriegen machte, erschütterten schwer das chinesische Selbstvertrauen. Auch das Vertrauen gerade gehobener sozialer Schichten in die Errungenschaften ihrer eigenen Kultur schwand, und im Gefolge sank bis zur zweiten Hälfte unseres Jahrhunderts das Ansehen der TCM als originär chinesische Wissenschaft stetig. Sie wurde nach einem Kongreßbeschluß der Guomindang-Regierung 1929 sogar verboten, denn sie sollte der Entwicklung eines modernen China nicht im Wege stehen.

Abgesehen von kleinen Modifikationen z.B. der »Roll-« Techniken oder der Einführung des »Ein-Finger-Zen-Pressens« (beide Techniken werden in den folgenden Kapiteln beschrieben) stagnierte auch die Entwicklung der Tuina-Massage bis in unser Jahrhundert. Zusammen mit den anderen Therapiesäulen der TCM wurde auch die Tuina nach der Gründung der Volksrepublik wieder rehabilitiert. Ihr Beitrag zur Gesundheitsversorgung der Bevölkerung wurde von neuem erkannt und das noch vorhandene Wissen systematisch wieder gesammelt. Überall in der Volksrepublik wird heute die Tuina in Krankenhäusern praktiziert und an medizinischen Hochschulen als Spezialgebiet gelehrt und erforscht. Nach einem fünfjährigen Grundstudium der westlichen und der traditionellen chinesischen Medizin spezialisieren sich heute Tuina-Ärzte in einem weiteren dreijährigen Ausbildungsabschnitt. Tuina genießt wieder großes Vertrauen bei den Patienten als Therapiemethode eines breiten Spektrums von Krankheiten, vorrangig des Bewegungsapparates.

II.

GRUNDLAGEN DER TUINA UND DER TRADITIONELLEN CHINESISCHEN MEDIZIN (TCM)

Unterschiede zwischen traditioneller chinesischer Medizin und westlicher Medizin

Die Grundlagen der westlichen Medizin sind Ursachenanalyse, Meßbarkeit und Anatomie bzw. Pathologie. Sie sucht nach Organveränderungen, nach sicht- oder meßbaren Befunden, und entwickelte durch radiologische, nuklearmedizinische, endoskopische, klinisch-chemische oder mikrobiologische Verfahren eine große Leistungsfähigkeit darin, kleinste, verborgenste organische Befunde zu erfassen. Also ist die westliche Medizin eine stoffbezogene Medizin. Weiterhin geht sie davon aus, daß jede Krankheit durch eine bestimmte Ursache hervorgerufen wird, meist durch materielle Einflüsse wie Mikroorganismen, eine veränderte Blutzusammensetzung oder ein Trauma. Voraussetzung einer Befunderhebung sind also quantitative Parameter.

Dabei spielt die Hypothese von der »Homogenität des Substrates«, also der Gleichartigkeit der materiellen Grundlage, eine große Rolle. Man nimmt an, daß die verschiedenen Körperteile bei allen Menschen gleich sind. So wird z. B. definiert, ab welcher Knochendichte ein Knochen, d. h. jeder Knochen jedes Menschen, frakturgefährdet ist, ab welchem Cholesterinwert bei jedem Menschen die Gefahr der Arteriosklerose besteht, ab welcher Keimzahl eine Blasenentzündung vorliegt usw. Wo sich die Realität mit dieser Annahme deckt, stellt die westliche Medizin ein wirksames diagnostisches und meist auch therapeutisches Instrumentarium bereit.
Im Bereich des Lebendigen gilt die Homogenität des Substrates vor allem in der Mikrobiologie. Einzeller oder Bakterien lassen sich praktisch nicht voneinander unterscheiden, ihre Individualität ist denkbar gering. Je höher aber ein Lebewesen entwickelt ist, um so mehr nimmt diese Gleichartigkeit ab. Die Differenziertheit steigt bei der Betrachtung höher entwickelter Lebewesen und erreicht biologisch mit dem Menschen ihren Höhepunkt. Betrachtet man zunehmend komplexer werdende Gebilde wie Staaten und Völker oder gar makrokosmische Phänomene, so findet man die höchste Individualität bei Planeten und Galaxien. Je undifferenzierter, homogener ein System oder Lebewesen ist, um so instabiler ist es in seinen Funktionen und

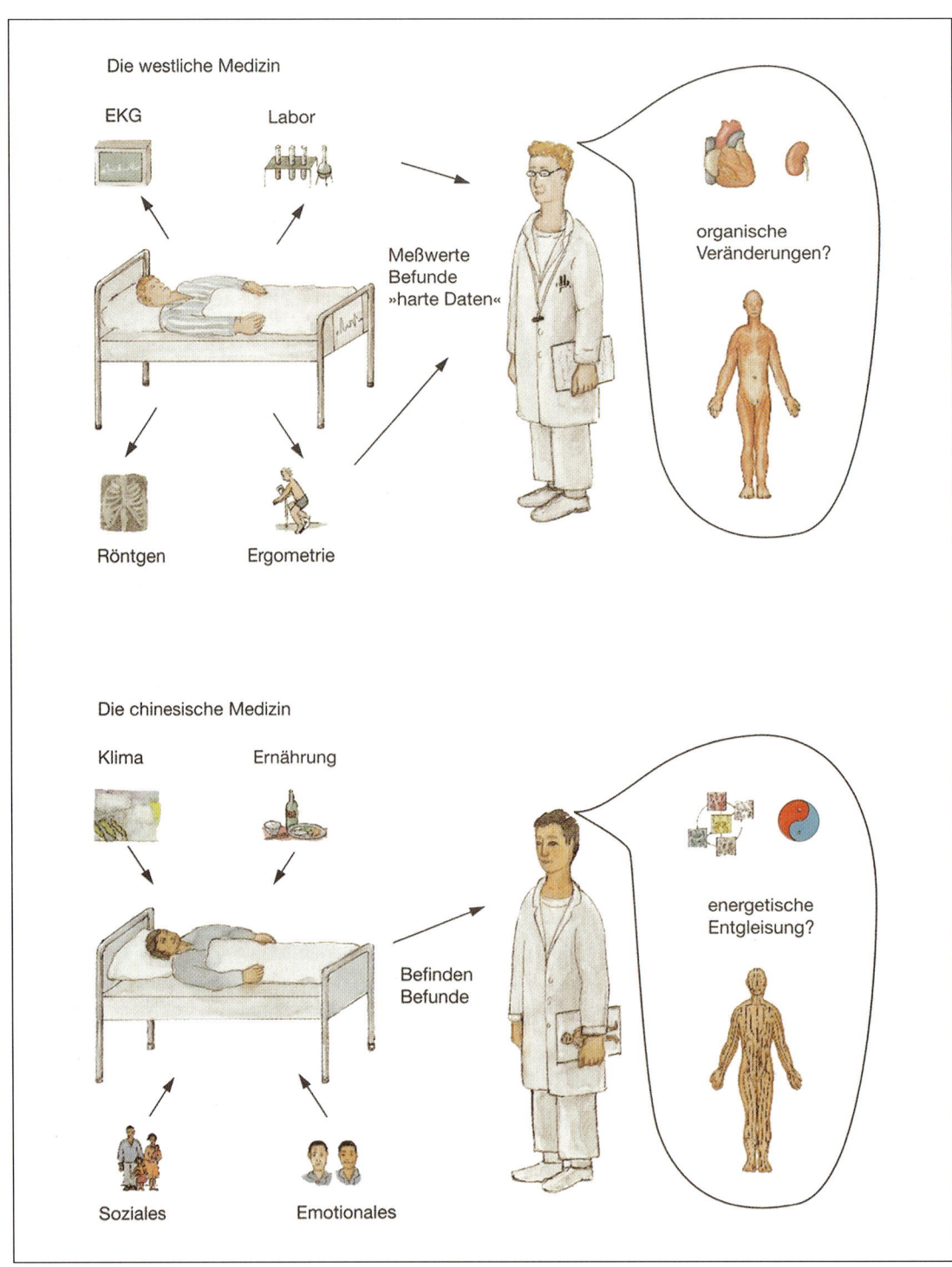

Abb. 2: Die westliche Medizin und die chinesische Medizin

16

umgekehrt. Der Mensch steht etwa in der Mitte der betrachteten Aufzählung; er besitzt neben relativ homogenen auch sehr individuelle Anteile, neben sehr stabilen Funktionen stehen sehr wandelbare und leicht zu beeinflussende.

Individuelle Reaktionen wie z. B. das Schlafverhalten oder unterschiedliche Widerstandskraft gegenüber ansteckenden Keimen werden aber von der westlichen Medizin oft nicht erfaßt oder nicht berücksichtigt. Funktionelle Abweichungen, Befindlichkeitsstörungen oder die an Häufigkeit zunehmenden allergischen und chronischen Erkrankungen müssen durch die Maschen ihres Systems fallen, denn es lassen sich dafür keine meßbaren Veränderungen finden.

Der Ansatz der traditionellen chinesischen Medizin (TCM) unterscheidet sich grundlegend von dem der westlichen Medizin. Sie beobachtet die Funktionen des Menschen, wertet sie und behandelt sie schließlich. Ihr Augenmerk liegt auf dem Funktionalen, Dynamischen, Bewegten. Im Gegensatz zum meßbaren Substrat können Funktionen nicht mengenmäßig erfaßt, quantifiziert werden, sie werden vielmehr in ihrer Richtung beschrieben und bewertet. Aus der Notwendigkeit heraus, Funktionen und ihre Abweichungen zu beschreiben, hat die TCM eine Fachsprache entwickelt (Abb. 2).

Die chinesische Medizin erlaubt eine sehr frühe Diagnose funktioneller Störungen, eben bevor es zu organischen oder meßbaren Veränderungen gekommen ist. Ein Zitat aus dem »Inneren Klassiker des Gelben Fürsten« (Huangdi neijing) einem der wichtigsten Werke der chinesischen Medizinliteratur aus dem 1. Jahrhundert v. Chr., illustriert dies: »Eine Krankheit heilen, die schon (organisch) manifest wird, ist, als ob man einen Brunnen gräbt, nachdem man Durst bekommen hat. Oder als ob man Waffen schmiedet, nachdem die Schlacht schon begonnen hat.«

Weil die Tuina-Methode eine Therapieform der TCM ist, gründet sie sich auf deren systematische Methodologie. Um sie optimal einzusetzen, sind Grundkenntnisse der chinesischen Krankheitslehre und ihrer Fachsprache wichtig.

Die wichtigsten Begriffe der TCM

Zu den grundlegenden Begriffen der TCM gehören die Begriffspaare Geradläufigkeit und Schrägläufigkeit, Yin und Yang ebenso wie die sogenannten Fünf Wandlungsphasen, die Energieformen Qi und Xue und die krankheitsauslösenden Faktoren (Agenzien).

Yin und Yang

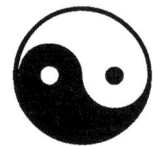

Abb. 3: Das Yin-Yang-Symbol

Diese beiden Begriffe findet man praktisch überall im chinesischen Denken, ihre Verwendung ist nicht auf den Bereich der Medizin beschränkt. Sie tauchen im 5. Jahrhundert v. Chr. zum erstenmal im »Buch der Lieder« (*Shijing*) auf. Yang bezeichnete die sonnenbeschienene Seite eines Hanges, Yin die schattige Seite. In der energetischen Betrachtungsweise der Chinesen bezeichnen Yin und Yang die Polarität von unterschiedlichsten Phänomenen, von einander ergänzenden Aspekten. So wird dem Begriff Yang z. B. das Helle, Warme, Aktive, oben Liegende, der Himmel zugeordnet, dem Yin hingegen das Dunkle, Kalte, Ruhende, unten Liegende, die Erde.

Yang	Yin
Sonne	Mond
Tag	Nacht
Oben	Unten
Männlich	Weiblich
Himmel	Erde
Aktives	Stoffliches
Bewegendes	Struktives
Dynamisches	Materielles

Yang-Phänomene sind von aktiver, sich entfaltender, dynamischer Natur, sie wirken in der Gegenwart. Der Yin-Aspekt bezeichnet das materielle, stoffliche Gegenlager. Nun läßt sich eine einfache Polarität wie Nord und Süd unendlich weiter unterteilen. Im chinesischen Denken wird jedes Yang- und Yin-Phänomen wieder unterteilt. Yin und Yang stellen ein polares System zur Beschreibung der Wirklichkeit dar, jedoch enthalten sie keine moralische Wertung.

In der konkreten Erfahrung können die beiden Pole nicht voneinander getrennt auftreten, denn sie bedingen sich gegenseitig: Aktion oder gegenwärtige Wirkung wird nur in ihrer Konkretisierung erfahrbar, so wie die Aktivität eines Bildhauers (Yang) erst konkret wird, wenn sie auf etwas Stoffliches (Yin) wie etwa einen Stein trifft. Die Wärme des Kaminfeuers kommt erst zustande, wenn zu etwas Stofflichem (Yin) wie dem Holz etwas Aktives (Yang) wie das Feuer hinzutritt.

Im medizinischen Bereich besteht das Struktive z. B. in Zähnen oder Knochen, also den stofflichen Bestandteilen des Menschen, den Aspekten, in denen sich die Vergangenheit materialisiert. Aktivität bezeichnet analog zu obigen Bildern Bewegung, Dynamik, alle gegenwärtigen Lebensäußerungen, alle geistigen und seelischen Regungen sowie auch das Erleben der Einflüsse aus der Umwelt.

Die Fünf Wandlungsphasen (wuxing)

Auch die Fünf Wandlungsphasen (oft auch als »Elemente« übersetzt) Holz, Feuer, Metall, Wasser und Erde gehören zur Fachsprache der chinesischen Medizin. Mit ihrer Hilfe lassen sich rhythmische Prozesse und sich ablösende, zeitliche Abläufe beschreiben

Für eine Phase der sich entfaltenden Aktivität, für gegebene Möglichkeiten, die sich noch nicht entfaltet haben, steht als Bild das Holz. Dieser Wandlungsphase werden zum Beispiel der Frühling oder der Morgen zugeordnet: Yang – die Sonne geht auf und beginnt sich zu entfalten. Auch ein startbereiter, konzentrierter Läufer kurz vor dem Startschuß könnte mit dieser Wandlungsphase beschrieben werden.

Die Wandlungsphase Holz ist die Bedingung für die Phase der vollständig entfalteten Aktivität, der Wandlungsphase Feuer. Ihr entsprechen der Sommer, der Süden, der Mittag, die Zeit, die der Athlet läuft. Im Augenblick der Beobachtung ereignet sich die Aktivität, ihre Wirkung ist abzusehen, aber noch nicht eingetreten.

Es folgt die Phase der zurückweichenden Aktivität, der Abnahme der Dynamik, d. h. die vorbereitete, aber noch nicht eingetretene Fixierung der Wandlungsphase Metall. Der Herbst, der Abend, der Westen, die Auslaufphase des Läufers gehören hierzu.

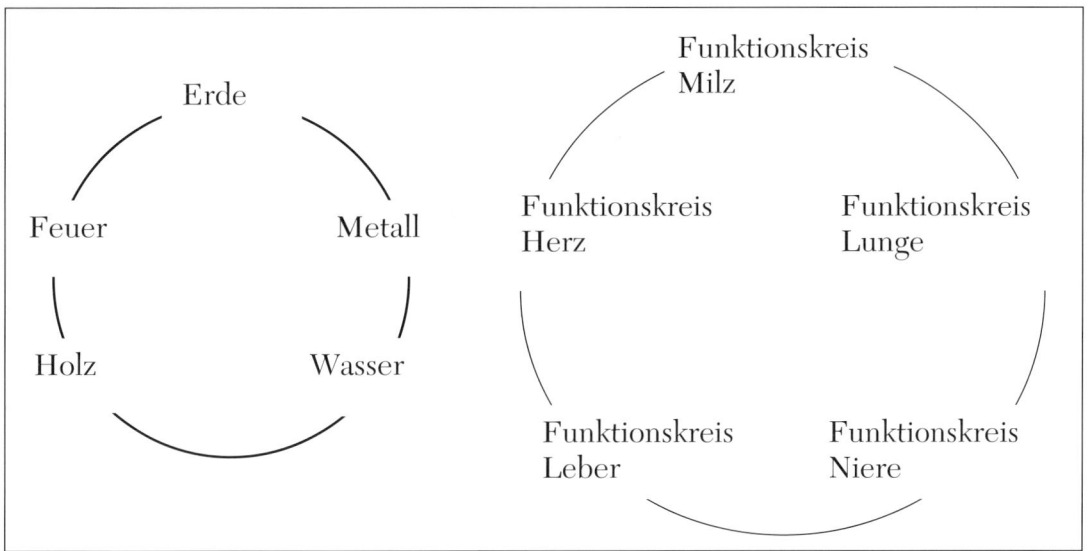

Abb. 4: Die Fünf Wandlungsphasen und die Fünf Yin-Funktionskreise (zang)

19

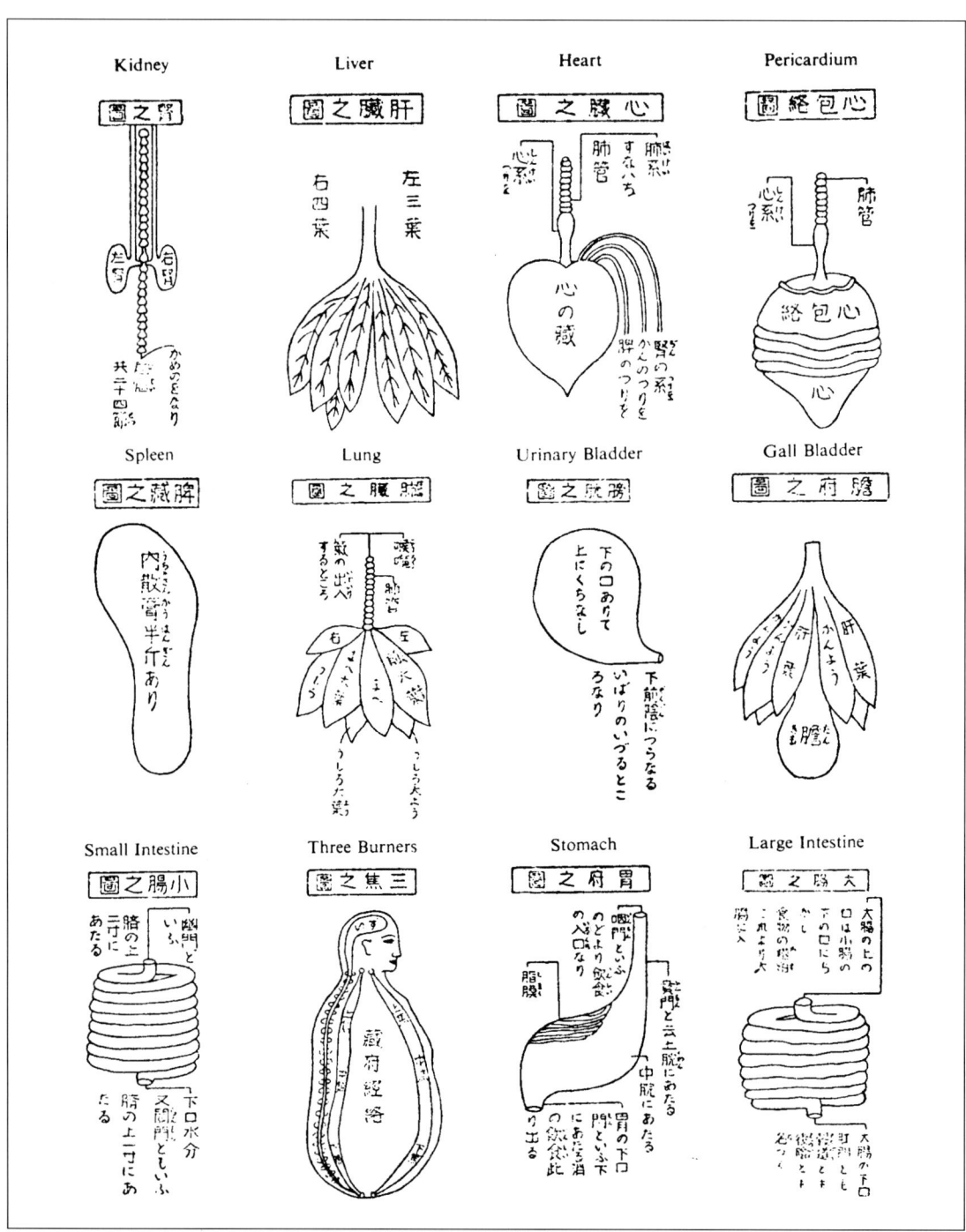

Abb. 5: Historische Darstellung aller zwölf Yin- und Yang-Funktionskreise (zangfu) mit anatomischen Zeichnungen. Der sechste Yin-Funktionskreis »Herzbeutel« dient dem Schutz des Funktionskreises »Herz« und spielt in der Akupunktur eine große Rolle.

Zuletzt gibt es noch die Wandlungsphase Wasser als Bild für absolute Ruhe, Sammlung, für höchste Verdichtung, die im Augenblick der Beobachtung schon eingetreten ist. Den Winter, die Nacht, den Norden würde man hier finden, ebenso die Ruhephase nach einem Rennen.

Den genannten differenzierten Phasen folgt noch eine Phase des Übergangs und des Ausgleichs, der Umpolung. Sie wird als Wandlungsphase Erde bezeichnet.

Die Funktionskreise

Ähnlich der westlichen Anatomie und Physiologie werden alle energetischen Phänomene und biologischen Funktionen nach Funktionskreisen, Yin und Yang sowie den Fünf Wandlungsphasen geordnet.

Der Organbegriff in der TCM unterscheidet sich aber wesentlich von dem unserer westlichen Medizin, deshalb sollte dem Organnamen immer der Begriff »Funktionskreis« vorangestellt werden, um Verwechslungen und Mißverständnisse zu vermeiden und eine begriffliche Klarheit zu gewinnen. So werden in der TCM zum Beispiel dem Funktionskreis »Leber« anatomisch Muskeln und Sehnen, also der Bewegungsapparat zugeordnet und dieser ist für die Verteilung der aktiven Energien, des Qi, verantwortlich.

Die Benennung der Funktionskreise nach Organen erfolgt bildhaft entsprechend der vitalen Funktionen, die ihnen zugeschrieben wurden. Die durch die westlichen, analytischen Verfahren gewonnenen Organbilder widersprechen der TCM nicht.

Insgesamt werden in der TCM sechs Yang-Funktionskreise *(fu)* und fünf Yin-Funktionskreise *(zang)* unterschieden. Ihnen werden alle biologischen Funktionen und krankhaften Entgleisungen zugeordnet. Jedem Funktionskreis werden etwa 25 Merkmale oder typische krankhafte Entgleisungen zugeschrieben, wie zugehörige Gewebe, Funktionen, Körperöffnungen und Sinnesorgane Tages- und Jahresrhythmus oder Anfälligkeit für krankheitsauslösende Faktoren (Agenzien).

Die Fünf Yin-Funktionskreise und Funktionskreis-Bilder enthalten die wesentlichen klinischen Einzelaussagen über den Menschen und gelten als tragende Säulen des Systems der TCM:

- Funktionskreis »Leber« (chinesisch *gan*) – entspricht der Wandlungsphase HOLZ
- Funktionskreis »Herz« (*xin*) – Wandlungsphase FEUER
- Funktionskreis » Mitte« oder »Milz« (*pi*) – Wandlungsphase ERDE
- Funktionskreis »Lunge« (*fei*) – Wandlungsphase METALL
- Funktionskreis »Niere« (*shen*) – Wandlungsphase WASSER

Funktionskreis »Lunge«

Alle äußeren Einflüsse klimatischer, psychosozialer oder kosmischer Art, Licht, Luft, Sauerstoff und Nahrung treffen zunächst aus Sicht der TCM auf die »Oberfläche«, das »Äußere« des Menschen. Anatomisch sind dies die Haut, die Schleimhäute von Mund, Nase, Rachenraum und Bronchien sowie die Lunge. In der Funktionskreislehre entspricht dies der »Lunge«, der Wandlungsphase METALL, dem »kleinen Yin« *(shaoyin)*. Die Aufgabe dieser ersten Hülle ist zum einen die Abwehr schädlicher Einflüsse, zum anderen aber auch die Aufnahme wichtiger Energien (speziell von Licht, Luft und Nahrung, dem »himmlischen Qi«, *tianqi*). Dieses »himmlische Qi« wird in den Körper aufgenommen und dem Körper rhythmisch mitgeteilt. Diese Rhythmik verleiht dem Fließsystem Stabilität und Abwehrfähigkeit. Andere Aufgaben des Funktionskreises »Lunge« sind die Kühlung und gleichzeitige Befeuchtung der »Oberfläche«, also der Haut und anderer Organe.

Besonders anfällig ist der Funktionskreis »Lunge« für die klimatischen Faktoren »Wind«-, »Kälte«- und »Trockenheit«, da sie die physiologischen Aufgaben behindern. Die Wehrenergie und das Qi der »Lunge« werden durch dauernde Sorgen und Trauer, aber auch durch ständige Schreibtischarbeit geschmälert. Auch die häufige Unterbrechung des natürlichen Biorhythmus zum Beispiel durch Schichtarbeit kann die Wehrenergie verringern und eine Infektanfälligkeit hervorrufen.

Funktionskreis »Mitte« (»Milz«)

Die von außen aufgenommenen Energien werden zum »Milz«-Funktionskreis weitergeleitet, dessen Aufgabe die Verdauung, Verarbeitung, Aufnahme in den Stoffwechsel, Assimilation dessen, was dem Menschen dienlich ist, darstellt. In klassischen Texten wird diese Hauptaufgabe als »Trennung von Klarem und Trübem« formuliert. Damit ist aber nicht nur Nahrung gemeint, sondern auch intellektuelle, emotionale und geistige Einflüsse, die verarbeitet werden müssen. Da der Funktionskreis »Milz« im Zentrum aller Funktionskreise steht, wird er im Gespann mit dem Funktionskreis »Magen« auch oft nur die »Mitte« genannt.

Aus der Nahrung werden aktive Energien gebildet, die dem Körper als reines, nach oben strebendes Qi weitergegeben werden, aus welchem wiederum alle Organe ihre Energien ziehen und sie z. B. in Wehrenergie, Bauenergie oder in Xue, die stofflichen Energien und »nährenden Säfte«, umzuwandeln. Hier wird die »erworbene Konstitution« gebildet.

Überernährung, aber auch ein Zuviel an Informationen überfordern die Klärungsfunktion der »Mitte« und führen zum Einlagern von Unverdautem, von Schlacken; in der TCM wird dies mit dem krankheitsauslösenden Bild der »Feuchtigkeit« beschrieben. Die Symptome sind oft Aufgedunsenheit, Wassereinlagerungen oder Durchfälle. Das klare Qi der »Mitte« kann auch nicht mehr aufsteigen, Müdigkeit, Schwäche und »niedriger Blutdruck« sind die Folge.

Der Funktionskreis »Herz«

Alle aktiven Lebensäußerungen, sowohl die motorischen als auch die geistigen, emotionalen und intellektuellen Tätigkeiten bedürfen einer Bündelung und Ordnung. In der TCM heißt diese koordinierende Kraft *shen* und dieses hat seinen Sitz im Funktionskreis »Herz«, der Wandlungsphase FEUER, dem »großen Yang«. Alles, was Persönlichkeit, Ausstrahlung und Individualität ausmacht, ist hier beinhaltet.

Energetisch hat der Funktionskreis »Herz« die Aufgabe, die Energieflüsse in den Leitbahnen zu regulieren. Auch werden durch ihn der Schweiß (in der TCM ein wertvoller Körpersaft) und der Schlaf kontrolliert.

Die dem Funktionskreis »Herz« zugeordneten Emotionen sind Lust und Freude. Ein exzessives Ausleben der Lust kann als ein krankheitsauslösender Faktor Störungen in diesem Funktionskreis hervorrufen, es kann zu Erregungszuständen und Schlaflosigkeit bis hin zu mentaler Verwirrung kommen. Die Sommerhitze ist der für das »Herz« schädlichste klimatische Faktor. Alle seelischen Krankheiten wie Depressionen hängen mit dem Funktionskreis »Herz« zusammen.

Der Funktionskreis »Niere«

Das Widerlager zum »großen Yang«, zur Wandlungsphase FEUER ist das »große Yin«, die Wandlungsphase WASSER. Sie verleiht dem Menschen die nötige Basis und ein Fundament. Anatomisch entspricht der Funktionskreis »Niere«, den »alten Geweben«, den Knochen und Zähnen und dem »Mark«. Seine Aufgaben sind zum einen die Weitergabe der Erbanlagen, er ist also Sitz der Fortpflanzungsfähigkeit, zum anderen ist sein Yang-Anteil wichtig für die Durchwärmung des ganzen Körpers und aller Funktionskreise. Man spricht in der TCM deshalb vom »Lebensfeuer« oder gebraucht das Bild des »Yang-Feuers« unter dem »Wasserkessel des Yin«. Hier sitzt auch die angeborene Konstitution, alle Anlagen, Talente und Begabungen sind hier gespeichert.

Der Funktionskreis »Leber«

Der Funktionskreis »Leber« entspricht der Wandlungsphase HOLZ und dem jungen Yang. Energetisch ist er für den »weichen Fluß des Qi« im gesamten Körper zuständig und gleichzeitig der Speicher der stofflichen Energien, des Xue. Das Yang des »Nieren«-Funktionskreises wird der »Leber« von unten her zugeführt und soll von ihm dem ganzen Körper mitgeteilt werden. Das Yang, das nach oben Strebende, die Kraft der Jugend, der frühe Morgen, das Frühjahr oder der in 14 Tagen zu voller Höhe aufschießende Bambus sind Bilder, die die Kraft und Dynamik dieses Funktionskreises vermitteln sollen.

Anatomisch entspricht der Funktionskreis »Leber« den Muskeln und Sehnen und dem Bewegungsapparat. Er ist für die Tuina-Methode besonders leicht zugänglich.

Besonders »Wind«-Schädigungen können zu Stauungen und Blockaden des Energieflusses im »Leber«-Funktionskreis führen, alle emotionalen krankheitsauslösenden Faktoren, Streß, Frustration und Ärger, erzeugen hier Krankheiten. Auch im klinischen Alltag sind Spannungskopfschmerzen mit einer stark erhöhten Reizbarkeit des Menschen verknüpft. Das zugeordnete Sinnesorgan sind die Augen, die durch »Wind« leicht gerötet und gereizt werden und beispielsweise bei Migräne mit betroffen sind.

Geradläufigkeit und Schrägläufigkeit (*zheng* und *xie*)

Der Begriff »Gesundheit« ist der chinesischen Medizin fremd, er findet im chinesischen Denken seine Entsprechung im Begriff *zheng*, deutsch: gerade, aufrecht. Gemeint ist damit der freie, ungestörte und »geradlinige« Fluß der Energien, des Qi und Xue. Diese »Geradläufigkeit« der Energien (lateinisch Orthopathie, chinesisch *zhengqi*) charakterisiert einen Menschen, der sich wohl fühlt, dessen vitale Funktionen harmonisch verlaufen. Dieser positiv definierten Gesundheitsvorstellung steht die im Westen verbreitete Auffassung gegenüber, Gesundheit bestehe in einer Abwesenheit von Krankheit. Auf den Körper und damit die Qi-Flüsse treffen ständig unzählige und unterschiedlichste Belastungen: klimatische, kosmologische, soziale, psychische und soziale Faktoren und die Einflüsse durch die Ernährung. Ist die »geradläufige Energie« kräftig, kann der Körper sehr viele schädliche Einflüsse abwehren und kompensieren Wenn die »Geradläufigkeit« aber geschwächt ist oder ein pathogener Faktor sehr mächtig wirkt, kann dieser dann in den Körper, die »Oberfläche«, die Leitbahnen oder Funktionskreise eindringen – es tritt eine Krankheit auf.

Es gibt in der chinesischen Pathologie also zwei energetische Zustände, bei denen Krankheiten entstehen können. Entweder ist ein pathogener Faktor so stark, daß er eine relativ gesunde Abwehr überwindet und im Organismus einen Teil der Energie abspaltet oder abdrängt: Diese abgespaltene, »schrägläufige Energie (Heteropathie, chinesisch *xieqi*) kann im Organismus eine störende Eigendynamik entwickeln, die einer energetischen Überladung, einer »Überfülle« gleichkommt (lateinisch *repletio*, chinesisch *shi*).

Wenn durch Alter, Krankheit oder angeborene Konstitution die »Geradläufigkeit« geschmälert ist (lateinisch *depletio*, chinesisch *xu*), kann sie selbst durch geringfügige krankheitsauslösende Faktoren gestört werden. Es ist also das Energiepotential des Körpers, die Konstitution, geschmälert und dies ist die eigentliche Ursache für die Krankheit.

»Überfülle« bzw. »Schrägläufigkeit« (*repletio*) und »energetische Erschöpfung« (*depletio*) sind demnach zwei prinzipiell unterschiedliche Voraussetzungen für Krankheit. Zur Therapie einer *repletio* wählt man Methoden, die die schrägläufigen Energien aus dem Körper ausleiten (*dispulsio*, chinesisch *xie*), während bei *depletio* eine Ergänzung und Kräftigung der geradläufigen Energie (*suppletio*, chinesisch *bu*) angezeigt ist.

Bei vielen Krankheiten liegt eine Vermischung von Schwächung der Orthopathie mit Schrägläufigkeiten vor. Differenzierte Diagnosen stellen an den Behandler in diesen Fällen einen höheren Anspruch, und auch die Therapie muß differenziert beide Krankheitsaspekte im Auge behalten.

Die Acht Leitkriterien (bagang)

Die durch die diagnostischen Verfahren gewonnenen Daten werden im nächsten Schritt in das theoretische Gebäude der TCM eingeordnet. Hierzu ist eine Klassifizierung nach den sogenannten »Acht Leitkriterien« notwendig. Die »Acht Leitkriterien« sind ein System zur Ordnung der Befunde und zum systematischen Erarbeiten einer chinesischen Diagnose. Mit ihnen wird die Richtung einer Abweichung in dreierlei Hinsicht qualitativ bestimmt: Befindet sich eine krankhafte Störung an der »Oberfläche« oder ist sie schon tiefer gedrungen? Handelt es sich um eine »Hitze«-Schädigung (calor) oder eine »Kälte«-Blockade (algor)? Geht sie auf eine energetische Schmälerung (depletio) oder eine Überladung (repeletio) zurück? Diesen drei Kriterien übergeordnet sind Yin und Yang, wobei Probleme an der »Oberfläche«, »Hitze«-Schädigung und Schrägläufigkeit (repletio) dem Yang, »Kälte« (algor) und energetische Erschöpfung (depletio) sowie Zeichen für tiefergedrungene Erkrankungen dem Yin zugeordnet werden.

Der erste Schritt zur Bewertung der Diagnosebefunde ist die Beurteilung der Eindringtiefe einer Störung. Die Erkrankung ist entweder nur oberflächlich, wie z. B. eine akute Erkältung, oder sie kann in die Tiefe gedrungen sein, wie etwa eine Lungenentzündung, eine chronische Erkrankung oder ein Schlaganfall.

Eine weitere Richtungsbestimmung gibt die Bewertung der Dynamik einer Störung. Zeichen für eine beschleunigte Dynamik von Körperfunktionen wie bei einem Entzündungsprozeß werden als »Hitze«- oder calor-Zeichen bezeichnet: Ein gelber Zungenbelag, ein roter Zungenkörper, ein beschleunigter Puls, das Verlangen nach Kühlung, Verstopfung, gelber und konzentrierter Urin oder eine rote und trockene Haut sind Anzeichen dafür.

Im Gegensatz dazu sind »Kälte«-Zeichen wie Redeunlust, allgemeines Kältegefühl, starke, ortsfeste Schmerzen oder ein verlangsamter Puls klare Zeichen für eine gebremste Dynamik oder für Blockaden, bildlich gesprochen Zeichen eines »Gelierens« oder »vor Kälte Erstarrens« der Körperfunktionen.

Die dritte zu differenzierende Qualität ist das vorhandene energetische Potential. Es kann geschmälert oder erschöpft sein (depletio) wie nach langer Krankheit oder Mangelernährung, was sich u.a. in schwachen Pulsen, Durchfall, asthmatischen Beschwerden oder Schwindel äußern kann. Hingegen begünstigt eine energetische Überladung (repletio) schädliche Prozesse, die die gesunden Energien, die Geradläufigkeit, schwächen. Zeichen dafür sind äußerst kräftige Pulse oder Bauchschmerzen, die sich auf Druck verschlimmern. Ein klinisches Beispiel wäre ein Abszeß, der in seinem Wachstum und seinem spürbaren Pochen zweifellos ein hohes energetisches Potential besitzt und den übrigen Organismus in Mitleidenschaft zieht.

Mit diesen drei Paaren von Leitkriterien (und Yin und Yang als übergeordneten Leitkriterien) wird ein »dreidimensionaler« Raster gebildet, in den Abweichungen vom Normalen – Zeichen einer Störung des Funktionsoptimums – richtungsmäßig eingeordnet, also qualifiziert werden. Ist die Ursache einer Erkrankung bekannt, so wird in der westlichen Medizin versucht, diese zu behandeln. Ebenso bleibt man in der chinesischen Medizin nicht auf der Symptomebene stehen, sondern beschäftigt sich mit den pathogenen Faktoren, den sogenannten Agenzien.

Die krankheitsauslösenden Faktoren (Agenzien)

Zur Entstehung einer Schrägläufigkeit sind Kräfte und Ereignisse erforderlich, die zu einer Abspaltung der gesunden Energie führen – die Agenzien. Sie sind nicht als Krankheitsursachen wörtlich zu verstehen, sondern als Bilder, die den pathogenen Faktor umfassend beschreiben, wie die TCM und das chinesische Denken allgemein mit Bildern arbeitet.

Man unterteilt die pathogenen Faktoren in drei Gruppen: äußere, innere und neutrale Agenzien.

Äußere Agenzien

Zu den äußeren Agenzien gehören der »Wind«, die »Kälte«, die »Feuchtigkeit«, die »Trockenheit«, die »Sommerhitze« und das »Feuer«. Da man davon ausgeht, daß sie hauptsächlich von außen auf den Menschen treffen, stammen ihre Bezeichnungen aus dem klimatischen Bereich. Sie sind aber ebenfalls nicht wortwörtlich zu verstehen, sondern als Bilder. Eine »Wind«-Erkrankung kann tatsächlich durch den Klimafaktor Wind ausgelöst werden, sie kann aber auch durch andere Umstände entstanden sein und sich so verhalten, als sei sie wie durch einen »Wind« ausgelöst.

»Wind« (ventus)

Ist man längere Zeit heftigem Wind ausgesetzt, vielleicht auch noch leicht bekleidet oder zugempfindlich, so können Symptome wie Kopfweh, Niesen und Husten, gerötete Augen und Nasenverstopfung auftreten. Diese Palette von Störungen würde ein chinesischer Arzt als »Wind«-Schädigung bezeichnen. Erscheint ein Patient mit ähnlichen Beschwerden, ohne sich an einen auslösenden Wind zu erinnern, dann diagnostiziert der Behandelnde ebenfalls eine ventus-Erkrankung anhand der klinischen Zeichen. Beispiele wären der Heuschnupfen mit seinen Symptomen, Nackensteife oder eine plötzliche Gesichtslähmung. Unabhängig also vom klimatischen Phänomen Wind werden die aufgezählten Krankheiten mindestens teilweise als ventus-Erkrankungen diagnostiziert und entsprechend therapiert. Dauern die

Schmerzen an, obwohl der Patient nicht mehr dem Wind oder dem die »Wind«-ähnlichen Symptome auslösenden Einfluß ausgesetzt ist, kann dennoch ein *ventus* vorliegen, der in Kombination mit anderen Agenzien in tiefere Schichten, Muskeln, Sehnen und Leitbahnen vorgedrungen ist und dort rheumatoide Beschwerdebilder verursacht. Entscheidend ist, daß sich die Symptome »wie der Wind« verhalten, also sprunghaft und ständig wechselnd sind, von Ort zu Ort wandern, manchmal heftig und dann wieder kaum merklich sind.

Der *ventus* kann sich als einziges Agens mit jedem der fünf anderen äußeren Agenzien verbinden.

Um Verwechslungen zwischen dem pathogenen Faktor »Wind«-Prozeß und dem tatsächlichen Wind zu vermeiden, ist es im Deutschen erforderlich, dies wie hier durch Anführungszeichen oder durch die lateinische Übersetzung *ventus* (nach Prof. M. Porkert) zu verwenden. Dies gilt auch für die anderen klimatischen Exzesse.

»Kälte«-Schädigung (algor)

Das Bild von *algor* steht, wie schon bei den Acht Leitkriterien beschrieben, für eine Verlangsamung der Dynamik, ein »Einfrieren« körperlicher Funktionen. Die »Kälte« ist aber auch ein klimatisches, äußeres Agens. Die »Kälte«-Schädigung kann nur an der Oberfläche auftreten und erzeugt dann die Symptome einer Erkältung (»Kälte-Wind«-Schädigung). In tiefere Schichten vorgedrungener *algor* kann zu einer völligen Blockade aller Energieflüsse und zum Erlöschen des Yang, des »Nieren«-Funktionskreises führen. Typische Symptome sind dauernde wäßrige Durchfälle, schwere Erschöpfung, ziehende Schmerzen im unteren Rücken, Schwäche von Lenden und Knien, Impotenz. Durch *algor* verursachte Schmerzen sind ortsfest, sehr hartnäckig und intensiv.

»Sommerhitze« (aestus)

Klassische »Sommerhitze«-Symptome sind Fieber mit Benommenheit, drückende Kopfschmerzen, übermäßiges Schwitzen, Atemnot, starker Durst bei verminderter Urinausscheidung und beschleunigte Pulse, also Zeichen, die man erwarten würde, wenn ein Mensch der drückenden Hitze und Schwüle des tropischen chinesischen Sommers ausgesetzt ist.

»Feuchtigkeit« (humor)

Der chinesische Begriff *shi* wird mit »Feuchtigkeit« oder lateinisch *humor* übersetzt, das chinesische Wort bedeutet auch Sumpf. Durch ein Übermaß an Yin, an Wasser, an »Feuchtigkeit« wird eine Verlangsamung aller energetischen Prozesse verursacht, alle Körperfunktionen werden beeinträchtigt. Allgemeine Müdigkeit, Gliederschwere, Schwellungen und Ödeme, Benommenheit und Kopfdruck sind charakteristische

Beschwerden. Der Patient fühlt sich wie gelähmt, als ob er mühsam durch einen Sumpf waten müßte.

Tatsächliche Ursache für eine »Feuchtigkeits«-Schädigung kann ein extrem naß-kaltes Klima sein. Sehr viel häufiger ist bei uns aber die Ernährung mit viel Fett, Zucker und kalorienhaltigen Speisen, die die »Mitte« und ihre Klärungsfunktion überfordert. Aber auch ein Zuviel an Information oder ständiges Grübeln können die »Mitte« überlasten und solche Krankheitsbilder erzeugen.

»Trockenheit« (ariditas)

Die »Trockenheit« wird durch andere pathogene Faktoren erzeugt, die dem Körper lange oder sehr heftig zusetzen und durch ihre extreme Dynamik das Yin und die Säfte verbrauchen (»Hitze«-, »Feuer«- und »Wind«-Prozesse). Durch den Verlust des Yin kommen alle Körperfunktionen zum Erliegen – wie in einer Wüste alles Leben erlischt. Zeichen für eine *ariditas*-Störung sind Schüttelfrost ohne Schweiß, Husten, Halsschmerzen, fieberhafte Schweißausbrüche, Durst oder heftiger Husten mit schleimigem, blutigem Auswurf.

»Feuer« (ardor)

Infektiöse oder entzündliche Krankheiten mit hohem Fieber, starkem Durst, Unruhe des Patienten, Verstopfung, dunklem Urin, starkem Schwitzen, einer roten Zunge mit dickem gelbem Belag und beschleunigtem Puls werden in der TCM als »Feuer« *(ardor)* qualifiziert. Die extrem vermehrte Dynamik des »Feuer«-Prozesses führt zu hohen Flüssigkeitsverlusten, verbraucht das Yin und die nährenden Säfte.

Innere Agenzien

Als innere Agenzien werden die Sieben Emotionen, Lust bzw. Freude, Zorn, Sorge, Grübeln, Trauer, Furcht und Schrecken, bezeichnet. Gemeint sind damit nicht normale Gefühlsregungen, sondern extreme und länger anhaltende seelische Belastungen, die zu Blockaden der Energieflüsse, zuerst des Qi und später des Xue, führen. Ein uns geläufiges Beispiel wäre der seelische Schock, den man als Angehöriger oder Zeuge eines Todes bei einem Autounfall erleidet und der langwierige seelische Probleme verursachen kann. Dies wurde in der TCM schon lange erkannt, ein »Schrekken« kann zu einer Blockade des Yang des »Nieren«-Funktionskreises und damit zum Versiegen aller aktiven Energien führen.

In unserer westlichen Welt spielen Ärger, Streß oder ständige Frustrationen eine entscheidende Rolle für die Entstehung von Krankheiten.

Für die Tuina ist die Beobachtung der westlichen humanistischen Psychologie interessant, daß Angst, Wut und besonders Dauerstreß sich in Muskelverhärtungen manifestieren.

Da die Sieben Emotionen den Yin-Funktionskreisen zugeordnet werden, geben Auffälligkeiten Aufschlüsse über Störungen der jeweiligen Bereiche: die Lust steht in Beziehung zum Funktionskreis »Herz«, der Zorn zum Funktionskreis Leber, Sorge und Trauer zum Funktionskreis »Lunge«, das Grübeln zu den Funktionskreisen »Milz« und »Magen« und schließlich der Schrecken als die sicherlich am tiefsten dringende Gefühlsäußerung zum Funktionskreis »Niere«.

Neutrale Agenzien

Andere krankheitsauslösende Faktoren sind Überarbeitung und andere schädliche Lebensweisen, Ernährungsfehler, Konsum von Alkohol, Nikotin und anderen Drogen und sexuelle Exzesse. Sie werden weder den äußeren noch den inneren Agenzien zugeordnet, sondern als »neutrale Agenzien« bezeichnet.

Die Energieformen Qi und Xue

In den frühesten chinesischen Wörterbüchern wird für Qi die Bedeutung »Dampf«, »Wolken« angegeben, in der geläufigsten Schreibung erscheint unter dem Schriftzeichenteil »Dampf« das Schriftzeichen für »Reis«. Man hat den Begriff Qi in Zusammenhang mit der traditionellen chinesischen Medizin so unterschiedlich wiedergegeben wie mit »Einfluß«, »Kraft«, »Lebensenergie« oder »Atem«. Da es kein deutsches Wort mit einer entsprechend umfassenden Bedeutung gibt, wird es inzwischen unübersetzt als Fachausdruck in deutsche Texte übernommen. Mit Qi werden in der chinesischen Medizin alle aktiven Energien des Menschen, aber auch der Umwelt bezeichnet. Je nach Entstehung und Funktion werden mehrere Arten von Qi unterschieden; beispielsweise zirkuliert die »Wehrenergie« *(weiqi)* an der Körperoberfläche und schützt den Körper vor äußeren Einflüssen. Luft und Sauerstoff werden als »himmlisches Qi« *(tianqi)* von der »Lunge« aufgenommen und dann dem Körper als »Lungen«-Qi weitergegeben. Der Charakter des Qi ist nichtstofflich, also Yang.
Die Yin-Energieform, die stoffliche, materielle Energie ist das Xue (gesprochen ungefähr wie »hschüeh«). Xue wird häufig mit Blut übersetzt, umfaßt aber neben dem Blut als sicherlich dem wichtigsten stofflichen Energieträger des Menschen auch die anderen nährenden Körpersäfte wie Schweiß, Tränen, Lymphe, Muttermilch, Tränenflüssigkeit oder Speichel. Deshalb wird auch dieser Begriff mittlerweile als feststehender Fachausdruck im Deutschen benutzt.

Behandlungsprinzipien der TCM und der Tuina

Vor Beginn einer Tuina-Behandlung stellen chinesische Tuina-Ärzte eine chinesische Diagnose. Am Anfang ist dies für viele verwirrend, es erfordert neben einem fundierten Wissen auch viel Erfahrung.

Aber einige grundlegende Aspekte sind auch für den Anfänger mit etwas Aufmerksamkeit wahrzunehmen:

- Liegt eine Schwäche der Lebensenergien (chinesisch *xu*, lateinisch *depletio*) vor oder verursacht eine energetische Überfülle, ein krankheitsauslösender Faktor (z.B. eine »Wind«- oder »Kälte«-Schädigung) die Beschwerden?
- Welche Auffälligkeiten sind nur Symptome, welche sind die tiefer liegenden Ursachen?
- Ist eine Störung in der »Oberfläche«, der Haut, den Muskeln und Sehnen oder in den Funktionskreisen, dem Inneren (intima, li)?

Ein Grundprinzip ist das Regulieren von Yin und Yang. Bei der Beurteilung einer Erkrankung sollte immer auf ein Ungleichgewicht von Yin und Yang geachtet werden und während der Behandlung das Gleichgewicht wiederhergestellt werden.
Bei der Behandlung sollten äußere Faktoren, das Klima, die Jahreszeit, soziale und psychologische Komponenten berücksichtigt werden. Beispielsweise stehen die berufliche Belastung wie Computerarbeit, dauerndes Sitzen oder die körperliche Überlastung eines Schwerarbeiters durchaus in Zusammenhang mit dem Krankheitsbild.

In der TCM unterscheidet man außerdem acht klassische Behandlungsverfahren (*bafa*).

1. »Wärmende Methode« (wenfa)

Durch »Reiben«, »kreisendes Reiben« , »Pressen« und »vibrierendes Drücken«, alles sanfte, langsame und weiche Tuina-Griffe, werden Körperareale und einzelne Akupunkturpunkte stimuliert und gewärmt. Diese Methode erfordert eine kontinuierliche und langandauernde Einwirkung.
Das »Wärmen« ist bei einer in die »Oberfläche« eingedrungenen »Kälte«-Schädigung sinnvoll, wie etwa bei einem akut eingetretenen Schiefhals, Schulter- oder Lendenschmerz. Typisch für eine »Kälte«-Schädigung ist ein sehr heftiger, scharfer, ortsfester Schmerz. Durch das »Wärmen« wird also eine Schmerzstillung erreicht.

2. »Lösende Methode« (tongfa)

Sind im Körper die krankheitsauslösenden Faktoren tiefer eingedrungen, dann blockieren sie auch in tieferen Schichten und Leitbahnen den freien Fluß der Energien. In der Tuina-Methode werden durch »Pressen«, »kreisendes Reiben«, »Schieben« und »gerades Schieben« der Fluß des Qi und Xue auch in der Tiefe angeregt, und so die pathogenen Faktoren eliminiert.

3. »Stützung« (bufa)

In der TCM werden Erschöpfungszustände von Qi, Xue, Yin oder Yang unterschieden; dabei wird auch berücksichtigt, welcher Funktionskreis betroffen ist. Die Ursachen der energetischen Erschöpfung können eine Schwäche der angeborenen Lebensenergien, chronische und schwere Krankheiten, fortgeschrittenes Alter, Fehlernährung oder Überarbeitung sein.

In der Tuina-Methode werden durch »vibrierendes Drücken« *(yizhichantui)* Akupunkturpunkte behandelt und so eine Stützung der Energien erreicht, so zum Beispiel »Dritter Weiler am Fuß« bei einer Schwäche der »Mitte« (Funktionskreis »Milz«) oder der »Einflußpunkt der Niere«, bei einer Erschöpfung des Yang (siehe auch Kapitel »Selbstbehandlung«).

4. »Abführen« (xiafa)

In der TCM-Lehre werden krankheitsauslösende Faktoren, die in den »Magen«-Funktionskreis oder in den Darm (meist »Hitze« oder »Feuchtigkeits«-Prozesse) eingedrungen sind, aus dem Körper ausgeleitet sowie Verdauungsblockaden aufgelöst und Obstipation behoben durch die Methode des »Abführens«. In der Tuina werden Verhärtungen und Verdauungsblockaden durch kraftvolle, schnelle Griffe wie »Pressen« oder »Reiben« auf dem Bauch im Uhrzeigersinn ausgeleitet, einzelne Akupunkturpunkte wie »Angelpunkt des Himmels« werden durch »Vibrierendes Drücken« maximal stimuliert.

5. »Schweiß treiben« (hanfa)

Wenn pathogene Faktoren wie »Kälte-Wind«- oder »Hitze-Wind« in die »Oberfläche« (chinesisch *biao*) eingedrungen sind, kann man durch zunächst sanfte, dann immer tiefer dringende Griffe die Poren öffnen und die Faktoren durch Schwitzen aus dem Körper eliminieren. Meist werden dazu Akupunkturpunkte am Kopf und Oberkörper ausgewählt wie »Großes Weberschiffchen« und »Staugewässer des Windes« und durch verschiedene Griffe manipuliert.

6. »Harmonisieren und Regulieren« (hefa)

Sind die Energieflüsse in der Ebene zwischen »Oberfläche« und den Funktionskreisen gestört und Qi und Xue und nicht mehr frei, kann sehr wirksam durch »Reiben« eine wirkungsvolle Regulierung erreicht erreicht werden.

7. »Ausleiten« oder »Zerstreuen« (xiefa, sanfa)

Mit diesem therapeutischen Verfahren können Verdauungsblockaden, Stasen des Qi und Xue und sogar »Schleimblockaden« gelöst werden.

Am besten sind hier schnelle, hochfrequente, aber sanfte Manipulationen geeignet. Klinische Beispiele dafür sind Spannung und Schmerzen des Oberbauches, alle tumorösen Verdichtungen (wie Myome) und Hautkrankheiten wie Psoriasis.

8. »Kühlen« (qingfa)

Bei »Hitze«- oder »Feuer«-Prozessen ist die adäquate Behandlungsmethode das »Kühlen«.

Zunächst sollte man herausfinden, wie tief die pathogene Energie bzw. Schrägläufigkeit bereits gedrungen ist, und ob nur eine Schrägläufigkeit vorliegt oder aber die Ursache der Krankheit in einer Erschöpfung des Yin liegt. Ohne Yin überwiegen die Yang-Energien, die durch ihre Dynamik ein »Hitze-Feuer«-Krankheitsbild erzeugen, ohne daß tatsächlich ein solches Agens vorhanden ist.

Durch die Manipulation des Akupunkturpunktes »Großes Weberschiffchen« werden häufig fieberhafte Erkrankungen behandelt. Bei einer Erschöpfung (depletio, xu) des Yin werden die Punkte »Mächtiger Wasserlauf« oder »Moorsee am Fußpunkt« empfohlen.

Die Untersuchung des Patienten

Jeder Behandlung sollte eine Untersuchung und eine Diagnose des Patienten vorausgehen. Eine Diagnose ist eine Handlungsanweisung für den Therapeuten, wo und wie er mit seiner Therapie ansetzen muß. Patienten, die in unsere Praxis zu einer Tuina-Behandlung kommen, sind meist bereits durch den Hausarzt, Kinderarzt oder Orthopäden mit Mitteln der westlichen, technischen Medizin wie Labor, Röntgen, Kernspintomographie oder Ultraschall untersucht worden.

Für eine Tuina-Behandlung ist zusätzlich eine TCM-Diagnose notwendig. Die TCM benutzt die sogenannten »vier diagnostischen Verfahren«

- Betrachtung
- Befunderhebung durch Geruch und Gehör
- Betastung (besonders Pulsdiagnostik)
- Befragung des Patienten,

um Beschwerden und krankhafte Befunde zu erheben.

Betrachtung

Der erste Eindruck und die genauere Betrachtung verraten schon sehr viel über die energetische Situation des Patienten.

Bereits die Körperform und -fülle, die Festigkeit des Fleisches oder auch der Verlust der Elastizität sowie Wassereinlagerungen weisen auf einen stabilen oder geschwächten energetischen Zustand des Funktionskreises der »Mitte« hin. Die Stärke von Muskeln und Sehnen hängt mit dem Funktionskreis »Leber« zusammen.

Besonders wichtig für die Tuina-Methode sind die Körperhaltung und der Gang des Patienten, die Beweglichkeit des Rumpfes, der Arme und der Beine. Bei Patienten mit Rückenschmerzen verrät eine Schonhaltung oder ein veränderter Gang die Beschwerden. Auf Probleme der Halswirbelsäule und der Nackenmuskulatur wird man durch die verkrampfte Halshaltung und die verhärteten Muskelpartien hingewiesen.

In der TCM spielt darüber hinaus die Betrachtung der Zunge eine große Rolle. Dabei weisen die Farbe, die Form und Struktur des Zungenkörpers besonders auf den Zustand des Körperinneren, der Funktionskreise und des Yin hin. Der Zungenbelag zeigt Veränderungen des Säftehaushalts und der »Mitte«, besonders des Funktionskreises »Magen« an.

Ist die Farbe des Zungenkörpers auffällig blaß, so kann dies auf eine Erschöpfung des Xue (»Blut«) oder der aktiven Energien (Qi und Yang) oder auf eine »Kälte«-Schädigung im Körperinneren zurückzuführen sein. Je röter der Zungenkörper ist, desto gesteigerter ist die Dynamik im Körper, es wird also eine »Hitze«- oder »Glut«-Schädigung im Sinne einer Entzündung im Körper toben. Bei alten Menschen oder chronisch Kranken kann die Zunge manchmal auch durch einen Mangel an Yin rot und trocken werden. Eine bläuliche Verfärbung ist typisch für die Blockade des Xue-Flusses in den Leitbahnen und Gefäßen.

Zahneindrücke weisen auf eine Erschöpfung der aktiven Energien der »Mitte«, des Qi des »Milz«-Funktionskreises hin.

Ein dünner, weißlicher Zungenbelag ist normal und zeigt, daß der »Magen«-Funktionskreis gut befeuchtet ist. Je dicker der Zungenbelag wird, um so stärker ist der Körper von einem pathologischen Faktor (Agens) befallen. Ist der Zungenbelag weiß, liegt eine »Feuchtigkeits«-Schädigung meist der »Mitte« vor. Je gelber und dunkler der Belag ist, um so mehr liegt eine »Hitze-Glut«-Schädigung (calor, ardor) vor.

Befunderhebung durch Geruch und Gehör

Gleich beim Eintreten fällt auf, ob ein Patient mit lauter, kräftiger Stimme spricht (also energetisch eine »Überfülle«, »Hitze-Glut«, vorliegt) oder nur noch zu einem leisen Klagen fähig ist (energetische Erschöpfung oder »Kälte«). Auch auf auffällige Atemgeräusche und Husten ist zu achten, gegebenenfalls sollte man den Patienten abhorchen. Geruchseindrücke sind ebenfalls ein Teil der Befunderhebung.

Ein penetranter Mundgeruch weist zum Beispiel auf einen »Glut«-Prozeß im »Magen«-Funktionskreis hin, ein starker Schweißgeruch kann Folge einer »Wind-Hitze«-Schädigung im »Lungen«-Funktionskreis sein.

Betastung

Durch das Betasten und Befühlen werden krankhafte Veränderungen des Körpers entdeckt. Besonders für die Tuina-Methode spielt das Abtasten der betroffenen Körperregionen eine große Rolle. Dabei achtet der Untersucher besonders auf den Tonus, den Spannungszustand des Gewebes, Schwellungen und Entzündungen, Verhärtungen der Muskulatur, Verschiebungen der Knochen und Gelenke und druckschmerzhafte Stellen.

Am besten betastet man zuerst mit der ganzen Hand oder mit einzelnen Fingern mit leichtem Druck die erkrankte Stelle. Anschließend werden dann auch die umliegenden Regionen untersucht, zunächst die Oberfläche, dann aber mit mehr Druck auch tiefer liegende Schichten. Besonders die Spannung der Muskulatur und der Sehnen und die Stellung der Knochen und Gelenke müssen beachtet werden. Die Wirbelsäule des Patienten sollte entlang der Längsachse von oben bis unten abgetastet werden. So können Verformungen, Verletzungen der Knochen und Gewebe und Dislokationen (Verrenkungen und Verschiebungen) der Gelenke erkannt werden, die oft die eigentliche Ursache der Beschwerden sind.

Wichtig ist auch die Betastung des Bauches, bei der man auf Verhärtungen, Vergrößerungen der Organe, verstärkte oder verminderte Darmtätigkeit, Blähungen und schmerzhafte Stellen achtet.

Chinesische Tuina-Ärzte, die ja auch Unfallverletzungen behandeln, versuchen durch Drehen, Dehnen, Strecken und Beugen der betroffenen Gliedmaßen Gelenk- und Knochenbrüche zu lokalisieren (analog einem westlichen Unfallchirurgen). Diese Untersuchungen sind aber nur geübten Ärzten erlaubt.

Eine große Rolle spielt in der TCM die Betastung der Pulse am Unterarm, die entsprechend ihrer Lokalisation die energetische Situation des Menschen und einzelner Funktionskreise widerspiegeln. Dabei legt der Untersucher die Fingerkuppen von Zeige-, Mittel- und Ringfinger auf die am Griffelfortsatz der Speiche (*Processus styloideus radii*) verlaufende Arterie und beurteilt die Schnelligkeit, den Rhythmus, die Tiefe, die Fülle (Amplitude), die Breite und die Länge der Pulswellen.

So weist etwa ein beschleunigter Pulsschlag (mehr als fünf Schläge pro Atemzug) auf einen »Hitze«-Prozeß hin, ein langsamer Puls (weniger als vier Schläge pro Atemzug) hingegen auf einen »Kälte«-Prozeß oder Blockaden des Xue oder »Schleim« hin.
Die Pulstastung erfordert intensive Übung und große Erfahrung.

Befragung

Die Befragung des Patienten ist wie in der westlichen Medizin natürlich besonders wichtig, um die Beschwerden des Patienten genau einzuordnen und eine Diagnose stellen zu können.

Neben den Fragen nach Schmerzen oder anderen Beschwerden werden in der TCM aber auch gezielt vegetative Symptome erfragt und für die genaue Diagnose verwendet, besonders der genaue Schmerzcharakter und die Schmerzhäufigkeit, das Temperaturempfinden, das Schwitzen, das Wasserlassen, die Verdauung, der Appetit und Vorlieben für bestimmte Geschmacksrichtungen, der Durst, die Menstruation und das Schlafverhalten.

Der Schmerz gilt in der TCM zunächst einmal »als Schrei des Qi nach freiem Fluß«. Sind die Schmerzen nur kurz und wechselhaft, so ist aus der Sicht der TCM tatsächlich nur das Qi blockiert. Sind die Schmerzen aber andauernd, ortsfest und sehr stark, so ist der Fluß auch der stofflichen Energie, des Xue, gestaut oder eine »Kälte«-Schädigung hat alles »eingefroren«.

Ein weiteres Beispiel für die Einordnung der vegetativen Symptome in eine TCM-Diagnose ist die abgestufte Bewertung des Temperaturempfindens: Ein Frösteln deutet auf das Eindringen einer »Kälte-Wind«-Schädigung in die »Oberfläche« hin, die Wehrenergie kann ihre zusätzliche Funktion, die Haut und Muskeln zu wärmen, nicht mehr erfüllen. Ein allgemeines Kältegefühl des ganzen Körpers kann durch eine Lähmung des Yang oder eine »Kälte«-Schädigung in den Funktionskreisen, im Inneren, verursacht sein. Massive Hitze und langanhaltendes Fieber werden durch einen »Hitze-Glut«-Prozeß im Körperinneren ausgelöst. Kurzes Fieber ist aber häufig nur ein Ausdruck der Auseinandersetzung der Wehrenergie mit dem krankheitsauslösenden Faktor.

III.

AKUPUNKTURPUNKTE
UND
LEITBAHNEN

Um Tuina optimal durchführen zu können, sind Grundkenntnisse über die Akupunkturpunkte und die sogenannten »Meridiane« (richtig: Leitbahnen), ihren Verlauf, ihre Funktion und Wirkung notwendig.

Ähnlich wie die Blutgefäße den ganzen Körper durchziehen und die Organe, Haut, Sehnen, Gelenke und Muskeln versorgen, verbinden in der chinesischen Medizintheorie die »Meridiane« die Funktionskreise (Organe), Innen und Außen miteinander und sorgen für ein rhythmisches, harmonisches Durchströmen mit den Energieformen, dem aktiven Qi, und den stofflichen, nährenden Säften, dem Xue (zur Erläuterung dieser Begriffe siehe Anhang, Glossar zur »TCM«). Sie bilden ein Netzwerk im ganzen Körper.

Der Begriff »Meridian« ist historisch entstanden und eigentlich irreführend. Die westlichen Besucher Chinas hatten im 17. Jahrhundert chinesische Ärzte beobachtet, die Akupunktur durchführten, und sie assoziierten die auf die Akupunkturmodelle aufgezeichneten Linien mit den auf ihren Landkarten und Globen aufgezeichneten Orientierungslinien, den Meridianen. Der chinesische Begriff *jingmo* hat aber eine ganz andere Bedeutung: *Jing* bedeutet hier soviel wie leiten, transportieren, *mo* bedeutet pulsieren. Durch eine Leitbahn wird also eine Pulsation von Qi und Xue fortgeleitet – ganz ähnlich wie das Blut in den Arterien.

Ein Akupunkturpunkt, chinesisch *shuxue,* ist ein Loch, eine Höhlung oder Öffnung, durch die Einfluß genommen werden kann. Das heißt, daß der Energiefluß der Leitbahn beeinflußt und verändert werden kann. Anatomische Studien haben gezeigt, daß circa 80 Prozent aller Akupunkturpunkte in tastbaren Spalten, Höhlungen oder Mulden liegen: In diesen Spalten lassen sich darüber hinaus Bündel von feinen Gefäßen und vegetativen Nervenfasern nachweisen. Nach der klassischen Akupunkturlehre konzentriert sich die Energie, das Qi und Xue, an diesen Stellen.

Insgesamt sind 361 klassische Akupunkturpunkte bekannt, die alle auf den zwölf Hauptleitbahnen liegen. Zusätzlich existieren noch ein ganze Reihe von »Extra«-Punkten. Wichtiger, als alle Punkte auswendig zu lernen, ist aber, die Funktion der Leitbahnen zu verstehen und eine kleine Auswahl von besonders wirksamen Punkten zu kennen.

Systematik der Leitbahnen

Es gibt zwölf sogenannte Hauptleitbahnen, die symmetrisch auf beiden Körperhälften verlaufen. Eine Ausnahme bilden die genau in der Mittellinie des Körpers am Rücken verlaufende »Steuerungs-Leitbahn« (*dumai*) und die vorne liegende »Aufnehmende Leitbahn« (*renmai*), die beide also nur einmal vorkommen.

Die Hauptleitbahnen sind jeweils nach dem Funktionskreis benannt, auf den durch die Punkte am meisten Wirkung ausgeübt werden kann. Neben diesem Organnamen trägt jede Leitbahn auch eine genaue Benennung nach einem Yin- oder Yang- Aspekt. Dies hat eine praktische Bedeutung: So haben zum Beispiel die beiden »Überstrahlung des Yang« (*yangming*)-Leitbahnen, die »Magen«-Leitbahn am Fuß und die »Dickdarm«-Leitbahn des Arms, eine besondere Wirkung auf dieselben anatomischen Strukturen im Gesichtsschädel, auf Nasennebenhöhlen und Gebiß, die nach der TCM-Lehre auch zum Bereich des »überstrahlten Yang« gerechnet werden.

Es gibt noch zwölf »Leitbahnzweige«, acht »unpaarige« sowie Muskel- und Netzleitbahnen. Diese Verästelungen bilden alle zusammen ein sehr feines Netzwerk durch den und auf dem Körper. Eine genaue Kenntnis dieser Details ist für den Tuina-Anfänger nicht notwendig, aber er beeinflußt dieses verästelte System bereits durch seine Massage und treibt das blockierte Qi und Xue durch diese Strukturen. Die Leitbahnen verlaufen hauptsächlich unter der Körperoberfläche, sie haben aber auch Äste, die in die Tiefe führen. Die Akupunkturpunkte liegen an der Oberfläche, meist aber nicht direkt unter der Haut.

Auch die zwölf Hauptleitbahnen werden nach Yin und Yang unterschieden: Yin steht für das passive Prinzip, das Innen. Dementsprechend befinden sich die sechs Yin-Leitbahnen auf der Körperinnenseite. Die Yang-Leitbahnen liegen an der Körperaußenseite. An jedem Arm und jedem Bein verlaufen jeweils sechs Leitbahnen, jeweils drei Yin-Leitbahnen innen und drei Yang-Leitbahnen außen. Gleichzeitig sind auch immer eine Yin- und eine Yang-Leitbahn gekoppelt. Das bedeutet, daß zum Beispiel die »Lungen«-Leitbahn als Yin vom Brustkorb an der Arminnenseite zu den Fingerspitzen verläuft und die gekoppelte Yang-Leitbahn »Dickdarm« außen von den Fingerspitzen zurück zum Kopf führt. Diese beiden Leitbahnen bilden also ein Leitbahnenpaar. Als klinische Konsequenz kann man über beide Leitbahnen von außen in die »Oberfläche« eingedrungene krankheitsauslösende Faktoren wie »Wind«-, »Kälte«- oder »Hitze«-Schädigungen zerstreuen und ausleiten.

Um diese drei Yin- oder Yang-Leitbahnen besser zu unterscheiden, werden sie zusätzlich in drei unterschiedliche Yin- oder Yang-Aspekte unterteilt:

– »Großes Yang« (*taiyang*): »Blasen«- und »Dünndarm«-Leitbahn
– »Junges Yang« (*shaoyang*): »Gallenblasen«- und »Drei Erwärmer«-Leitbahn
– »Überstrahltes Yang«: (*yangming*): »Dickdarm«- und »Magen«-Leitbahn
– »Großes Yin«: (*taiyin*): »Lungen«- und »Milz«-Leitbahn

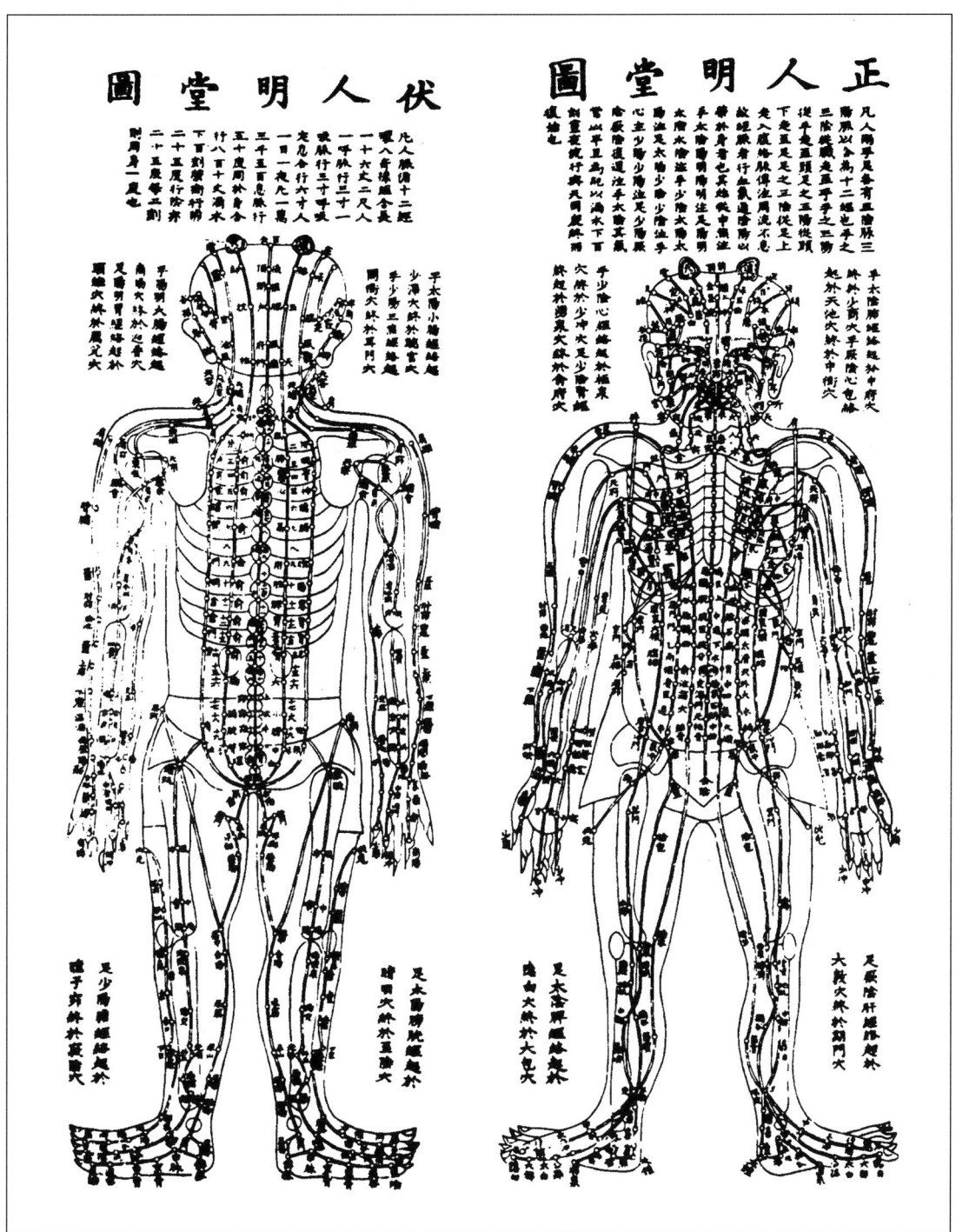

Abb. 6: Historische Darstellung der zwölf Hauptleitbahnen und der zwei Leitbahnen in den Körpermeridianen.

– »Kleines Yin« *(shaoyin)*: »Herz«- und »Nieren«-Leitbahn
– »Gebeugtes/weichendes Yin«*(jueyin)*: »Leber«- und »Herzbeutel«-Leitbahn.

Diese Einteilung hat eine klinische Bedeutung. Zum Beispiel liegen die Leitbahnen des »Großen Yang« *(taiyang)* am Rücken, am Kopf, den Schultern und an der extremen Außenseite des Arms und des Beins. Alle von außen einwirkenden, krankheitsauslösenden Faktoren wie »Hitze«, »Wind«, »Kälte« treffen zuerst auf diese Körperregionen. Typisches Beispiel dafür ist der plötzlich auftretende Schiefhals *(Torticollis)*, eine schmerzhafte Bewegungseinschränkung des Kopfs und der Schulter. In der TCM wird als Ursache eine »Kälte-Wind«-Schädigung diagnostiziert, die diese beiden Leitbahnen blockiert. Häufig berichten Patienten mit einem solchen Beschwerdebild auch ein solches Ereignis wie Fahren im Cabrio oder langes Sitzen im Freien bei nächtlicher Kühle.

Funktionen der Leitbahnen

Die Leitbahnen haben vier Funktionen:

• Sie sind die Verbindungswege für Qi und Xue, die aktiven und die stofflichen Energien.
• Sie regulieren den Fluß dieser Energien.
• Sie steuern die biologischen Prozeße in den Funktionskreisen.
• Sie verbinden die Oberfläche *(Extima, biao)* mit dem Inneren *(Intima, li)*.

Über Tuina-Griffe werden als erstes die Leitbahnen beeinflußt, da sie oberflächlich in der Haut und den Muskeln verlaufen und man hier das Qi und Xue direkt bewegen kann. Für den Erfolg der Tuina-Methode sind insbesondere auch die kleinen Verbindungen der Hauptleitbahnen wichtig; sie werden »Kollateralen zur Oberfläche« *(fouluo)* und »feine Kapillaren« *(shenluo)* genannt. In zweiter Linie kann man dann Einfluß auf die Funktionskreise und ihre Arbeit ausüben.

Nicht nur Leitbahnen, sondern auch Körperregionen sind nach der chinesischen Medizin den Funktionskreisen zugeordnet: Mit dem Funktionskreis »Lunge« ist die Ellenbeuge verknüpft. Störungen in der »Lunge« führen also zu Veränderungen in der Ellenbeuge, was bei Neurodermitis beobachtet werden kann, wo die Ellenbeugen typischerweise trocken, rissig und entzündlich verändert sind. Die Haut wird anatomisch und funktionell dem Funktionskreis »Lunge« zugerechnet. Über eine Massage der Ellenbeuge läßt sich der Funktionskreis »Lunge« behandeln und damit auch Hautkrankheiten. Die Hauptregion für den Funktionskreis »Leber« ist die Achselhöhle, für den »Milz«-Funktionskreis die Hüfte, für den »Nieren«-Funktionskreis die Kniekehlen und für das »Herz« das Areal vor dem Brustbein.

Orientierunghilfen und Gebrauchsanleitung

Im folgenden werden der Verlauf und die Hauptfunktion der zwölf Hauptleitbahnen und der Leitbahn der »Aufnahme« und »Steuerung« *(renmai, dumai)* dargestellt. Zusätzlich werden die ungefähr 50 der für die Tuina-Methode wichtigsten Akupunkturpunkte aufgezeigt. Neben Funktion und Lage wurde besonderer Wert auf Hinweise zum exakten Lokalisieren der Punkte gelegt, da dies anfangs am meisten Unsicherheit bereitet. Die Abbildungen sind dem dtv-Atlas »Akupunktur« von Carl-Hermann Hempen entnommen, Graphiken von Ulrike Brugger, © 1995 Deutscher Taschenbuch Verlag, München.

Wichtig für das Auffinden der Punkte ist die *Orientierung* an sogenannten Landmarken des menschlichen Körpers, die, egal ob dick oder dünn, bei jedem tastbar sind. Es sind dies

- der Kopf mit seinen Strukturen und die Dornfortsätze der Wirbelsäule, besonders des 7. Halswirbelkörpers
- die Knochen der Arme und Beine, besonders die gelenknahen, gut auffindbaren Knochenvorsprünge
- die Oberkanten der Beckenschaufeln und die Oberkante des Schambeins
- die Schulterblätter
- Brustbein und Rippen
- der Nabel

Auch die Maler der Renaissance, allen voran Leonardo da Vinci, haben zwischen den einzelnen Körperteilen eine Verhältnismäßigkeit zueinander entdeckt und festgelegt. Diese Proportionalität wird auch in der TCM praktisch genutzt.

Dabei hat jeder Patient sein eigenes Proportionalmaß, chinesisch *cun*, Zoll, genannt. Ein Proportional-Zoll (abgekürzt PZ) entspricht etwa *einer Daumenbreite.*

Für Körperregionen wurden bestimmte Proportionalitäten festgelegt, zum Beispiel beträgt der Abstand

- vom Ellenbogen bis zum Handgelenk *12 PZ,*
- von der Mitte des Kniegelenks bis zur Spitze des Außenknöchels *16 PZ,*
- von der Unterspitze des Brustbeins (Schwertfortsatz) bis zum Nabel *8 PZ,*
- vom Nabel bis zur Oberkante des Schambeins *5 PZ* (entspricht nicht mehr Daumenbreiten, sondern ist hier als Relativ-Maß im Bauchbereich zu sehen),
- der Schulterblätter zur Reihe der Brustwirbel-Dornfortsätze *3 PZ.*

Im folgenden Teil werden zuerst die einzelnen Leitbahnen kurz in ihrem Verlauf und in ihrer Funktion in Zusammenhang mit dem zugeordneten Funktionskreis beschrieben.

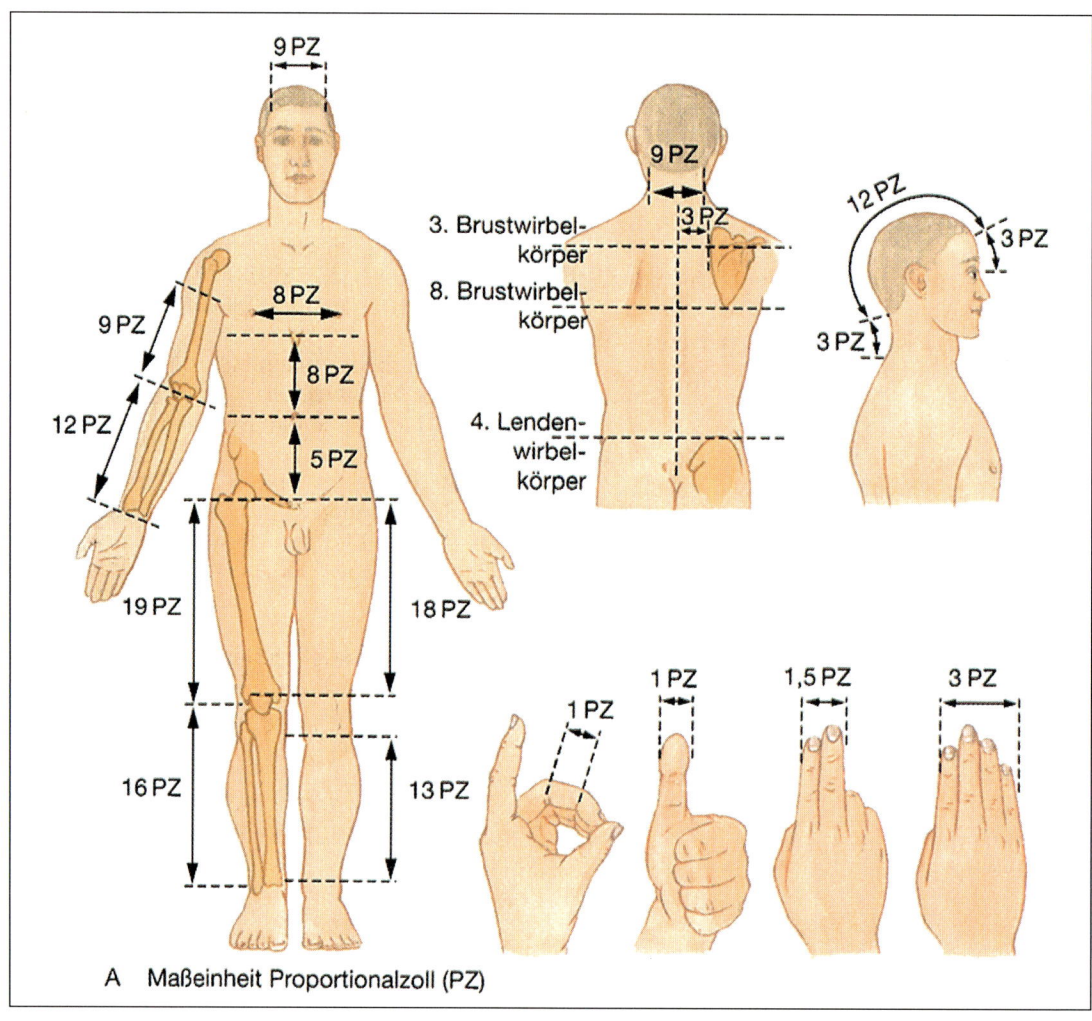

Abb. 7: Maßeinheit Proportionalzoll PZ

Von jeder Leitbahn sind einige besonders für die Tuina-Methode wichtige Akupunkturpunkte ausgewählt. Sie werden nach folgenden Angaben dargestellt:

- *Leitbahnkürzel* und *Nummer* des Punkts auf deutsch und lateinisch, da dies die im deutschen Sprachraum gängigen Nomenklaturen sind.
- *Akupunkturpunktname* auf deutsch und in Klammern in chinesischer Umschrift (*pinyin*), da die Namen wichtige bildhafte Hinweise auf die anatomische Lage des Punkts und seine Wirkung geben. Die chinesische Umschrift ermöglicht die Verständigung mit chinesischen Kollegen.
- *Anatomische Lage* und Hinweise zum Auffinden des Punkts.
- *Wirkung* des Punkts.

- *Indikationsliste*, also Hinweise auf die Symptome und Krankheiten, bei denen dieser Punkt anzuwenden ist.
- Liste der bevorzugt eingesetzten *Tuina-Techniken*

Diese Auswahl der Akupunkturpunkte ist bewußt unvollständig; sie soll die für die Tuina-Methode wichtigsten und bewährten Punkte, Wirkungen und Anwendungsmöglichkeiten hervorheben.

Für Kinder unter dem sechsten Lebensjahr sind erst wenige Akupunkturpunkte ausgebildet, was eingeschränkt noch bis zum zwölften Lebensjahr gilt. Deshalb beschreibt und illustriert das Kapitel »Kinderbehandlung mit Tuina« Punkte und Regionen, die von den Erwachsenen abweichen, bei Kindern aber sehr wirksam sind. Auch die Techniken unterscheiden sich bei Kindern und Erwachsenen.

Hauptleitbahn und Akupunkturpunkte des Funktionskreises »Lunge«

(Abkürzung: »Lu« oder P von *Orbis pulmonalis*)

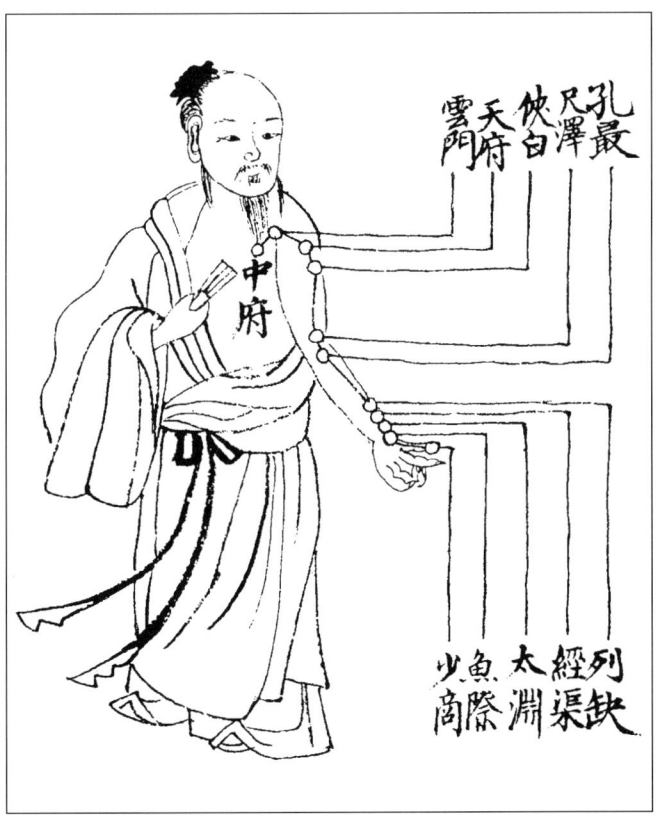

Abb. 8: Historische Darstellung der »Lungen«-Leitbahn

Die »Lungen«-Leitbahn (siehe Abb. 9 und Abb. 10) entspringt im Brustkorb und verläuft an der Arminnenseite über die Ellenbeuge zum Daumen, wo sie am daumenseitigen (radialen) Nagelfalz endet.

Über sie können das für die Körperabwehr verantwortliche *qi defensivum* (*weiqi*, siehe Glossar) gestärkt und in die »Oberfläche« eingedrungene krankheitsauslösende Faktoren rasch und effektiv wieder ausgeleitet werden. Außerdem wird das Qi des »Lungen«-Funktionskreises, das bei Infekten, Bronchitis oder Asthma blockiert wird und sich nicht mehr, wie das die TCM als normal ansieht, nach unten absenken und dem Körper mitteilen kann, befreit und gelöst. Wegen dieser klinischen Wirkung wird

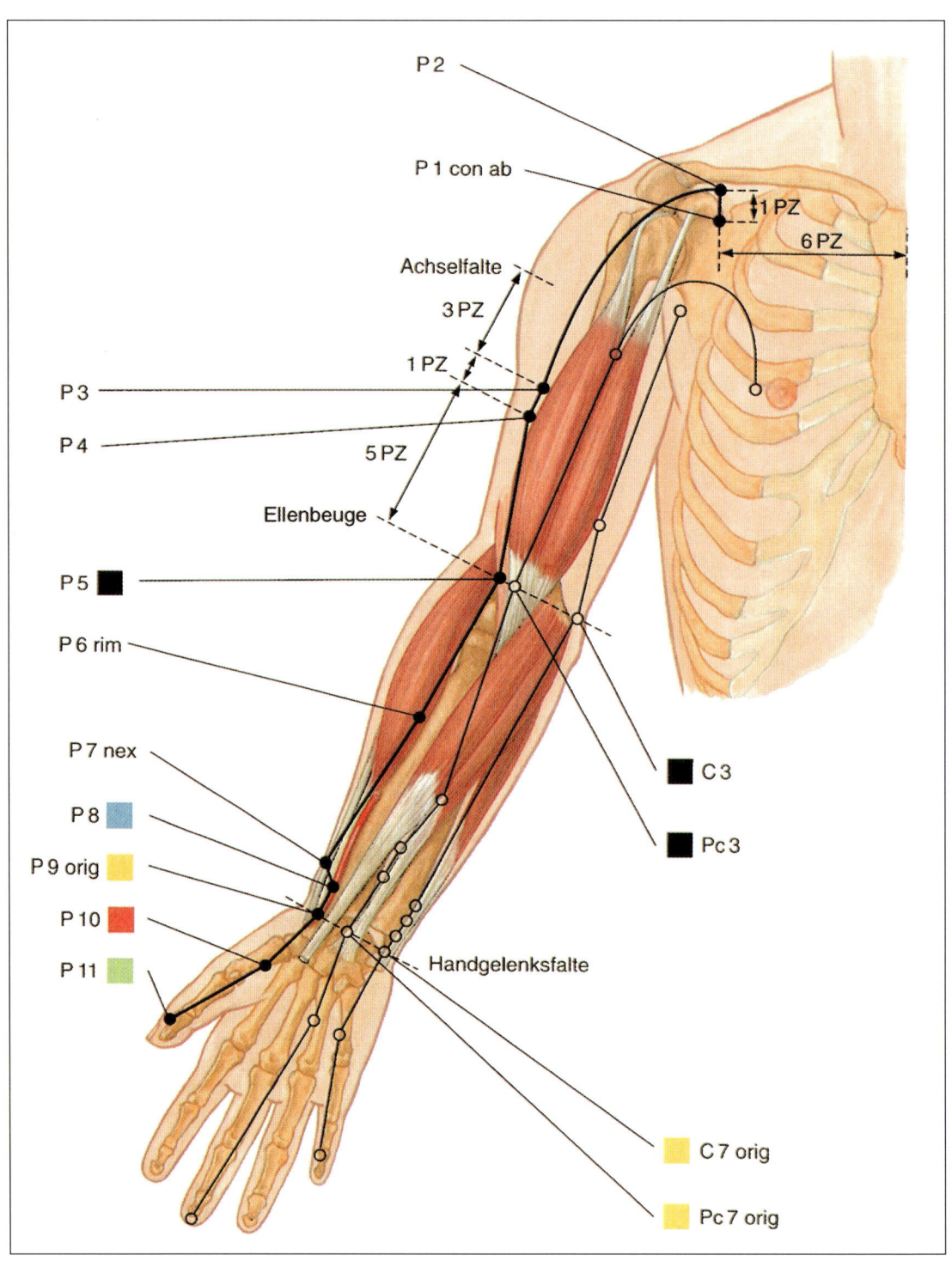

P 2

P 1 con ab

1 PZ

6 PZ

Achselfalte

3 PZ

1 PZ

P 3

P 4

5 PZ

Ellenbeuge

P 5 ◼

P 6 rim

P 7 nex

P 8

P 9 orig

P 10

P 11

Handgelenksfalte

C 3 ◼

Pc 3 ◼

C 7 orig

Pc 7 orig

Abb. 9: Verlauf und Akupunkturpunkte der »Lungen«-Leitbahn

44

diese Leitbahn »Lungen«-Leitbahn genannt. Unter den Yin- und Yang- Aspekten ist sie » Leitbahn des Großen Yin der Hand« *(yin major, taiyin)*.

Lu 5 (P 5): »Moorsee am Fußpunkt« (chize)

Der Name »Moorsee« beschreibt bildhaft die Lage in der Ellenbeuge und die Wirkung auf das Yin des »Lungen«-Funktionskreises. »Fußpunkt« heißt der Punkt deshalb, weil an der Elle der Punkt liegt, an dem in China das Fußmaß angelegt wurde.

Lage: In der Mitte der Ellenbeuge fällt bei Beugung die dicke Sehne des Bizepsmuskels und die Ellenbeugenlinie auf. Der »Moorsee am Fußpunkt« liegt etwa eine Daumenbreite (des Patienten, 1 PZ) daumenseitig, direkt an der Innenkante des *Musculus brachioradialis*, der für die Beugung des Unterarms zuständig ist; er ist als druckempfindlicher Punkt tastbar.

Wirkung: Stabilisiert das Qi des »Lungen«-Funktionskreises und der »Mitte«, senkt das *qi pulmonale* ab, stabilisiert das Yin.

Indikationen: Husten, Schmerzen im Brustkorb und im Zwerchfell, Bronchitis und Asthma, Ohnmacht, lokale Schmerzen im Ellenbogenbereich, Tennisarm.

Techniken: »Pressen«, »Kneten«, »Greifen«, »Schieben«, »Geradliniges Reiben«, »Rollen«.

Lu 7 (P 7) »Reihe von Lücken« (lieque)

Der Name weist auf die tastbare Einbuchtung auf dem Knochenfortsatz der Speiche (Radius) hin.

Lage: Orientierungsmarken sind hier die Handgelenksfalte (gemeint – bei oft mehreren sichtbaren Falten – ist diejenige, bei der tastbar der Knick des Handgelenks liegt) und der deutlich vorspringende, daumenseitig liegende Griffelfortsatz der Speiche *(Processus styloideus radii)*. Der Punkt Lu 7 (P 7) liegt auf der Außenseite, etwa 1.5 PZ vor der Handgelenksfalte zwischen einer Sehne und der Knochenkante.

Hinweis zur Lokalisierung: Der Patient soll beide Hände so verschränken, daß die beiden Daumen und Zeigefinger ineinander greifen. Die Spitze des Zeigefingers liegt dann automatisch in der Einbuchtung auf der Gegenhand, die dem Akupunkturpunkt entspricht.

Wirkung: Löst und dynamisiert die »Wehrenergie« *(qi defensivum, weiqi)*, öffnet die »Oberfläche« und leitet so krankheitsauslösende Faktoren aus. Über eine Verknüpfung zur »Aufnehmenden Leitbahn« *(renmai)* hat der Punkt eine besonders stark absenkende Wirkung auf das Qi des »Lungen«-Funktionskreises; über ihn ist somit die Umwandlung von »Schleim«-Prozessen *(pituita, tan)* möglich.

Indikationen: Erkältungen und grippale Infekte, Bronchitis, Zahnschmerzen, steifer Hals und Nacken, lokale Sehnenreizungen.

Techniken: »Pressen«, »Kneten«.

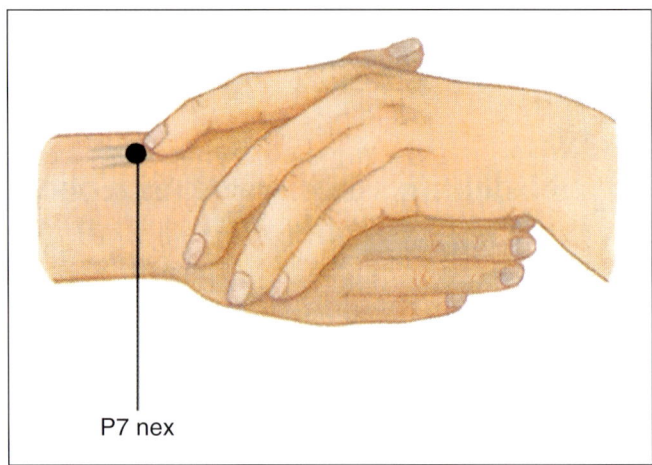

Abb. 10: Verschränken der Hände zum Auffinden von Lu 7

Lu 10 (P 10) »Fischbauch-grenze« (yuji)

Die Trennlinie zwischen dem »weißen Fleisch« der Hand- und Fußinnenflächen und dem »roten Fleisch« der Außenseiten wird bildhaft mit dem Fischbauch verglichen.

Lage: In der Mitte der Außenseite des Daumenballens, an der Grenze zwischen »rotem und weißem Fleisch«.

Wirkung: Kühlt »Hitze«-Prozesse *(calor)* im »Lungen«-Funktionskreis und wandelt »Schleim« *(pituita)* um.

Indikationen: Akuter Schnupfen und chronisch verstopfte Nase, Rachen- und Mandelentzündungen, Kopfschmerzen und Schwindel.

Techniken: »Schieben«, »Greifen«, »Pressen«, »Pressen mit dem Fingernagel«.

Lu 11 (P 11) »Junges Shang« (shaoshang)

Lage: Etwa 0,1 PZ vom äußeren (radialen) Nagelwinkel des Daumens entfernt.

Wirkung: Kühlt »Hitze-Glut«-Prozesse *(calor, ardor)* im »Lungen«-Funktionskreis, leitet äußere und innere »Wind«-Schädigungen *(ventus internus et externus)* aus. Macht die Kehle frei.

Indikationen: Wie Lu 10 (P 10): Mandel- und Rachenentzündungen. Notfallpunkt bei Fieberkrämpfen, Epilepsie, Koma, Schlaganfall.

Technik: »Pressen mit dem Fingernagel«.

Hauptleitbahn und Akupunkturpunkte
des Funktionskreises »Dickdarm«
(Abkürzung Di oder IC von *Orbis intestini crassi*)

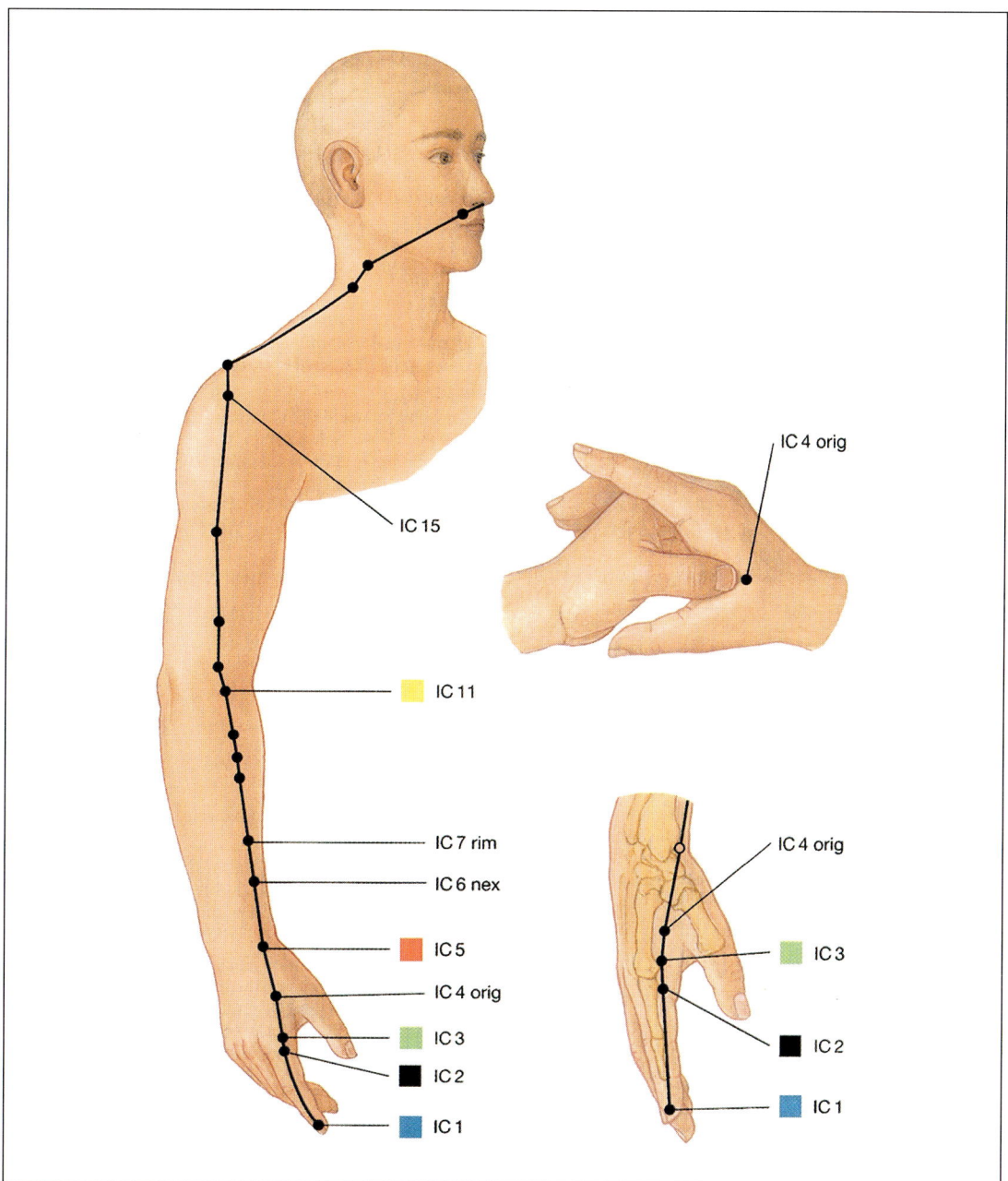

IC 4 orig

IC 15

IC 11

IC 7 rim

IC 6 nex

IC 5

IC 4 orig

IC 3

IC 2

IC 1

IC 4 orig

IC 3

IC 2

IC 1

Abb. 11: »Dickdarm«-Leitbahn und Akupunkturpunkte

Die Leitbahn führt vom Nagelwinkel des Zeigefingers über das Handgelenk zum Ellenbogen, verläuft dann an der Außenseite des Oberarms über die Schulter und die Halsseite zur Nase und endet am Nasenflügel der anderen Seite.

Über diese Leitbahn kann, ebenso wie über die gekoppelte »Lungen«-Leitbahn, die Wehrenergie (qi defensivum) besonders stark aktiviert werden. Damit können eingedrungene krankheitsauslösende Faktoren aus der »Oberfläche« durch Öffnung, Stimulierung des Schweißflusses und Wärmung eliminiert werden. Zum anderen hat die Leitbahn schon aufgrund ihres Verlaufs eine Wirkung auf Ellenbogen, Schulter, Kopf und Gesichtsschädel: In all diesen Körperteilen können Schmerzen und Krankheiten über diese Leitbahn beeinflußt werden.

Als gekoppelte Yang-Leitbahn zur Yin-Leitbahn der »Lunge« ist sie dem Funktionskreis »Dickdarm« zugeordnet. Sie hat nichts mit dem anatomischen Dickdarm der westlichen Medizin zu tun.

Die »Dickdarm«-Leitbahn wird dem »Überstrahlten Yang« (yangming) zugeordnet, was ein Hinweis auf ihre Fülle von Qi und Xue ist.

Di 4 (IC 4) »Vereinte Täler« (hegu)

Der Name beschreibt die Lage in dem »Tal« zwischen Daumen und Zeigefinger.

Lage: In der Mitte des Mittelhandknochens des Zeigefingers, daumenseitig gelegen.
Wirkung: Öffnung der Oberfläche, Ausleitung aller krankheitsauslösenden Faktoren, speziell von ventus (»Wind«-Schädigung), Stützung der Wehrenergie und Lösung von Blockaden im Leitbahn-System. Die herausragende Bedeutung dieses Reizpunkts liegt darin, daß über ihn das angeborene Qi (qi nativum) mobilisiert werden kann und so auch die Wehrenergie gekräftigt wird.

Indikationen: Kopfschmerzen, Zahnschmerzen, Erkältungen und grippale Infekte, Hals- und Rachenentzündungen, Nackensteife, Gesichtsneuralgien.

Techniken: »Kneten«, »Greifen«, »Schieben«, »Pressen«.

Di 11 (IC 11) »Gekrümmter Teich« (quchi)

Der »Teich« dient hier als Bild für eine Ansammlung von krankheitsauslösenden Faktoren, speziell von ventus (»Wind«-Schädigung).

Lage: Bei auf 90° angewinkeltem Ellenbogen liegt der Punkt in der Verbindungslinie zwischen der Ellenbogenfalte und dem äußeren tastbaren Knochenvorsprung des Oberarmknochens (Epiconylus humeri lateralis). Wenn man auf den gut tastbaren äußeren Knochenfortsatz bei gebeugtem Ellenbogen den Daumen auflegt und dann nach vorn beugt, fällt der Daumen in eine Mulde, in deren Tiefe der Punkt liegt.

Wirkung: Öffnet die »Oberfläche« und leitet alle krankheitsauslösenden Faktoren, speziell aber *ventus* (»Wind«-Schädigung) und *calor* (»Hitze«) aus. Hat eine besondere Wirkung auf die stofflichen Energien, das Xue.

Indikationen: Fieber, Hypertonie, Tennisarm, Schulter-Arm-Syndrom *(frozen shoulder)*, Lähmungen an Arm und Schulter.

Techniken: »Kneten«, »Greifen«, »Schieben«, »Pressen«, »Rollen«.

Di 15 (IC 15) »Spalt unter der Schulterhöhe« (jianyu)

Lage: Hebt der Patient den Arm seitlich an, bildet sich zwischen dem Deltamuskel *(Musculus deltoideus)* und dem Vorsprung des Schlüsselbeins eine tastbare Mulde. Dort liegt der Punkt (siehe auch Darstellung des Akupunkturpunktes 3E 14, Abb. 24, Seite 66).

Wirkungen: *ventus* (»Wind«-Schädigung) wird eliminiert.

Indikationen: Schulterschmerzen, Lähmungen, Nackenverspannungen, Schultersteife.

Techniken: »Vibrierendes Drücken (mit einem Finger)«, »Greifen« (ganze Schulter), »Kneten«, »Rollen«.

Di 20 (IC 20) »Empfangen der Wohlgerüche« (yingxiang)

Der Name spiegelt die Funktion, das Geruchsvermögen wiederzugewinnen, wider.

Lage: Etwa 0,5 PZ seitlich der Nasolabialfalte

Wirkung: Macht die Nase frei.

Indikationen: Schnupfen, verstopfte Nase, Heuschnupfen, chronisch verstopfte oder trockene Nase, Gesichtslähmungen (Fazialisparese, nach Schlaganfall).
Dieser Punkt ist besonders wirksam bei der Behandlung von Kindern (siehe Kapitel »Kinderbehandlung mit Tuina«) und bei der Selbstbehandlung.

Techniken: »Pressen«, »Kreisendes Reiben«.

Hauptleitbahn und Akupunkturpunkte des Funktionskreises »Magen«
(Abkürzung Ma oder S von *Orbis stomachi*)

Die Leitbahn beginnt mit zwei Ästen im Gesichtsbereich (siehe Abb. 12 und 13). Ein Ast entspringt unter der Augenhöhle, der andere an der Stirn. Sie vereinigen sich im Mundwinkelbereich. Die »Magen«-Leitbahn führt über den Hals, den Brustkorb

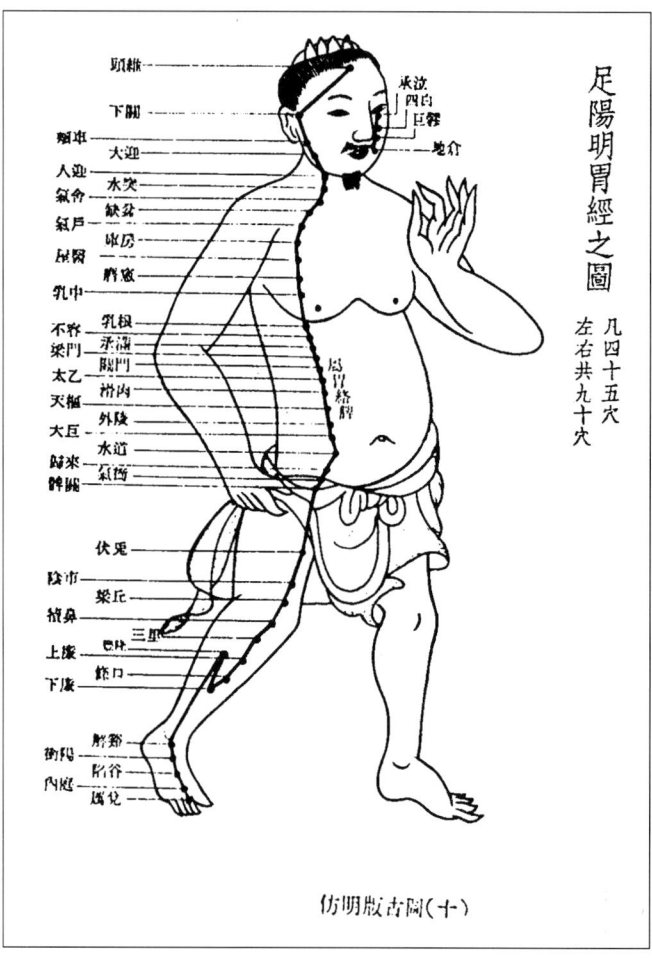

Abb. 12: *Historische Darstellung der »Magen«-Leitbahn*

(Brustwarze) und den Bauch zur Außenseite des Beins und endet am äußeren Nagelwinkel der zweiten Zehe.

Die Punkte dieser Leitbahn haben neben ihrer Wirkung auf den Kopf und den Gesichtsschädel eine stark stützende Wirkung auf den Funktionskreis »Mitte«, also »Milz« (*Orbis lienalis*) und »Magen« (*Orbis stomachi*), sowie auf die erworbene Konstitution, den Stoffwechsel und die Bereitstellung der aktiven Energien. Da die Leitbahn überwiegend an der Körperaußenseite verläuft, wird sie dem Yang zugeordnet und nach dem Funktionskreis »Magen« benannt. Unter den Yin- und Yang-Aspekten gehört sie zum »Überstrahlten Yang« (*yang-ming*).

Ma 2 (S 2) »Rand des Wangenbeins« (sibai)

Lage: Der Punkt liegt 1 PZ direkt unterhalb der geradeaus blickenden Pupille, auf dem Rand des Wangenbeins (*Os zygomaticum*).

Wirkung: Leitet *ventus* (»Wind«-Schädigungen) aus, »klärt die Sicht«, löst und stimuliert den Energiefluß im »Leber«-Funktionskreis, der das Auge und das Sehvermögen wesentlich reguliert.

Indikationen: Rote und entzündete Augen, Bindehautreizung (Konjunktivitis), Kurzsichtigkeit (Myopie), Gesichtsnervlähmungen (Fazialisparesen), nach Schlaganfall (Apoplexie).

Techniken: »Pressen«, »Kneten«.

50

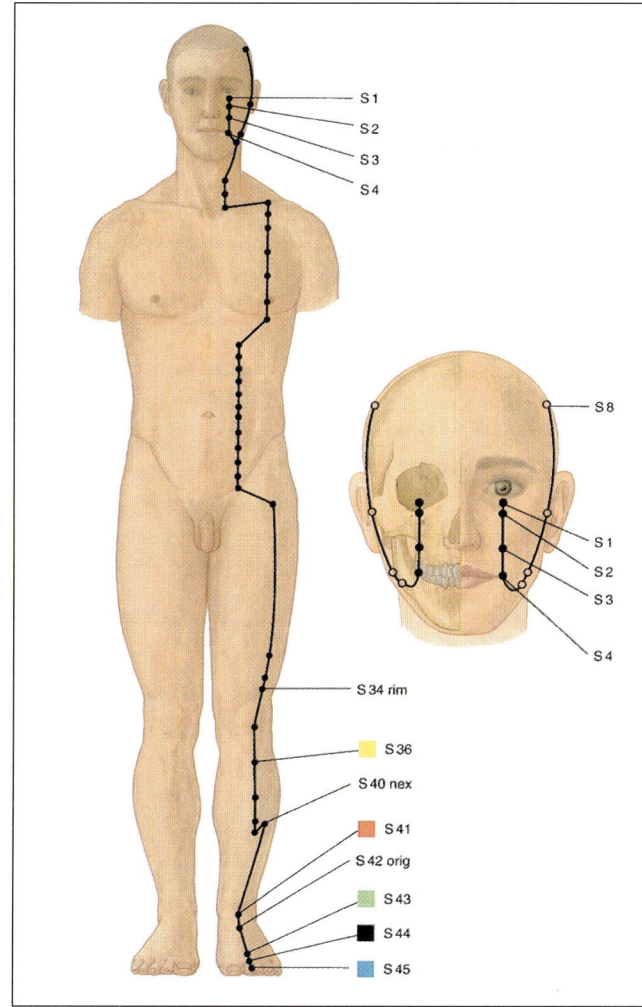

Abb. 13: Verlauf der »Magen«-Leitbahn

Ma 25 (S 25) »Angel des Himmels« (tianshu)

Angel wird dieser Punkt wegen seiner regulierenden und harmonisierenden Wirkung genannt; der Himmel ist ein Bild für die Gesamtheit aller kosmischen Einflüsse.

Lage: Der Punkt liegt genau 2 PZ seitlich der Mitte des Nabels.

Wirkung: Reguliert und harmonisiert den Fluß des Qi und Xue im gesamten Bauch- und Darmbereich, löst Blockaden auf.

Indikationen: Durchfall, Verstopfung, Verdauungsblockaden, Bauchschmerzen, Darminfekte und Dysenterie (besonders bei Kindern), Darmatonie (mangelnde Darmbewegungen im Alter), Regelstörungen (Dysmenorrhoe).

Techniken: »Pressen«, »Kreisendes Reiben«, »Kneten« (nur mit dem Mittelfinger).

Ma 36 (S 36) »Dritter Weiler am Fuß« (zusanli)

Ein Weiler, ein kleines Dorf, ist ein guter Rastplatz, um erneut Kraft zu schöpfen und sich zu erholen. Der »Dritte Weiler am Fuß« gilt als der Akupunkturpunkt, der am stärksten die »Mitte« stützt, neue Kraft und Erholung gibt.

Lage: Bei gebeugtem Knie liegt der Punkt 3 PZ unterhalb der Kniescheibe und 1 PZ seitlich der Schienbeinkante. Es gibt mehrere Möglichkeiten, die es erleichtern, den Punkt aufzufinden:

– Man legt bei gebeugtem Knie die vier Finger der Hand des Patienten an den Unterrand der Kniescheibe und geht dann eine Daumenbreite seitlich nach außen.

51

– Der Patient legt im Sitzen seine Hand locker auf die Kniescheibe, der Daumen berührt dabei innen das Schienbein. Der Mittelfinger ertastet dann den richtigen Punkt.
– Man fährt die äußere Schienbeinkante hoch, bis man zu einem tastbaren Knochensporn (*Tuberositas tibiae*) gelangt. Von hier aus liegt der Punkt 1 PZ seitlich.

Wirkung: Dieser Akupunkturpunkt ist einer der wichtigsten. Über ihn kann besonders das Qi des »Mitte«-Funktionskreises gekräftigt und damit die erworbene Konstitution und die Harmonie der Funktionskreise wiederhergestellt und gestützt werden.

Indikationen: Bauchschmerzen, Durchfall, Verstopfung, Hypertonie, Schmerzen in Knie und Unterschenkel, zur allgemeinen Stützung des Qi der »Mitte«.

Techniken: »Pressen«, »Kneten«.

Hauptleitbahn und Akupunkturpunkte des Funktionskreises »Milz«
(Abbkürzung MP oder L von *orbis lienalis*)

Die Leitbahn führt Qi und Xue vom Fuß zurück zum Brustkorb – der Kreislauf der ersten vier Leitbahnen ist damit geschlossen (erster Leitbahnzyklus).
Die Leitbahn beginnt am inneren Nagelwinkel der großen Zehe, verläuft an der Innenseite des Beins über die Leiste und den Bauch und endet am Brustkorb.
Über die Akupunkturpunkte dieser Leitbahn können das aktive Qi des »Mitte«-Funktionskreises gestärkt und krankheitsauslösende Faktoren, die diesen besonders belasten, wie *humor-* und *calor humidus*-Prozesse (»Feuchtigkeit«- und »feuchte Hitze«-Schädigungen), geklärt und eliminiert werden (siehe dazu auch das Kapitel »Grundlagen«).
Da diese Leitbahn innen verläuft, wurde sie nach dem Yin-Funktionskreis der »Mitte«, der »Milz«, benannt. In der deutschen Nomenklatur wurde zusätzlich noch der Begriff »Pankreas« (Bauchspeicheldrüse) mit der »Milz« verbunden, daher die Abkürzung MP.
Die »Milz«-Leitbahn wird in der TCM auch Leitbahn des »Großen Yin« (*taiyin*) genannt.

MP 6 (L 6) »Verbindung der drei Yin« (sanyinjiao)

An diesem Punkt vereinigen sich alle drei Yin-Leitbahnen des Fußes (»Milz«-, »Leber«- und »Nieren«-Leitbahn) und können von hier aus beeinflußt werden.

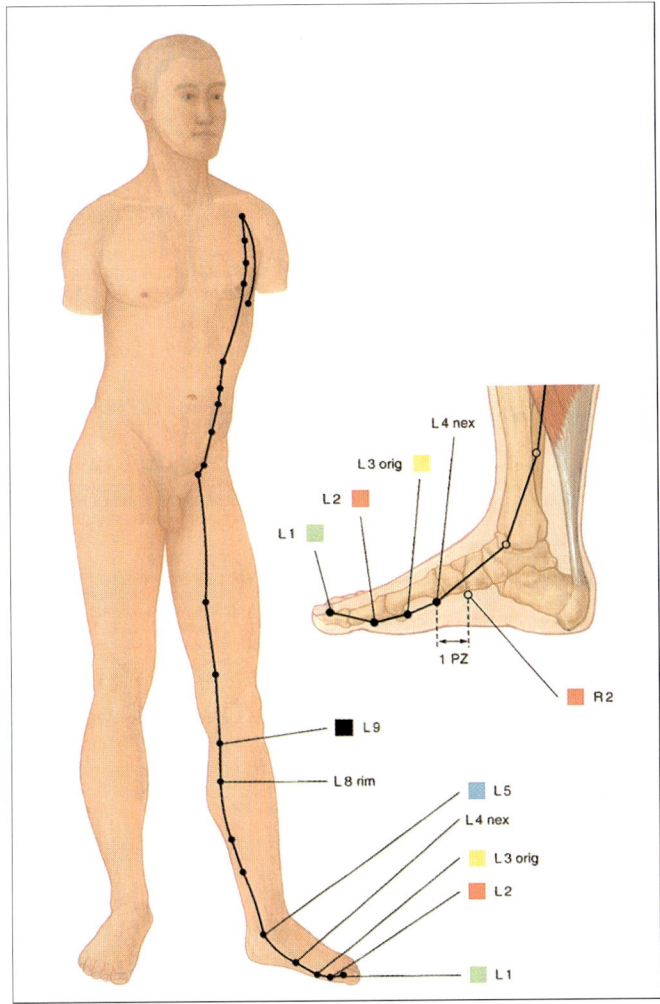

Abb. 14: Hauptleitbahn und Akupunkturpunkte des Funktionskreises »Milz«

Lage: Der Punkt liegt genau 3 PZ über der Spitze des Innenknöchels hinter dem Schienbein in einer meist gut tastbaren Einbuchtung. Zum Auffinden werden die vier Finger der Hand (des Patienten) – die 3 PZ entsprechen – am Innenknöchel angelegt.

Wirkungen: Stützt den »Milz«- und »Nieren«-Funktionskreis, fördert die Umwandlung belastender »Feuchtigkeits«-Schädigungen (*humor*), löst den Qi-Fluß im »Leber«-Funktionskreis und dynamisiert speziell den Fluß des Xue und der Säfte.

Indikationen: Schlafstörungen, Regelstörungen (Dysmenorrhoe), Völlegefühl, Appetitverlust, Übelkeit, Spannungsgefühl im Bauch, Blasenentzündungen, unwillkürlicher Urinabgang (Streßinkontinenz), Erleichterung des Geburtsvorgangs.

Techniken: »Pressen«, »Kneten«, »Greifen«.

MP 9 (L 9) »Die Quelle am Yin-Grabhügel« (yinlingquan)

Der Name steht als Bild für den hier erreichbaren Energiefluß; als Grabhügel wird hier der innere Epikondylus des Schienbeins bezeichnet.

Lage: Bei leicht gebeugtem Knie liegt der Punkt in einer Vertiefung am Hinterrand des inneren Epikondylus des Schienbeins (*Epicondylus tibialis medialis*) über dem Knochen; er ist bei vielen Menschen leicht gereizt und schmerzhaft tastbar.

Wirkungen: Wärmt die »Mitte« und den Bauch; speziell die krankheitsauslösenden Faktoren *algor* (»Kälte«-Schädigung) und *humor* (»Feuchtigkeit«) können eliminiert werden. Reguliert den Qi-Fluß im Unterbauch.

Indikationen: Völle und Spannungsgefühl im Bauch, Spannung unter den Rippenbögen, Brechdurchfall (Gastroenteritis), Schmerzen im Leisten- und Genitalbereich, Probleme beim Wasserlassen, Knieschmerzen.

Techniken: »Pressen«, »Kneten«, »Greifen«.

Hauptleitbahn und Akupunkturpunkte des Funktionskreises »Herz«
(Abkürzung He oder C von *Orbis cardialis*)

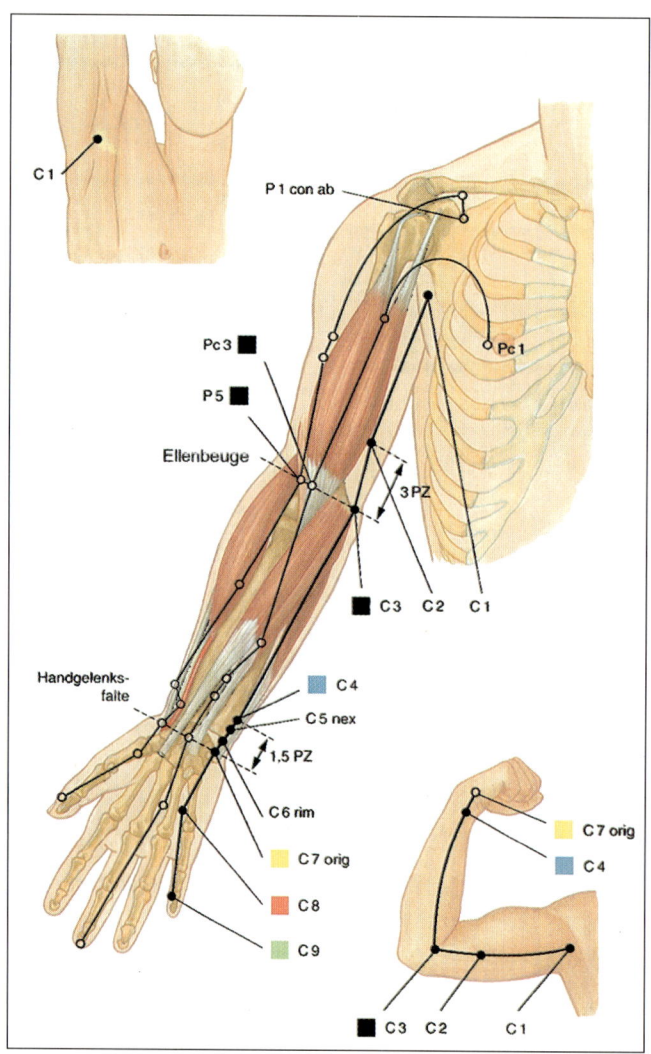

Mit der »Herz«-Leitbahn beginnt der zweite Leitbahnzyklus. Die Leitbahn entspringt am Brustkorb unterhalb des Schlüsselbeins und läuft auf der Innenseite des Arms, nahe am Innen-Epikondylus des Oberarmknochens, zum inneren Rand des Handgelenks und endet am daumenseitigen Nagelwinkel des kleinen Fingers.

Da sie auf der Innenseite verläuft, ist sie als »Kleines Yin« (*shaoyin*) kategorisiert.
Über die Reizpunkte dieser Leitbahn können Funktionen und Störungen des »Herz«-Funktionskreises, wie Schlaf, Schweiß, mentale Probleme und Herzklopfen beeinflußt werden. Wie bei allen Leitbahnen können aber auch Schmerzen und Störungen im Leitbahnverlauf behandelt werden.

Abb. 15: »Herz«-Leitbahn

54

He 3 (C 3) »Das kleine Meer« (shaohai)

Lage: Der Punkt liegt bei gebeugtem Ellenbogen am inneren Ende der Ellenbogenfalte vor dem inneren Epikondylus des Oberarmknochens *(Epicondylus medialis humeri)*. Zum Auffinden kann man den Daumen auf den Epikondylus auflegen – er fällt bei Vorwärtsbeugung in eine Mulde.

Wirkungen: Befreit die Leitbahn von *ventus* (»Wind«-Schädigung), der oft in Kombination mit *humor* (»Feuchtigkeit«) rheumatoide Beschwerden verursacht. Besonders die Netzleitbahnen im Schulter- und Brustbereich werden wieder durchgängig gemacht. Der Punkt wirkt außerdem beruhigend.

Indikationen: Schmerzen in der Schulter, der Achselhöhle, dem Ellenbogen und Unterarm sowie im Brustkorb. Zittern der Hände und Verkrampfungen im Unterarm.

Techniken: »Pressen«, »Kneten«.

He 7 (C 7) »Pforte des Shen« (shenmen)

Über diesen Punkt kann die konstellierende Kraft, die die Persönlichkeit prägt und in der TCM *shen* genannt wird, gestützt und gelöst werden (siehe auch Kapitel »Grundlagen«).

Lage: Am inneren Ende der Handgelenksfalte kann eine Sehne *(Musculus flexor carpi ulnaris)* deutlich getastet werden. Darunter ist auch das Erbsenbein *(Os pisiforme)* zu fühlen. Der Punkt liegt vor dem Erbsenbein und daumenseitig der Sehne in der Handgelenksfalte.

Wirkungen: Stützt und hält das Qi des »Herz«-Funktionskreises *(shenqi)*, wirkt beruhigend, senkt das Yang ab und befreit blockierte Netzleitbahnen im Brustbereich.

Indikationen: Ängstlichkeit, Schlafstörungen, Schweiße (besonders im Schlaf), Herzklopfen und Herzstechen, Schmerzen im Brustbereich, Gedächtnisschwäche, Unruhe und depressive Störungen.

Techniken: »Pressen«, »Kneten«, »Greifen«.

Hauptleitbahn und Akupunkturpunkte des Funktionskreises »Dünndarm«
(Abkürzung Dü oder IT von *Orbis intestini tenuis*)

Vom äußeren Nagelwinkel des kleinen Fingers über die Handkante und die extreme Außenseite des Arms verbindet die Leitbahn im Zickzackmuster mehrere Punkte der Schulter und führt dann über den Hals zum Ohr, wo sie endet.

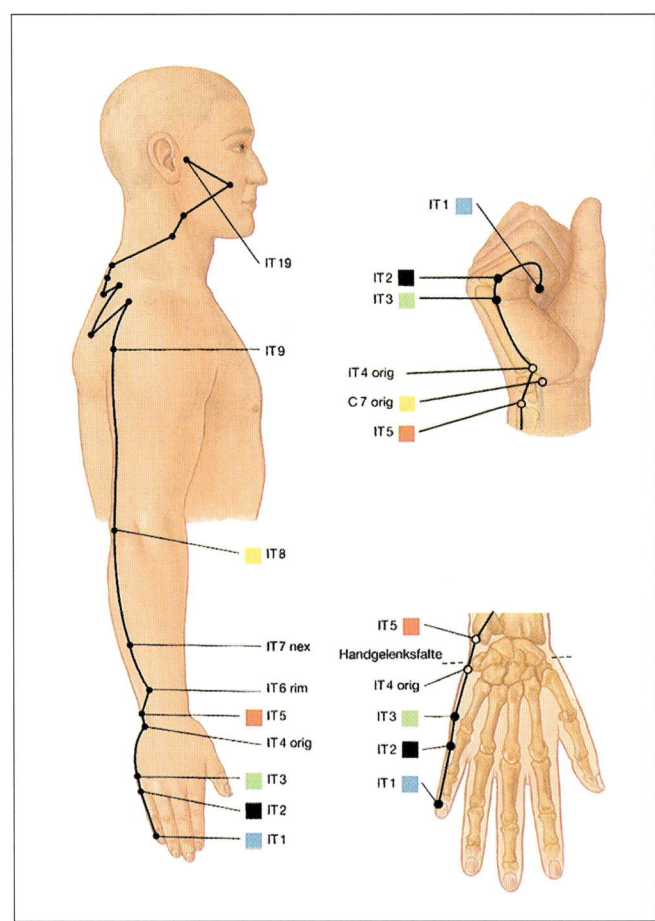

Abb. 16: »Dünndarm«-Leitbahn

Schon durch den Verlauf auf der extremen Außenseite von Hand, Arm, Schulter und Rücken läßt sich die Funktion und Einordnung erschließen. Die Leitbahn gilt als »Großes Yang« (*taiyang,*), die zugehörigen Körperabschnitte sind tatsächlich die äußerste »Oberfläche«, wo *ventus* (»Wind«-Schädigungen) als erstes auftrifft.

Die Bezeichnung als »Dünndarm« rührt daher, daß in der TCM-Lehre die Yin-Leitbahn des »Herz«-Funktionskreises mit dem Yang-Funktionskreis »Dünndarm« gekoppelt ist. Mit unserer westlichen anatomischen und physiologischen Vorstellung vom Dünndarm hat diese Leitbahn also wenig gemein.

Dü 3 (IT 3) »Der hintere Wasserlauf« (houxi)

Der Name weist auf den Verlauf der Leitbahn und des Energieflusses auf der Handkante bzw. Hinterseite (siehe Abb. 16) hin.

Lage: Der Punkt findet sich vor dem Gelenk zwischen dem 5. Mittelhandknochen und der Grundphalanx des kleinen Fingers an der Außenseite, »an der Grenze zwischen rotem und weißem Fleisch«. Der Punkt kann bei geballter Faust leicht an der Spitze der sich dann bildenden Falte lokalisiert werden.

Wirkungen: Wirkt auf den Bewegungsapparat entkrampfend, zerstreut krankheitsauslösende Faktoren in der Leitbahn; über eine Verbindung zur »Steuerungs«-Leitbahn (*dumai*), die auf der Mittellinie am Rücken verläuft, kann auch auf diese eingewirkt und sie von Blockaden befreit werden.

Indikationen: Schmerzen im Arm, Schulter und Nacken, Nackensteife (Torticollis), chronisches Schulter-Arm-Syndrom *(frozen shoulder)*, Rückenschmerzen (Lumbago), Tinnitus, Schwerhörigkeit.

Technik: »Pressen mit dem Fingernagel«.

Dü 9 (IT 9) »Geradheit der Schulter« (jianzhen)

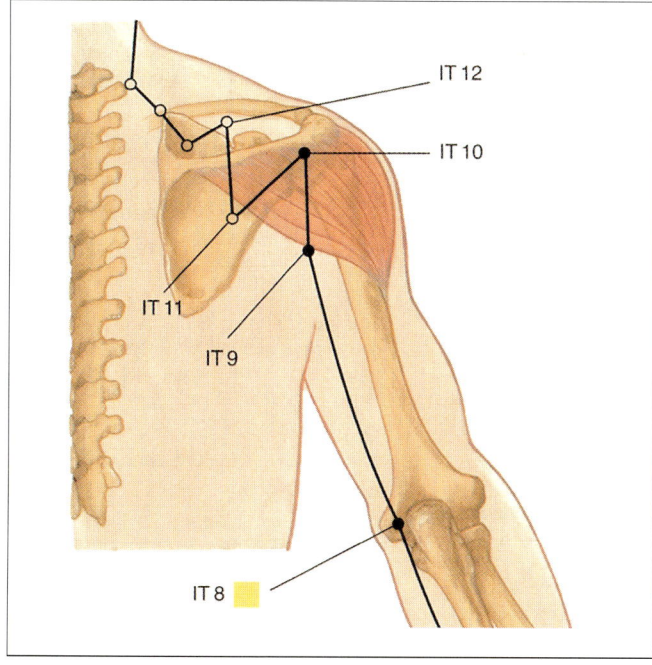

IT 12

IT 10

IT 11

IT 9

IT 8

Abb. 17: »Dünndarm«-Punkte an der Schulter

Lage: Zum Auffinden des Punktes soll der Patient aufrecht sitzen oder gerade liegen, der Arm soll an den Brustkorb gedrückt werden. Der Punkt liegt dann 1 PZ über der hinteren Axillarfalte am Hinterrand des Deltamuskels *(Musculus deltoideus)*.

Wirkungen: Durch Behandlung dieses Punkts werden die Netzleitbahnen der Schulter und des Arms von Blockaden, speziell von »Wind«- und »Feuchtigkeits-Wind«-Blockaden (chinesisch: *Bi-Syndrom, occlusiones,*), die rheumatoide Beschwerdebilder verursachen, befreit.

Indikationen: Schmerzen in der Schulter, steife Schulter, Lähmungen in diesem Bereich.

Techniken: »Greifen«, »Kneten«, »Rollen«, »Pressen«.

Hauptleitbahn und Akupunkturpunkte des Funktionskreises »Blase«
(Abkürzung Bl oder V von *Orbis vesicalis*)

Die Leitbahn beginnt am inneren Augenwinkel, zieht über den Kopf und Nacken zum Rücken, wo sie sich dann zweiteilt und in zwei Strängen über den Rücken verläuft. Über die Hinterseite und Außenseite des Beins führt sie zum Endpunkt am Nagelwinkel der kleinen Zehe.

Wie die »Dünndarm«-Leitbahn liegt auch die »Blasen«-Leitbahn an der Außenseite, gilt also als »Großes Yang« (*taiyang*). Das Bild eines Reisbauern, der im Reisfeld gebückt dem Wind, der Sonne und allen anderen Außeneinflüssen ausgesetzt ist, macht verständlich, warum diese Leitbahnen in der TCM wirklich als äußerste »Oberfläche« gelten.

Klinisch ist die »Blasen«-Leitbahn wegen ihrer Wirkung auf den Rücken und den gesamten Bewegungsapparat wichtig. Außerdem sitzt im unteren Bereich des Rükkens nach der TCM-Physiologie das »Lebensfeuer«, dessen wärmende Funktion für alle vitalen Vorgänge entscheidend ist, das Yang des »Nieren«-Funktionskreises. Wegen ihrer Wirkung auf den »Nieren«-Funktionskreis und ihrer Yang-Eigenschaften hat man sie als Yang-Leitbahn des Funktionskreises »Blase« benannt.

Bl 2 (V 2) »Zusammengelegter Bambus« (cuanzhu)

Die in Falten gelegten Augenbrauen werden hier mit gerafften Bambusstangen verglichen.

Lage: Am inneren Ende der Augenbraue, direkt über dem inneren Augenwinkel.

Wirkungen: Die Einwirkung auf diesen Punkt vertreibt »Wind«-Schädigungen, befreit die Netzbahnen und klärt die Sicht.

Indikationen: Kopfschmerzen, Schlafstörungen, Bindehautentzündungen (Konjunktivitis), Schnupfen, Schlafstörungen. Bei Kindern wichtiger Punkt bei Erkältungen und Fieber ohne Schweiß.

Techniken: »Pressen«, »Kneten«, »Streichen zur Seite«.

Bl 10 (V 10) »Säule des Himmels« (tianzhu)

Die beiden Muskelstränge des Trapeziusmuskels, der vom Hinterkopf und der Hals- und Brustwirbelsäule zur Schulter verläuft, sind meist deutlich sichtbar. Sie werden bildhaft Säulen genannt, die den Kopf (»Himmel«) tragen.

Lage: Beim liegenden Patienten ist der Muskelansatz des Trapezius gut zu tasten. Der Punkt liegt am seitlichen Rand des Muskelansatzes, schon innerhalb der Haargrenze, ca. 1,3 PZ von der Körpermittellinie entfernt (siehe Abb. 19, Seite 60).

Wirkungen: Zerstreuung von *ventus* (»Wind«-Schädigungen) und Befreiung der Netzbahnen von Blockaden.

Indikationen: Starke Kopfschmerzen mit Ausstrahlung in die Augenregion, Nackensteife, Schmerzen im gesamten Rücken und der Schulter.

Techniken: »Schieben«, »Greifen«, »Pressen«.

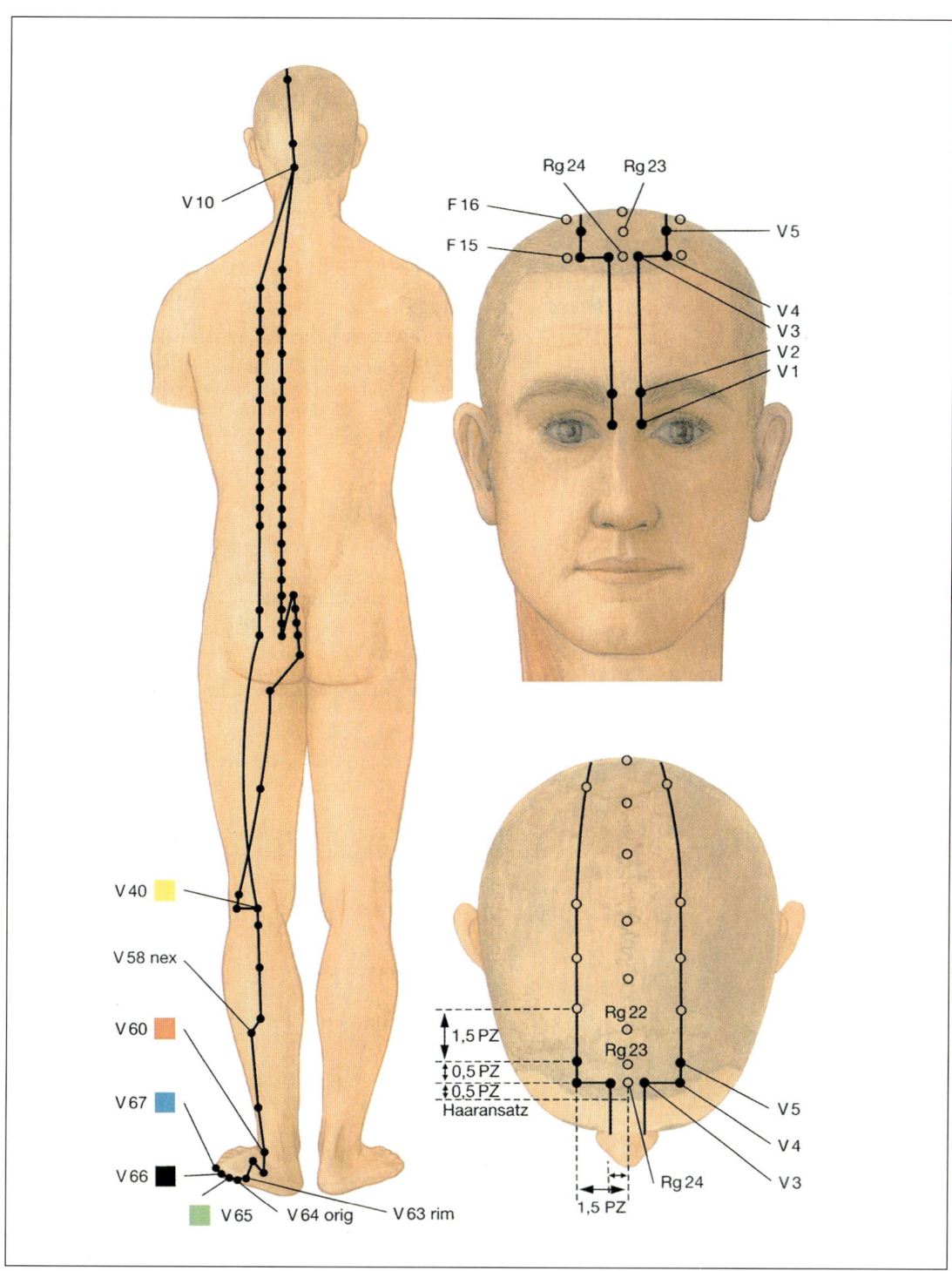

Abb. 18: »Blasen«-Leitbahn

59

Bl 23 (V 23) »Einflußpunkt des ›Nieren‹-Funktionskreises« (shenshu)

Über diesen Punkt können der »Nieren«-Funktionskreis, insbesondere das Yang und somit alle aktiven Energien des Körpers massiv gestützt und gekräftigt werden. In der ersten, 1,5 PZ neben der Mittellinie liegenden Verzweigung der »Blasen«-Leitbahn sind allen Funktionskreisen und wichtigen anatomischen Strukturen spezielle Akupunkturpunkte zugeordnet, über die sie besonders effektiv beeinflußt werden können.

Lage: Der Punkt liegt 1,5 PZ seitlich des Dornfortsatzes des 2. Lendenwirbelkörpers. Zum Auffinden tastet man zuerst die Oberkante der hinteren Beckenschaufel beim liegenden Patienten. Auf der Höhe der Kante liegt der Dornfortsatz des 4. Lendenwirbelkörpers, von dem aus man zwei Lendenwirbelkörper nach oben geht.

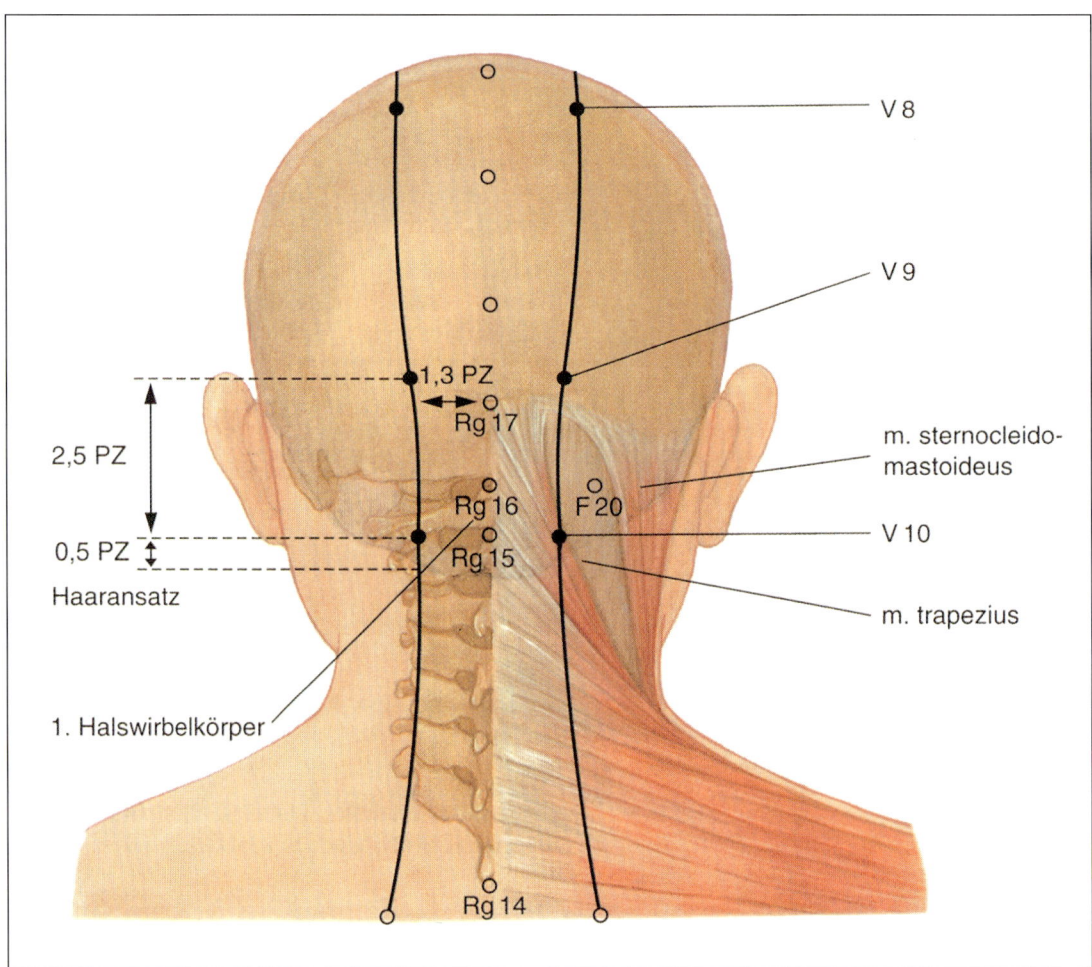

Abb. 19: Lage des Punkts Bl 10 (V 10) »Himmelssäule« und anderer Akupunkturpunkte des Nackens

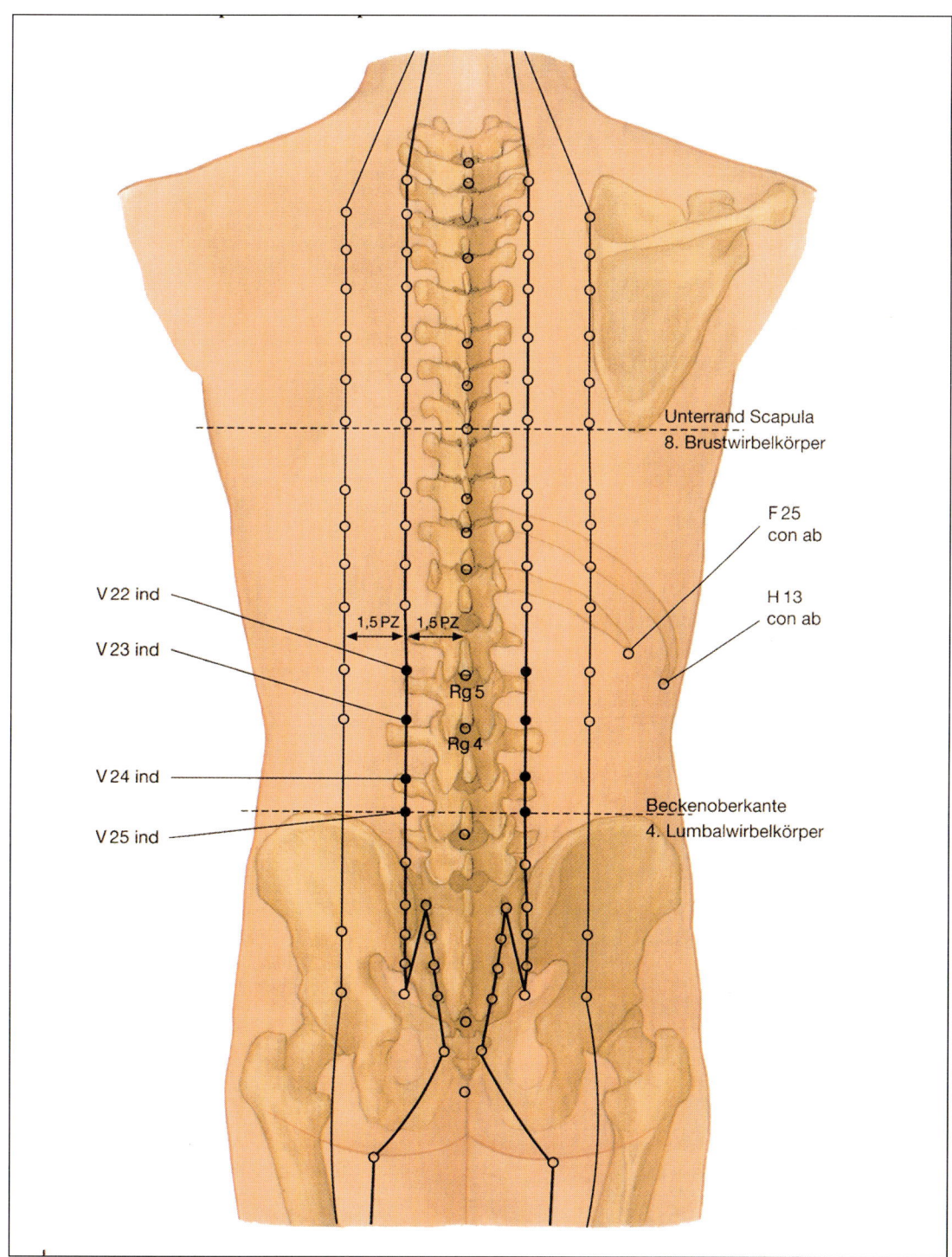

Abb. 20: Der Punkt Bl 23 (V23) und seine Lokalisation

Wirkungen: Stützung des »Nieren«-Funktionskreises, Kräftigung der Lenden, Verbesserung von Hörvermögen und Sehkraft, Wärmung des Yang.

Indikationen: Rückenschmerzen (Lumbago), allgemeine Schwäche, ausbleibende Regel, Unfruchtbarkeit, Kältegefühl, Enuresis (Bettnässen).

Techniken: »Rollen«, »Kneten«, »Schieben«.

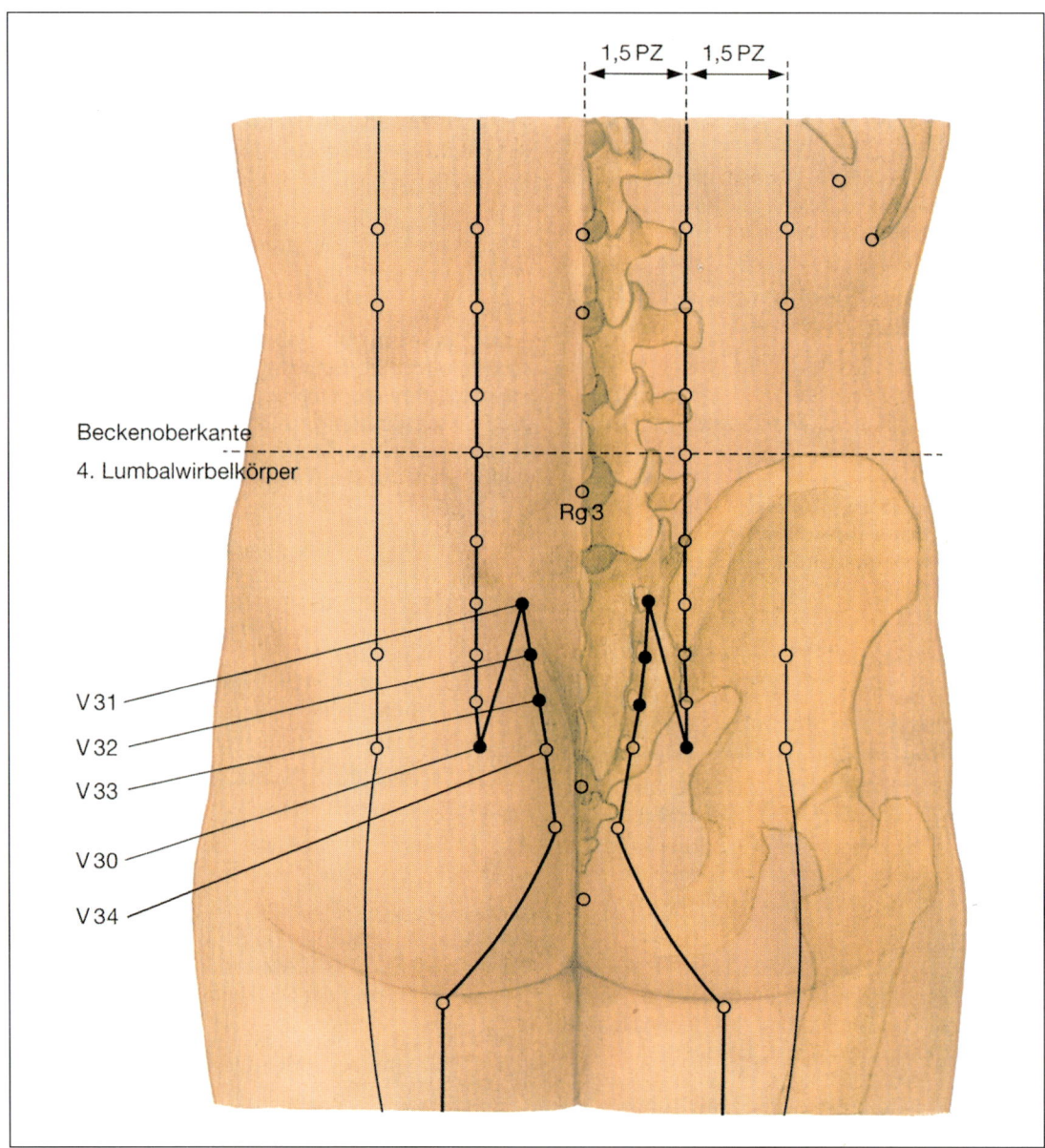

Abb. 21: »Die acht Kellerlöcher«

Bl 31 – 34 (V 31 – 34) »Die acht Kellerlöcher« (baliao)

Hier handelt es sich nicht um einen einzelnen Akupunkturpunkt, sondern um die vier Wirbellöcher auf beiden Seiten neben den vier Kreuzbeinwirbeln. Man behandelt mit der Tuina-Methode dabei die ganze Region.

Lage: Die vier Sakral-Wirbellöcher sind deutlich auf beiden Seiten am Kreuzbein tastbar. Als Orientierungslinie dient wieder die Oberkante der Beckenschaufel, die auf der Höhe des 4. Lendenwirbelkörpers liegt. Es folgt der Dornfortsatz des 5. Lendenwirbelkörpers. Darunter beginnt bereits das Kreuzbein (*Os sacrum*). Die Löcher finden sich ca. 0,5 bis 1 PZ seitlich der Mittellinie.

Wirkungen: Hierüber können Bockaden des Qi und Xue in der »Blasen«- und den hier verknüpften »Gallenblasen«- und »Steuerungs«-Leitbahnen gelöst werden.

Indikationen: Schmerzen im unteren Rücken, Schmerzen und Ziehen in beiden Beinen, Neuralgien, Bandscheibenprolaps, Blockaden des Ileosakralgelenks, Störungen nahe gelegener Bauchorgane (Cystitis, Prostatitis, Hämhorroidalleiden)

Techniken: »Rollen«, »Pressen«, »Kneten«, »Gerades Reiben«.

Bl 40 (V 40) »Die Mitte des Staugewässers« (weizhong)

Lage: Bei leicht gebeugtem Knie in der Mitte der Kniegelenksfalte. Häufig ist hier auch ein feiner Puls tastbar.

Wirkung: Die gesamte »Blasen«-Leitbahn wird von krankheitsauslösenden Faktoren befreit, und so der Energiefluß in der gesamten Leitbahn wirksam wiederhergestellt. Gleichzeitig ist eine Stützung, Regulierung und Harmonisierung des »Nieren«- und »Leber«-Funktionskreises und eine Kräftigung von Lenden und Knien möglich.

Indikationen: Schmerzen im unteren Rücken (Lumbago), behinderte Beugung des Kniegelenks, Schwäche in Lenden und Beinen, Bein- und Wadenkrämpfe.

Techniken: »Rollen«, »Pressen«, »Kneten«, »Kneifen«, »Greifen«.

Bl 57 (V 57) »Säule des Fleisches« (chengshan)

Der Name spielt auf die Lage zwischen den beiden Muskelsträngen des Gastrocnemius-Muskels, der an der Hinterseite der Wade liegt, an.

Lage: Am Unterschenkel zwischen den beiden Muskeln des Gastrocnemius wird bei leichter Anspannung eine Einbuchtung tastbar – hier liegt der Punkt. Als weitere Möglichkeit der Lokalisation kann man zwischen Bl 40 (V 40) und Bl 60 (V 60) eine Verbindungslinie ziehen. Auf halber Strecke liegt der Punkt auf der Hinterseite der Wade (siehe Abb. 18, S. 55).

Wirkungen: Hervorgehoben ist dieser Punkt durch seine Wirkung auf Hämorrhoiden. Weiter können die »Mitte«- und der »Leber«-Funktionskreis gekräftigt und harmonisiert sowie *calor* und *humor* (»Hitze«- und »Feuchtigkeits«-Schädigungen) eliminiert werden.

Indikationen: Hämorrhoidalleiden, Schmerzen in Bein, Hüfte und unterem Rükken, Wadenkrämpfe und Verkrampfungen der gesamten Beinmuskulatur.

Techniken: »Rollen«, »Greifen«.

Bl 60 (V 60) »Heiliger Berg« (kunlun)

Der Name beschreibt bildhaft den Knöchel als heiligen Berg.

Lage: Der Punkt liegt genau auf der Mitte der waagrechten Linie zwischen der Spitze des Außenknöchels und der Achillessehne.

Wirkungen: Reguliert, kräftigt und harmonisiert den gesamten Bewegungsapparat und stützt auch das Qi des »Nieren«-Funktionskreises.

Indikationen: Kopfschmerzen und steifer Nacken, Rückenschmerzen, Schmerzen im Sprunggelenk.

Techniken: »Greifen«, »Pressen«.

Hauptleitbahn und Akupunkturpunkte des Funktionskreises »Niere«

(Abkürzung Ni oder R für *Orbis renalis*)

Auf der Fußsohle beginnt die Leitbahn und zieht dann auf der Innenseite um den Knöchel und die Innenseite des Beins zum Bauch; sie endet am Brustkorb.
Über diese Leitbahn können die aktiven Energien des »Nieren«-Funktionskreises, das Qi und das Yang, gestützt und gehoben werden. Besonders Krankheiten, die durch *algor* (»Kälte«-Schädigung) entstanden sind und diese aktiven Kräfte lähmen, und einfrieren, können behandelt werden.
Die Leitbahn wird in der TCM auch als »Kleines Yin« *(shaoyin)* bezeichnet.

Ni 1 (R 1) »Die emporsprudelnde Quelle« (yongquan)

Der Name umschreibt anschaulich die Vorstellung, daß von hier aus dem Körper die Kräfte zufließen.

Lage: Zwischen den beiden vorderen Fußballen liegt der Punkt in einer Vertiefung, ungefähr zwischen dem ersten und dem zweiten Drittel der Fußsohle (ohne Einrechnung der Zehen).

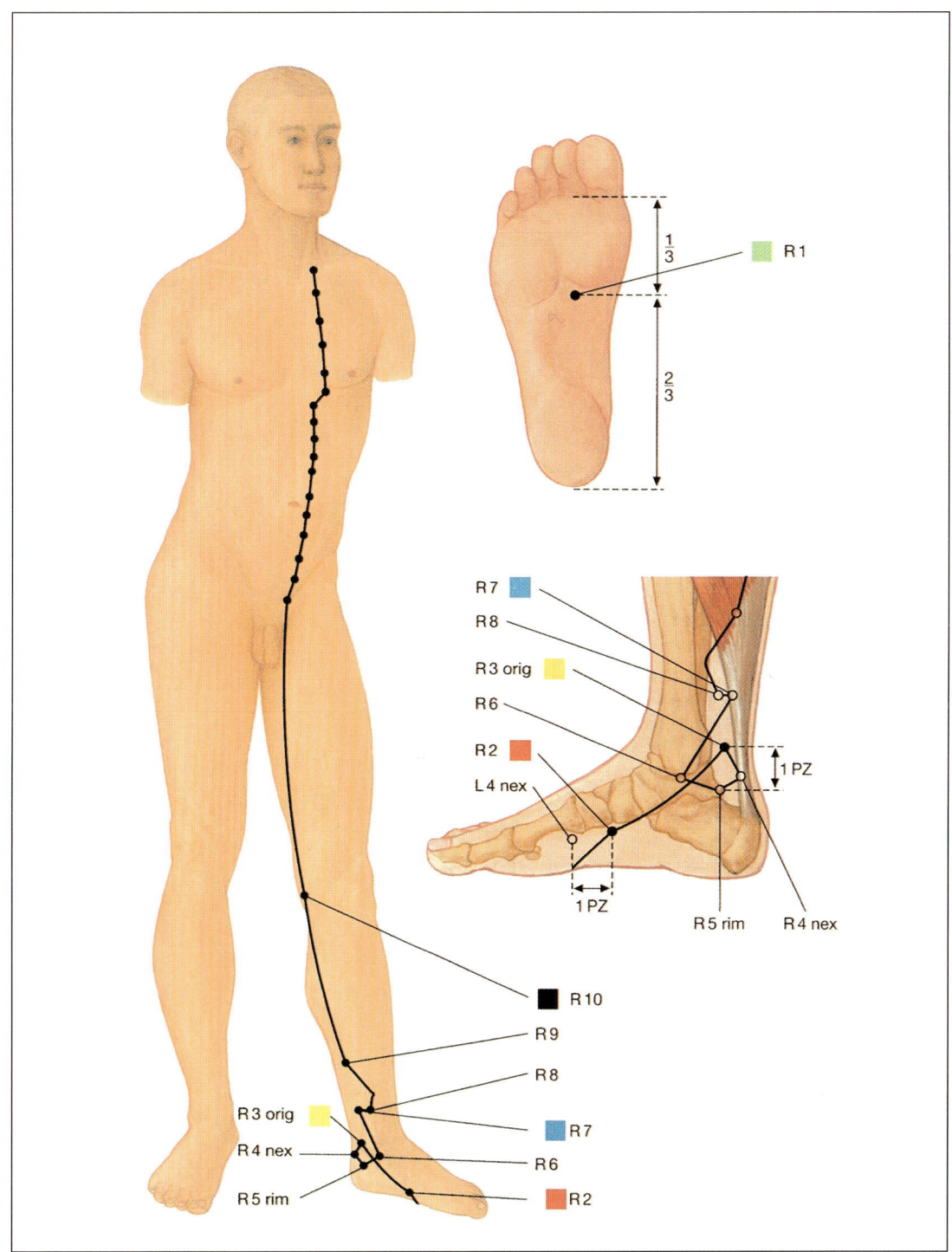

R1

$\frac{1}{3}$

$\frac{2}{3}$

R7
R8
R3 orig
R6
R2
L4 nex

1 PZ

1 PZ

R5 rim   R4 nex

R10

R9

R8

R3 orig
R7

R4 nex
R6

R5 rim
R2

Abb. 22: »Nieren«-Leitbahn

Wirkungen: Das Qi des »Nieren«-Funktionskreises (das angeborene, ursprüngliche Qi) wird mobilisiert, gekräftigt und harmonisiert. Weiter werden die »Sinnesöffnungen freigemacht«, gleichzeitig wirkt die Massage dämpfend und sedierend.

Indikationen: Halbseitenkopfschmerz und Migräne, Blutdruckkrisen, Unruhe und Schlaflosigkeit, bei Kindern extreme Unruhe, Fieber.

Techniken: »Kneten«, »Pressen«.

Ni 3 (R 3) »Mächtiger Wasserlauf« (taixi)

Lage: In der Mitte der Verbindungslinie zwischen dem Innenknöchel und der Achillessehne. Hier ist meist ein feiner Puls tastbar.

Wirkungen: Ausleitung von *calor*-Prozessen (»Hitze«-Schädigungen), Kräftigung und Harmonisierung des Qi des »Nieren«- und »Leber«-Funktionskreises, Kräftigung von Lenden und Knie.

Indikationen: Chronische Hals-Rachen-Entzündungen (Pharyngitis), Infertilität, Impotenz, Bauchschmerzen, Schwäche der Knie und Lenden, Zahnschmerzen, Schlafstörungen, Regelstörungen (Dysmenorrhoe).

Techniken: »Vibrierendes Drücken (mit einem Finger)«, »Greifen«, »Kneten«.

Ni 7 (R 7) »Der zurückfließende Strom« (fuliu)

Lage: Der Punkt liegt 2 PZ oberhalb des Innenknöchels in einer Vertiefung am Vorderrand der Achillessehne. Zum Auffinden legt man drei Querfinger (des Patienten), was 2 PZ entspricht, an die Spitze des Innenknöchels (oberhalb) und tastet dann vor der Achillessehne eine kleine Delle.

Wirkungen: Der Punkt wirkt stark kühlend und ausleitend auf *calor* und *calor humidus* (»Hitze«- und »Feuchte Hitze«-Prozesse) im Unterleib. Zudem ist dieser Punkt einer der wenigen, über die das Yin des »Nieren«-Funktionskreises mobilisiert werden kann, so daß alle stofflichen Energien (Yin, Xue, Bauenergie etc.) reguliert und stabilisiert werden.

Indikationen: Erschöpfung des Qi und des Yin, allgemeine Schwäche, Nachtschweiße, Spontanschweiße am frühen Nachmittag mit leichtem Fieber, Schmerzen und Kälte der Beine, des Rückens und der Lenden, Regelstörungen und entzündliche Erkrankungen im Unterleib.

Techniken: »Greifen«, »Kneten«, »Pressen«.

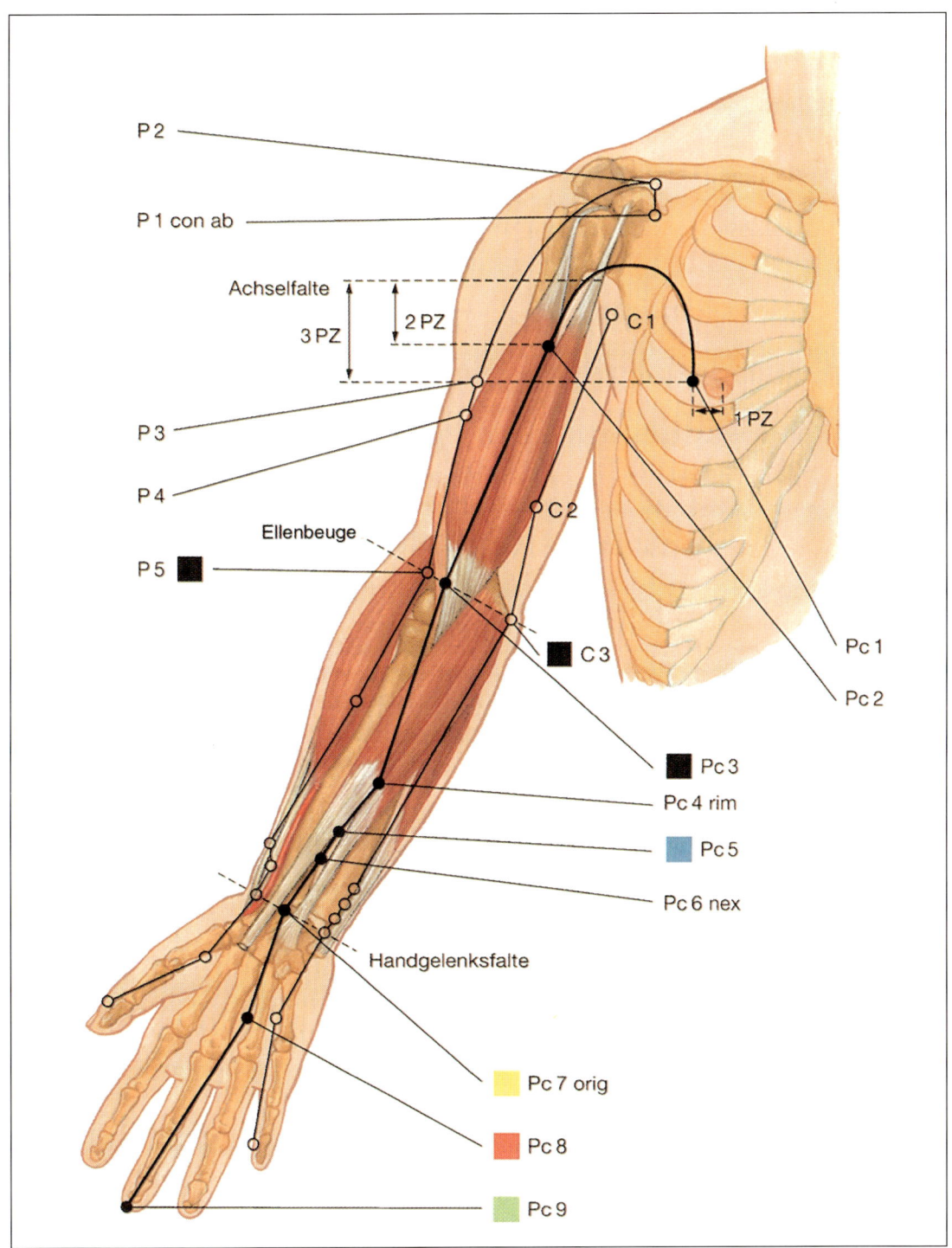

P 2

P 1 con ab

Achselfalte

2 PZ

3 PZ

C 1

1 PZ

P 3

P 4

C 2

Ellenbeuge

P 5

C 3

Pc 1

Pc 2

Pc 3

Pc 4 rim

Pc 5

Pc 6 nex

Handgelenksfalte

Pc 7 orig

Pc 8

Pc 9

Abb. 23: »Herzbeutel«-Leitbahn

Hauptleitbahn und Akupunkturpunkte
des Funktionskreises »Herzbeutel«

(Abkürzung KS von Kreislauf-Sexus oder Pc von *Orbis pericardialis*)

Die »Herzbeutel«-Leitbahn entspringt wie die »Lungen«- und die »Herz«-Leitbahn am Brustkorb und läuft dann auf der Innenseite des Arms und der Hand zur Spitze des Mittelfingers. Bei dieser Leitbahn liegt ausnahmsweise der letzte Punkt nicht am Nagelwinkel, sondern in der Mitte der Fingerspitze, ca. 0,1 PZ vom Nagelbett entfernt.

Wegen der deutlichen Wirkungen auf den »Herz«-Funktionskreis, besonders bei psychosomatischen und mentalen Störungen, wird die Leitbahn entsprechend ihrer das »Herz« schützenden Struktur, dem Herzbeutel, benannt. Die alte deutsche Übersetzung »Kreislauf-Sexus« ist irreführend, wird aber leider noch benutzt. In der TCM wird sie dem »gebeugten oder weichenden Yin« (*jueyin*) zugeordnet. Klinisch ist sie bei Schmerzen im Oberbauch und Brustkorb gut wirksam.

KS 4 (Pc 4) »Spaltpforte« (ximen)

In der Akupunktur sind Spaltpunkte Orte, an denen sich besonders häufig energetische Stauungen ansammeln können. Außerdem liegen sie meist in tastbaren Spalten.

Lage: Auf der Innenseite des Arms zwischen zwei Muskelsehnen, 5 PZ vor der Handgelenksfalte. Die Distanz von der Ellenbeuge zum Handgelenk beträgt 12 PZ. Man halbiert die Strecke und geht dann noch 1 PZ in Richtung Handgelenk. Der Punkt liegt auf der Mitte der Strecke zwischen Speiche und Elle.

Wirkungen: Stützung und Regulierung der »Herz«- und »Lungen«-Funktionskreise, kühlend und beruhigend.

Indikationen: Schreckhaftigkeit, Palpitationen, Schmerzen im Brustkorb und auch Angina pectoris.

Techniken: »Greifen«, »Pressen«, »Kneten«.

KS 6 (Pc 6) »Inneres Paßtor« (neiguan)

Der Begriff »Paßtor« beschreibt die anatomisch eingeengte Lage des Punkts, hier zwischen zwei Sehnen. Als Bild dient die Paßenge, bei der alle Wege stark zusammengedrängt werden. Durch die Überwindung der Engstelle kann der Fluß von Qi und Xue befreit und damit besonders wirkungsvoll Schmerzen gestillt werden.

Lage: Zwischen den zwei tastbaren Sehnensträngen (*des Musculus palmaris longus und Musculus flexor carpi radialis*) in der Mitte der Unterarm-Innenseite, 2 PZ vor der Handgelenksfalte.

Wirkungen: Stützt, reguliert und harmonisiert die »Mitte« und den »Herz«-Funktionskreis, senkt schrägläufiges, nach oben schlagendes Qi wieder ab und wirkt schmerzstillend.

Indikationen: Schmerzen und Koliken im Brustkorb und Oberbauch, Magenschleimhautentzündung (Gastritis), Gallenblasenentzündung (Cholecystitis), Herzklopfen, Übelkeit und Erbrechen, Reisekrankheit.

Techniken: »Vibrierendes Drücken (mit einem Finger)«, »Pressen«, »Kneten«, »Greifen«.

KS 8 (Pc 8) »Mitte des Handtellers« (laogong)

Lage: In der Mitte des Handtellers zwischen dem 3. und 4. Mittelhandknochen gelegen. Ballt man die Hand zur Faust, liegt der Punkt genau zwischen den Spitzen des Mittel- und Ringfingers.

Wirkungen: Wirkt beruhigend auf den »Herz«-Funktionskreis; durch die Behandlung können *calor*, *ventus* und *humor* (»Hitze«-, »Wind«- und »Feuchtigkeits«-Krankheiten) ausgeleitet werden.

Indikationen: Herzklopfen und Unruhe, Beklemmungen, Zittern (Tremor), besonders bei Kindern bei Infekten und Fieber mit großem Durst und Unruhe, Zahnfleischentzündungen (Paradontitis), Appetitlosigkeit, Mundgeruch.

Techniken: »Pressen«, »Kneten«.

Hauptleitbahn und Akupunkturpunkte des Funktionskreises »Drei Wärmebereiche«
(Abkürzung 3E von 3 Erwärmer oder T von *Orbis tricalorii*)

Vom äußeren Nagelwinkel des Ringfingers führt die Leitbahn über die Außenseite des Arms zur Schulter und zum Hals, eng um das Ohr herum und endet dann nahe dem äußeren Ende der Augenbraue.
Der Begriff »Wärmebereich«, »Erwärmer« oder *Calorium (jiao)* bezieht sich auf die klassische Einteilung des Körpers und der Funktionskreise in der TCM in drei Ebenen, den oberen, mittleren und unteren Erwärmer (Calorium):

– Oberes Calorium: Bereich vom Kopf zum Zwerchfell, »Herz«- und »Lungen«-Funktionskreis.
– Mittleres Calorium: Vom Zwerchfell bis zum Nabel, hier liegen die »Mitte« und der »Leber«-Funktionskreis.
– Unteres Calorium: Vom Nabel zum Fuß, es schließt den »Nieren«-Funktionskreis und die anderen Unterbauchorgane mit ein.

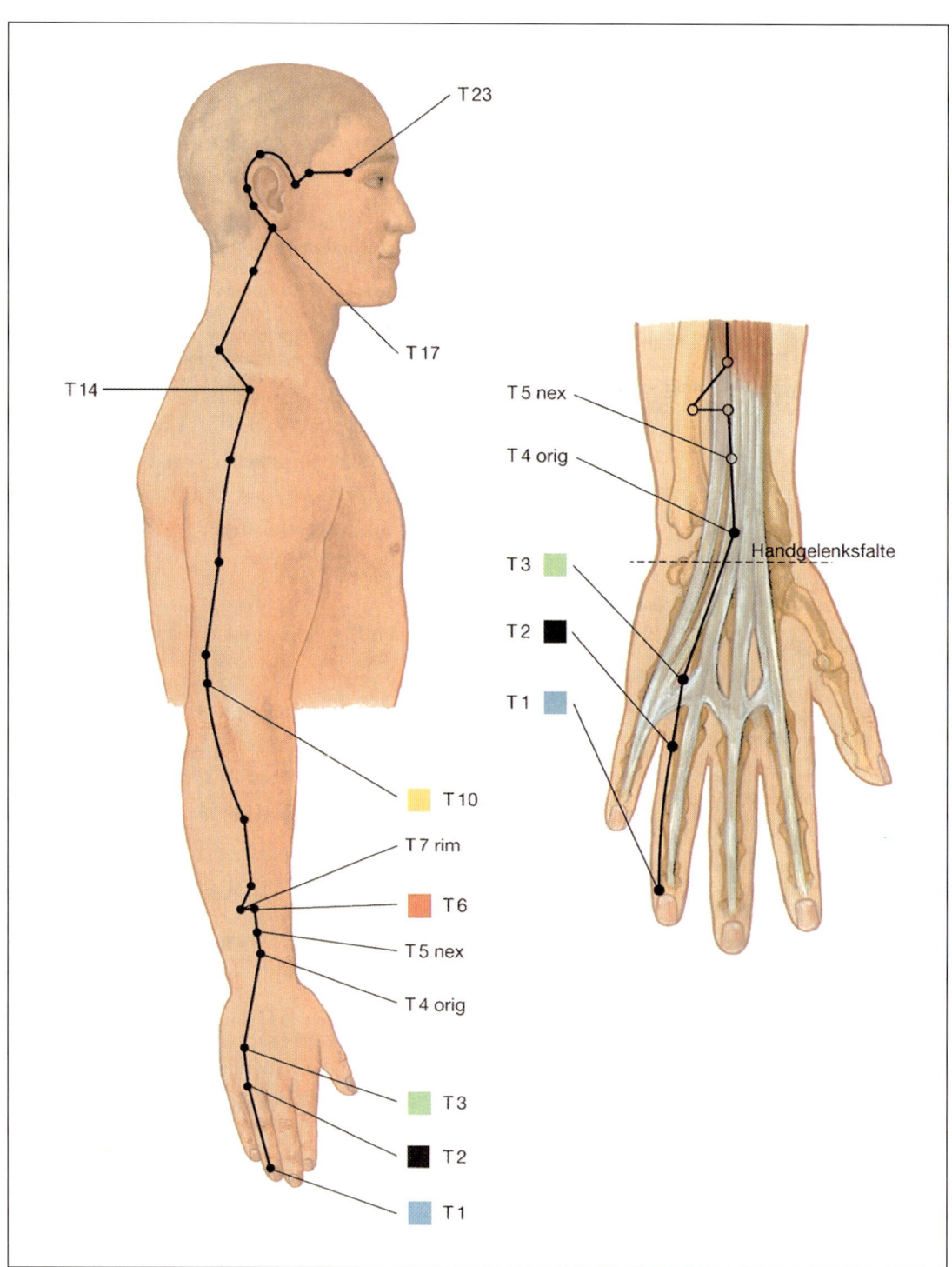

Abb. 24: »Drei Erwärmer«-Leitbahn

Die *Tricalorii*-Leitbahn hat als Hauptfunktion die Regulierung des Säfteumlaufs und des Xue im Körper und die ausreichende Versorgung aller drei Ebenen. Außerdem reguliert sie die Bau- und die Wehrenergie.

Sie ist als »Kleines Yang« *(shaoyin)* qualifiziert.

3E 5 (T 5) »Äußeres Paßtor« (waiguan)

Zur Bedeutung des Namens siehe KS 6 (Pc 6), »Inneres Paßtor«, Seite 64.

Lage: Auf der Außenseite des Unterarms liegt der Punkt 2 PZ vor der Handgelenksfalte, genau in der Mitte zwischen Elle und Speiche.

Wirkungen: Öffnet die »Oberfläche«, befreit die Haupt- und Netzleitbahnen von krankheitsauslösenden Faktoren wie *algor, calor, ventus* (»Kälte«, »Wind«, »Hitze«).

Indikationen: Hauptpunkt bei grippalen Infekten und Erkältungen; Kopfschmerzen, steifer Hals (Torticollis).

Techniken: »Schieben«, »Kneten«, »Rollen«.

3E 14 (T 14) »Kellerloch der Schulter« (jianjiao)

Lage: Bei auf ca. 90° seitlich angewinkeltem Arm werden am Schlüsselbein zwischen den Knochen und dem Deltamuskel zwei Einbuchtungen tastbar. Die weiter hinten gelegene ist der Punkt 3E 14 (T 14). Er wird neben dem Muskel durch den Rabenschnabelfortsatz *(Akromion)* und den Oberarmknochen gebildet. (Die vordere Mulde ist der Punkt Di 15 oder IC 15, »Spalt unter Schulterhöhle«).

Wirkungen: *ventus* und *humor* (»Wind«- und »Feuchtigkeit«-Prozesse) werden ausgeleitet.

Indikationen: Schulter-Arm-Syndrom, *frozen shoulder*, Kraftlosigkeit und Lähmungsgefühl von Schulter und Arm.

Techniken: »Schieben«, »Kneten«, »Rollen«.

Hauptleitbahn und Akupunkturpunkte des Funktionskreises »Gallenblase«
(Abkürzung Gb oder F von *Orbis felleus*)

Die Leitbahn beginnt am Außenwinkel des Auges, führt im Zickzack um das Ohr zum Hinterkopf und dann über die Seite von Brustkorb, Bauch und Hüfte zum Bein, wo sie an der Seite entlang läuft und am Nagelwinkel des 4. kleinen Zehs endet.

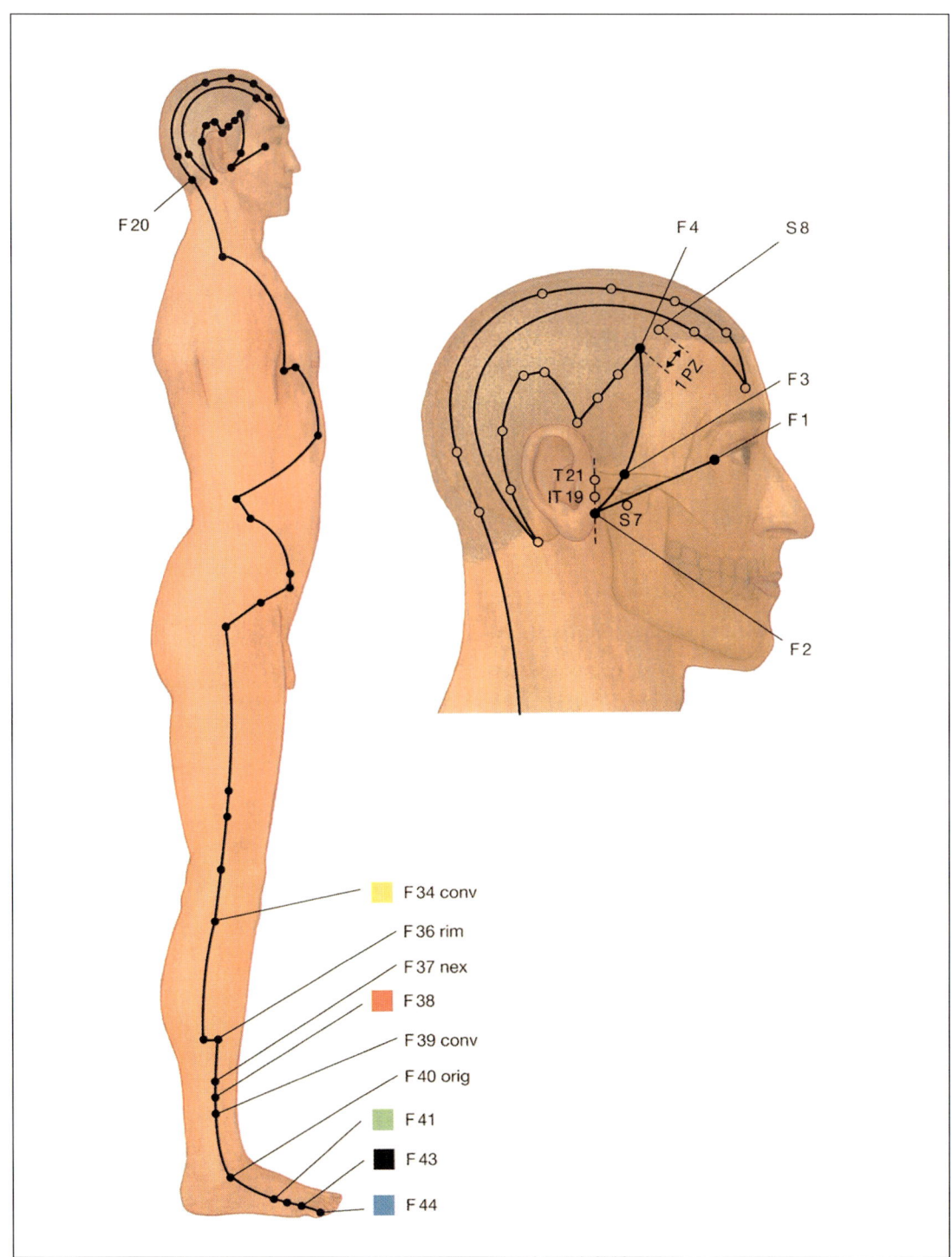

F 20

F 4   S 8

1 PZ

F 3

F 1

T 21
IT 19

S 7

F 2

F 34 conv

F 36 rim

F 37 nex

F 38

F 39 conv

F 40 orig

F 41

F 43

F 44

Abb. 25: »Gallenblasen«-Leitbahn

72

Die Leitbahn »Gallenblase« repräsentiert den Yang-Aspekt im Gespann mit dem Funktionskreis »Leber« (shaoyang), der für den weichen, harmonischen Fluß der aktiven Energien, des Qi, verantwortlich ist und dessen anatomisches Substrat der Bewegungsapparat, Sehnen, Muskeln und Gelenke sind. Über die »Gallenblasen«-Leitbahn kann man aufgrund dieser Beziehung auf Krankheiten im Bewegungs-apparat einwirken. Durch den Funktionskreisbezug und den Leitbahnverlauf sind aber auch Augen- oder Ohrprobleme mit diesen Punkten wirksam zu beeinflussen.

Gb 1 (F 1) »Kellerloch der Pupille« (tongziliao)

Lage: Genau 0,5 PZ seitlich des äußeren Augenwinkels in einer tastbaren Knochen-mulde.

Indikationen: Besonders bei Kindern und zur Selbstmassage bei Erkältungen, Augenreizungen, Sehstörungen, Kurzsichtigkeit (Myopie).

Technik: »Pressen«.

Gb 20 (F 20) »Teich des Windes« (fengchi)

An diesem Ort greift der krankheitsauslösende Faktor ventus (»Wind«) besonders leicht an und sammelt sich.

Lage: Im Nacken unmittelbar auf der Haargrenze zwischen den Muskelansätzen des Musculus trapezius und des Musculus sternocleidomastoideus (siehe Abb. 19, Seite 56).

Wirkungen: Über diesen Punkt können ventus und calor (»Wind«- und »Hitze«-Schädigungen) zerstreut werden, Gehör und Sicht werden geklärt.

Indikationen: Kopfschmerzen, Migräne, Erkältungen, steifer Hals und frozen shoulder.

Techniken: »Pressen«, »Greifen«, »Kneten«.

Gb 21 (F 21) » Brunnen der Schulter« (jianjing)

Lage: Am höchsten Punkt der Schulter in einer Vertiefung. Eine andere Orientie-rungsmöglichkeit ist, vom Rabenschnabelfortsatz (Acromion) der Schulter zum Dornfortsatz des 7. Halswirbelkörpers eine Gerade zu ziehen. Der Punkt liegt genau auf halber Strecke.

Wirkungen: Durch die Behandlung werden krankheitsauslösende Faktoren ausge-leitet, der Qi-Fluß gelöst und so Schmerzen gestillt.

Indikationen: Steifer Hals (Torticollis), Schulterschmerzen, frozen shoulder, einge-schränkte Beweglichkeit der Schulter.

Techniken: »Rollen«, »Greifen«, »Kneten«, »Pressen«.

Gb 30 (F 30) »Angelpunkt des Oberschenkelknochens« (huantiao)

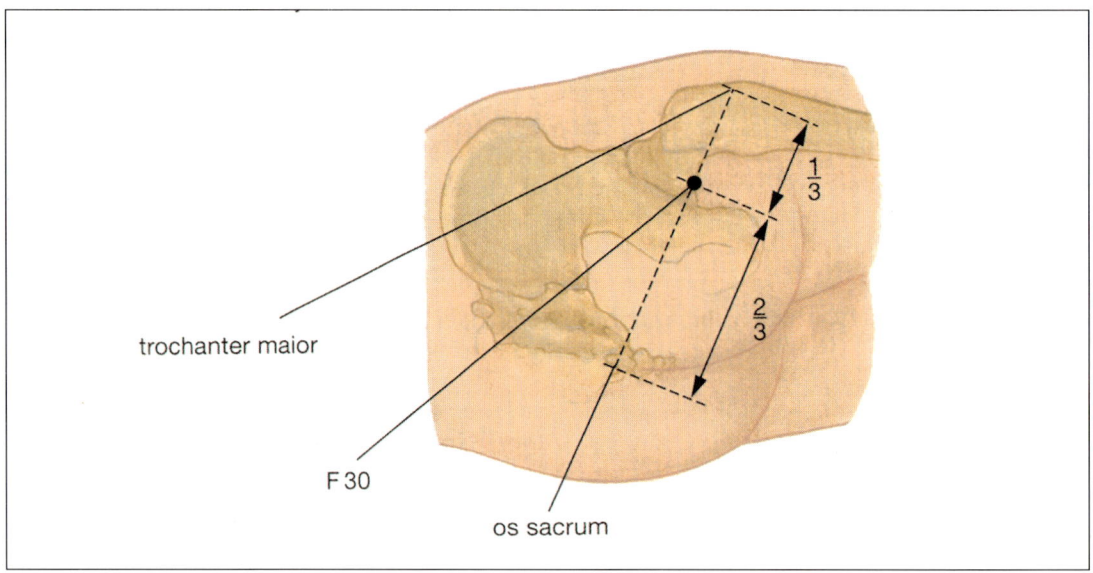

trochanter maior

F 30

os sacrum

$\frac{1}{3}$

$\frac{2}{3}$

Abb. 26: Die Lokalisation von Gb 30 (F 30)

Lage: Man tastet den höchsten Punkt des großen Knochenvorsprungs (*Trochanter major*) des Oberschenkelknochens und das untere Ende des Kreuzbeins. Die Verbindungslinie wird gedrittelt, der Punkt liegt dann zwischen dem ersten und dem zweiten Drittel.

Wirkungen: Krankheitsauslösende Faktoren, besonders *ventus*, *humor* und *algor* (»Wind«-, »Kälte«- und »Feuchtigkeits«-Prozesse) werden vertrieben, die Leitbahnen des Beins werden durchgängig gemacht.

Indikationen: Lähmungen, Bandscheibenprolaps, Rückenschmerzen.

Techniken: »Rollen«, »Pressen«, »Kneten«.

Gb (F 34) »Quelle am Yang-Grabhügel« (yanglingquan)

Der Grabhügel steht hier als Bild für das Köpfchen des Wadenbeins als sanfte Erhebung, und da der Punkt außen liegt, wird er als Yang bezeichnet. Die Grundbedeutung von Yang ist »die sonnenbeschienene Seite eines Berges«.

Lage: Der Punkt liegt unmittelbar vor dem Köpfchen des Wadenbeins.

Wirkungen: Über diesen Punkt kann das Qi des mittleren und unteren Caloriums gekräftigt werden, die Funktionskreise »Leber«, »Niere«, »Milz« und »Gallenblase« werden gestützt, reguliert und harmonisiert. Der gesamte Bewegungsapparat und die Knochen werden durch die Behandlung dieses Punkts gefestigt.

Indikationen: Muskelschmerzen und Verhärtungen im gesamten Körper, Spannungen und Schmerzen unter den Rippenbögen und im Oberbauch. Knieschmerzen, Migräne, Schulterschmerzen.

Techniken: »Pressen«, »Greifen«, »Kneten«.

Hauptleitbahn und Akupunkturpunkte des Funktionskreises »Leber«
(Abkürzung Le oder H von *Orbis hepaticus*)

Die Leitbahn läuft vom äußeren Nagelwinkel des großen Zehs zwischen dem 1. und 2. Strahl des Fußes über die Innenseite des Beins zur Leiste und wirkt über Verzweigungen auf die Fortpflanzungsorgane. Oberflächlich ist die Leitbahn auf der Bauchinnenseite bis zum Zwerchfell zu erreichen. Sie zieht dann tiefer durch die Brust, den Hals, berührt im Kopf Zunge und Augen und endet am obersten Punkt des Schädels, dem Punkt »Hundert Zusammenkünfte« (Leitbahn der Steuerung 20).

Klinisch wichtig ist die Leitbahn bei Krankheiten im Unterbauch, besonders bei Frauenkrankheiten, aber auch bei Augenkrankheiten oder Syndromen durch einen entgleisten »Leber«-Funktionskreis wie Migräne oder Bluthochdruck.
Nach der TCM-Systematik wird sie auch die Leitbahn des »weichenden oder gebeugten Yin« (*jueyin*) genannt.

Le 13 (H 13) »Dekorierte Pforte« (zhangmen)

Lage: Der Punkt liegt am freien Ende der 11. Rippe; wenn man bei gebeugtem Ellenbogen die Arme an den Körper anlegt, berührt die Ellenbogenspitze diesen Punkt.

Wirkung: Durch den Punkt kann die »Mitte« gestützt und harmonisiert werden, im Brustkorb blockiertes Qi des »Lungen«-Funktionskreises wird gelöst.

Indikationen: Spannung und Völlegefühl im Brustkorb und Oberbauch, Schmerzen unter den Rippenbögen.

Techniken: »Geradliniges Reiben«, »Kneten«.

Le 14 (H 14) »Sammlungspunkt des Leber-Funktionskreises« (qimen, ganmu)

An den »Sammlungspunkten« (*muxue*) der Bauchseite konzentrieren sich energetische Prozesse. Als Widerspiegelung des Yin geben sie auch Auskunft über die energetische Situation der einzelnen Funktionskreise. Bei Störungen sind diese Punkte druckschmerzhaft. Dieser Punkt reflektiert den Zustand des »Leber«-Funktionskreises.

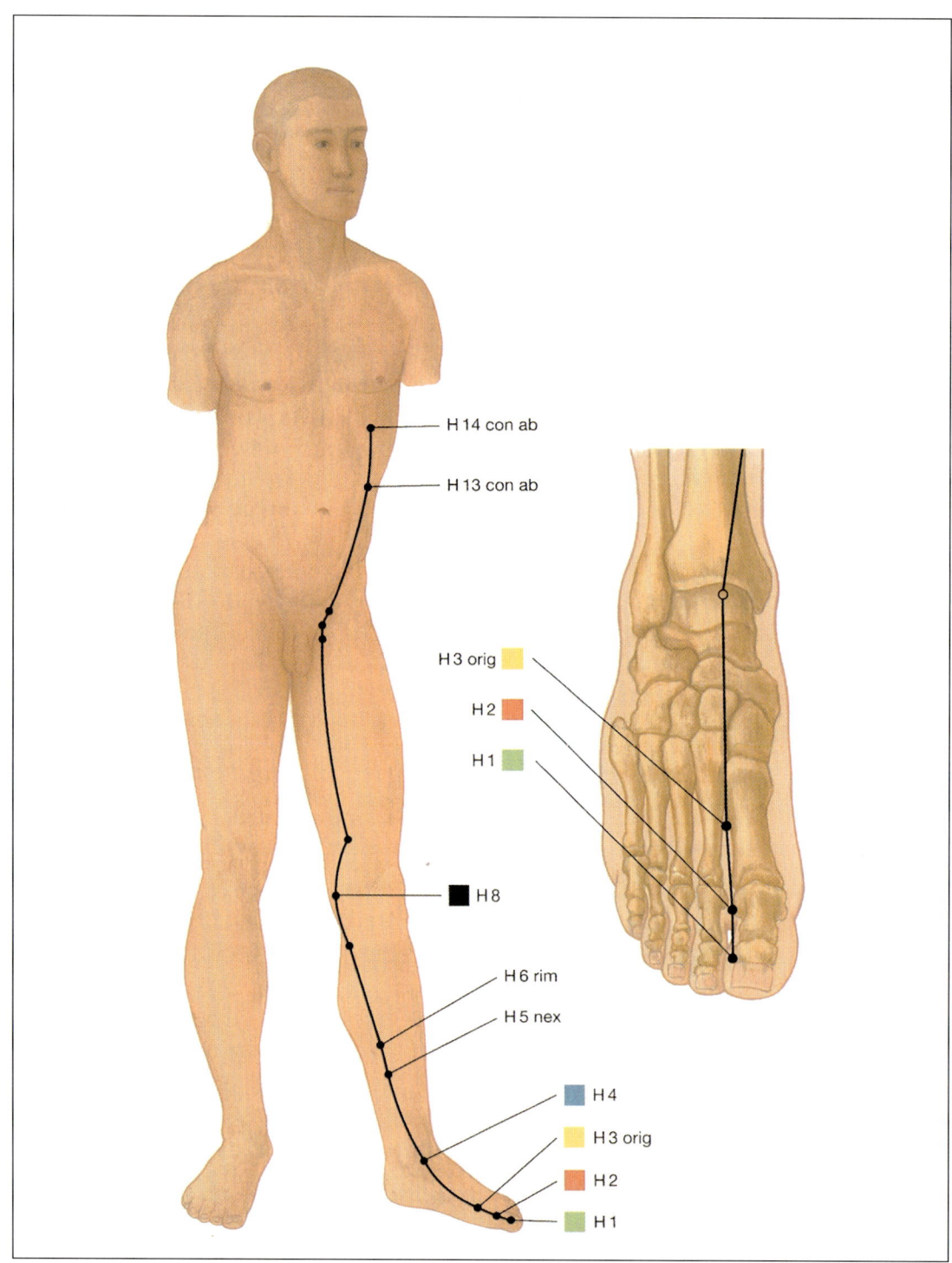

H 14 con ab

H 13 con ab

H 3 orig

H 2

H 1

H 8

H 6 rim

H 5 nex

H 4

H 3 orig

H 2

H 1

Abb. 27: »Leber«-Leitbahn«

76

Lage: Der Punkt liegt genau senkrecht unter der Brustwarze im Zwischenrippenraum zwischen der 6. und der 7. Rippe.

Wirkungen: Hierüber kann das Qi des »Leber«-Funktionskreises gestärkt werden, *calor* und *ardor* (»Hitze«- und »Glut«-Krankheiten) werden gekühlt und ausgeleitet.

Indikationen: Schmerzen in der Zwerchfellregion und unter den Rippenbögen.

Techniken: »Geradliniges Reiben«, »Kneten«.

Akupunkturpunkte und Leitbahnverlauf der »Steuerung« – Leitbahn *(dumai)*

(Abkürzung LG von »Lenkergefäß« oder Rg von *Sinarteria regens*)

Die »Leitbahn der Steuerung« *(dumai)* beginnt am Ende des Steißbeins und läuft in der Mittellinie des Rückens über den Nacken, den Schädel und die Nasenwurzel bis zum Lippenbändchen der Oberlippe.
Die Leitbahn verbindet alle Yang-Leitbahnen, das Genital und den Kopf. Außerdem ist sie mit dem »Nieren«-Funktionskreis und hier besonders dem angeborenen Vitalpotential verknüpft, das sich hierüber mobilisieren läßt.
Der Name deutet an, daß sich alle energetischen Prozesse des Yang hier beeinflussen, »steuern« lassen.

LG 3 (Rg 3) »Das Yang-Paßtor der Lenden« (yaoyangguan)

Lage: Unterhalb des Dornfortsatzes des 4. Lendenwirbelkörpers (LWK). Dieser befindet sich genau auf der Höhe Hinterkante der Beckenschaufeln.

Wirkungen: Über diesen Punkt läßt sich eine energetische Erschöpfung im unteren Calorium ausgleichen.

Indikationen: Rückenschmerzen (Lumbago), Schwäche und Kälte in Lenden und Knien, Regelstörungen, Impotenz.

Techniken: »Rollen«, »Pressen«, »Kneten«, »Geradliniges Reiben«.

LG 4 (Rg 4) »Pforte des Lebensloses / Schicksals« (mingmen)

Lage: Der Punkt liegt genau unter dem Dornfortsatz des 2. Lendenwirbelkörpers, also zwei Wirbelkörperhöhen über LG 3 (Rg 3).

Wirkungen: Hier läßt sich der »Nieren«-Funktionskreis und besonders das Yang kräftigen und wärmen, wodurch der Bewegungsapparat und die nährenden Säfte, das Xue, gestützt und vermehrt werden.

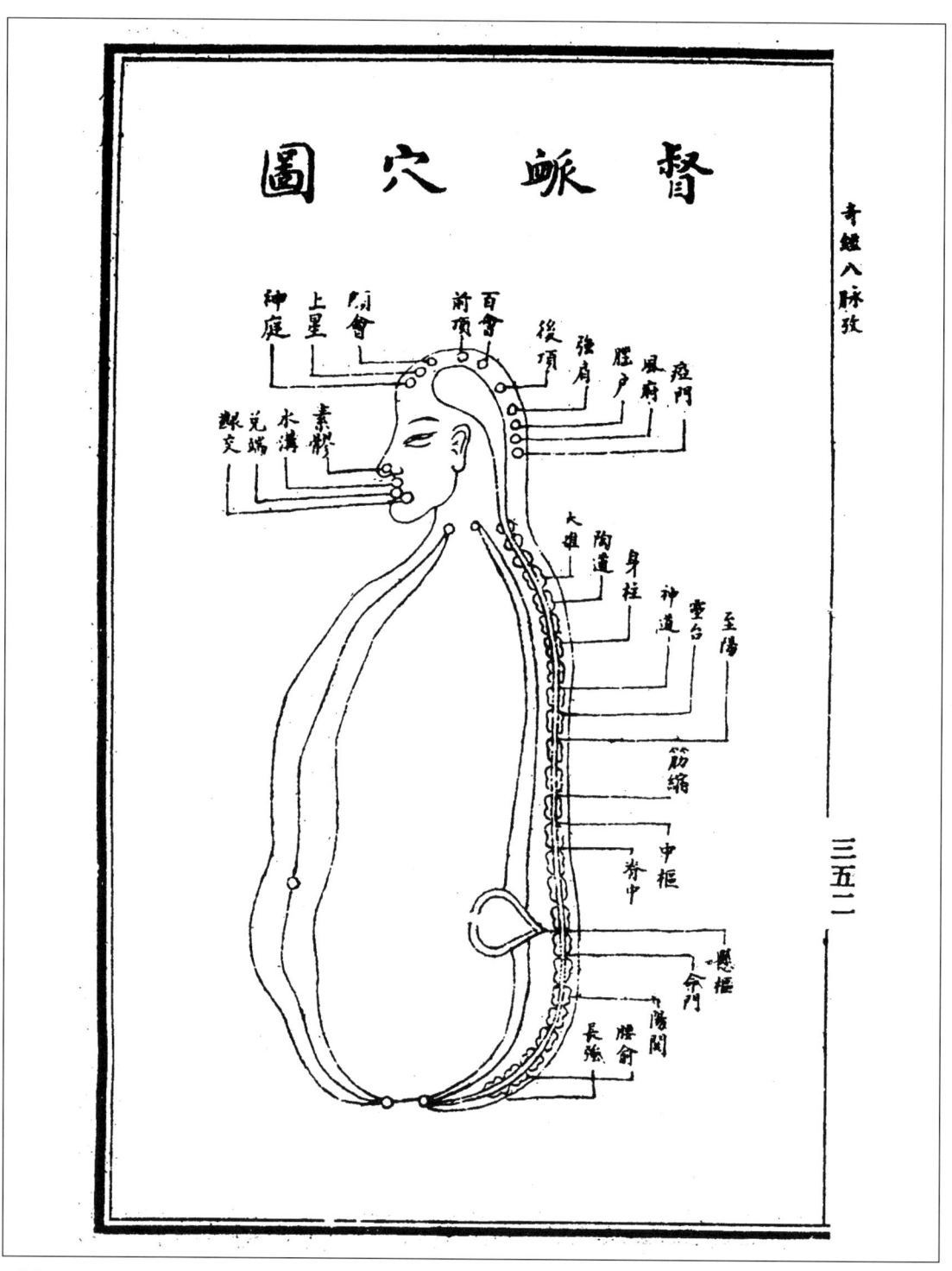

Abb. 28: Historische Darstellung der »Steuerungs«-Leitbahn

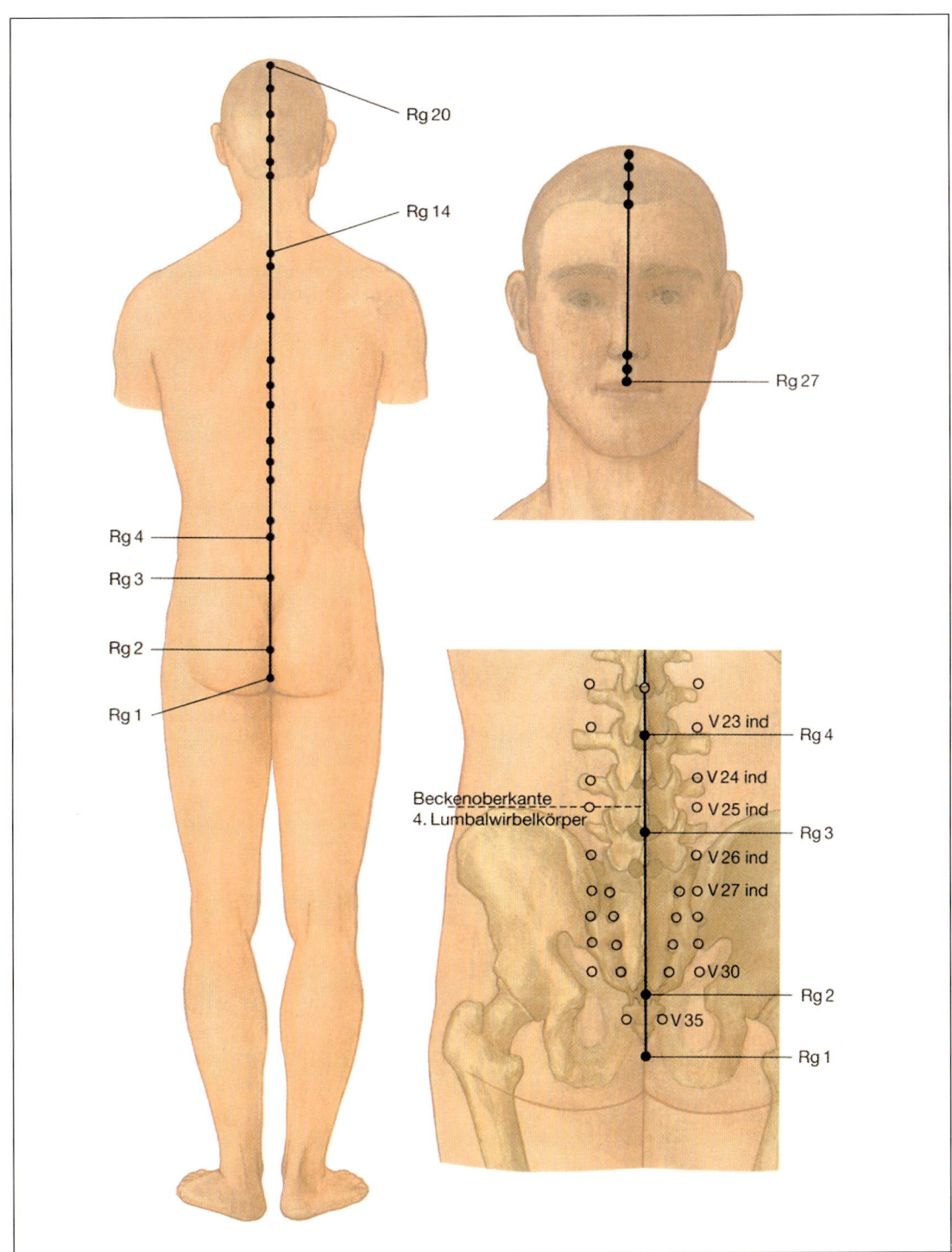

Abb. 29: »Steuerungs«-Leitbahn

Indikationen: Rückenschmerzen (Lumbago), Schwäche und Kälte in Lenden und Knien, Regelstörungen und Impotenz.

Techniken: »Rollen«, »Pressen«, »Kneten«, »Geradliniges Reiben«.

LG 14 (Rg 14) »Punkt der hundert Strapazen« (bailao, dazhui)

Lage: Der Punkt liegt unter dem Dornfortsatz des 7. Halswirbelkörpers. Dieser Dornfortsatz ist in der Regel der erste der Halswirbelsäule, der getastet werden kann, er heißt deshalb anatomisch auch »der hervorspringende Wirbel«.

Wirkungen: Der Punkt hat Verbindung zu allen Yang-Leitbahnen. Alle Blockaden und krankheitsauslösenden Faktoren, die an Rücken, Hals, Nacken oder Kopf auf die »Oberfläche« treffen, können hierüber ausgeleitet werden, Verspannungen und Krämpfe werden gelöst und Fieber (besonders bei Kindern) gesenkt.

Indikationen: Erkältungen und grippale Infekte, steifer Nacken; Kopfschmerzen.

Techniken: »Vibrierendes Drücken (mit einem Finger)«, »Pressen«, »Kneten«, »Rollen«.

LG 16 (Rg 16) »Versammlungshalle des Windes« (fengfu)

Lage: Direkt auf der Mittellinie schon 1 PZ innerhalb des Haaransatzes, unterhalb der tastbaren Vorwölbung des Hinterkopfs *(Protuberantia occipitale)*.

Wirkungen: *Ventus* (»Wind«-Schädigung) wird durch die Behandlung zerstreut, Krämpfe werden gelöst und Schmerzen gestillt.

Indikationen: Kopfschmerzen und verspannte Nackenmuskulatur.

Techniken: »Pressen« »Kneten« »Vibrierendes Drücken (mit einem Finger)«.

LG 20 (Rg 20) »Hundert Zusammenkünfte« (baihui)

An diesem höchsten Punkt des Körpers laufen alle Yang-Leitbahnen und die »Leber«-Leitbahn zusammen.

Lage: Der Punkt liegt auf der Mitte des Schädeldachs. Man findet ihn einfach, wenn man vom höchsten Punkt der Ohrmuscheln Verbindungslinien senkrecht nach oben zieht. Wo diese sich mit der Kopfmittellinie schneiden, liegt der Punkt.

Wirkungen: Stabilisiert und beruhigt den »Leber«-Funktionskreis und senkt hochschlagendes Yang ab, die Sinnesöffnungen werden befreit und aktive Energien, das Qi, werden emporgehoben.

Indikationen: Kopfschmerzen, Schwindel und Ohnmacht, Bluthochdruck (Hypertonie), Schlafstörungen, bei Kindern auch Durchfall und Aftervorfall.

Techniken: »Vibrierendes Drücken (mit einem Finger)«, »Kneten«, »Pressen«.

LG 26 (Rg 26) »Menschenmitte« oder »Wassergraben« (renzhong, shuigou)

Lage: Die Rinne zwischen Nase und Oberlippe wird Philtrum genannt. Der Punkt liegt etwas oberhalb der Mitte des Philtrums: Wenn man einen Finger dort auflegt und dann beugt, ist eine Knochenrille tastbar.

Wirkung und Indikation: Notfallpunkt bei Ohnmacht, Krampfanfällen und Schlaganfall.

Technik: »Vibrierendes Drücken (mit einem Finger)«.

Verlauf und Akupunkturpunkte der »Aufnehmenden Leitbahn« (renmai)

(Abkürzung KG von »Konzeptionsgefäß« oder Rs von *Sinarteria respondens*)

Das Gegenstück der »Leitbahn der Steuerung« ist die »Aufnehmende Leitbahn« auf der Mittellinie der Bauchseite. Sie beginnt im selben Akupunkturpunkt wie diese und zieht auf der Mittellinie nach oben zur Unterlippe.
Sie steht mit allen Yin-Leitbahnen in Verbindung und dient als »Ausgleichsreservoir« aller stofflichen Energien, besonders des Xue. Ein besonderer Bezug besteht zu den Fortpflanzungsorganen der Frau. Wenn diese Leitbahn ausreichend mit Xue versorgt ist, kann eine Schwangerschaft entstehen, ein Kind »aufgenommen« werden. Besonders bei Regelstörungen, Unfruchtbarkeit und Schmerzen im Bauchbereich ist die Verwendung der »Aufnehmenden Leitbahn« wirksam.
Beim Aufsuchen der Punkte ist zu beachten, daß hier die Proportionalzollangaben (PZ) nicht den Daumenbreiten entsprechen. Vielmehr müssen die Strecke zwischen der Schambeinoberkante und dem Nabel in fünf Teile gegliedert (hier erweist sich das Proportionalzoll PZ als echtes Verhältnismaß) und dann die Akupunkturpunkte entsprechend den Angaben lokalisiert werden. Zwischen Nabel und Brustbein beträgt der Abstand 8 PZ.

KG 4 (Rs 4) »Das erste Paßtor« (guanyuan)

Lage: Genau 3 PZ unterhalb des Nabels. Man nimmt die Verbindungslinie zwischen Schambeinoberkante und dem Nabel und unterteilt sie fünfmal. »Das erste Paßtor« liegt dann 2 PZ über dem Schambein.

Wirkung: Durch die Behandlung dieses Punkts werden der »Nieren«-Funktionskreis und die angeborenen Vitalkräfte (*qi nativum*) gestärkt und gleichzeitig das Qi reguliert, besonders bei der Frau.

Indikationen: Regelstörungen, schmerzhafte oder ausbleibende Regelblutung (Dysmenorrhoe, Amenorrhoe), Bettnässen (Enuresis) und Inkontinenz, Schmerzen im Unterbauch.

Techniken: »Geradliniges Reiben«, »Kneten«, »Streichen«.

KG 6 (Rs 6) »Meer des Qi« (qihai)

Lage: Der Punkt liegt 1,5 PZ unterhalb des Nabels.

Wirkungen: Stärkt den »Nieren«-Funktionskreis und die angeborenen Vitalkräfte, Yin und Yang werden mobilisert, konsolidiert und harmonisiert.

Indikationen: Geringe Belastbarkeit, Schmerzen in Unterbauch und Magen, Einnässen, Regelstörungen.

Techniken: »Geradliniges Reiben«, »Kneten«, »Streichen«.

KG 8 (Rs 8) »Mitte des Nabels« (shenque, qizhong)

Lage: Der Nabel selbst.

Wirkungen: Stützung der »Mitte« und Umwandlung von *humor* (»Feuchtigkeit«).

Indikationen: Schmerzen im Unterbauch, Durchfall.

Techniken: »Pressen«, »Kneten«, »Geradliniges Reiben«.

KG 12 (Rs 12) »Sammlungspunkt des ›Magen‹-Funktionskreises« (zhongwan, weimu)

Lage: 4 PZ oberhalb des Nabels und 4 PZ unterhalb des Brustbein-Schwertfortsatzes, also genau in Mitte der Verbindungslinie.

Wirkungen: Hier wird die energetische Situation des »Magen«-Funktionskreises widergespiegelt und hier kann sein Qi gezielt harmonisiert und abgesenkt werden.

Indikationen: Übelkeit und Erbrechen, Magenschmerzen, Völlegefühl und Appetitlosigkeit, Durchfall.

Techniken: »Kneten«, »Kreisendes Reiben«, »Streichen«.

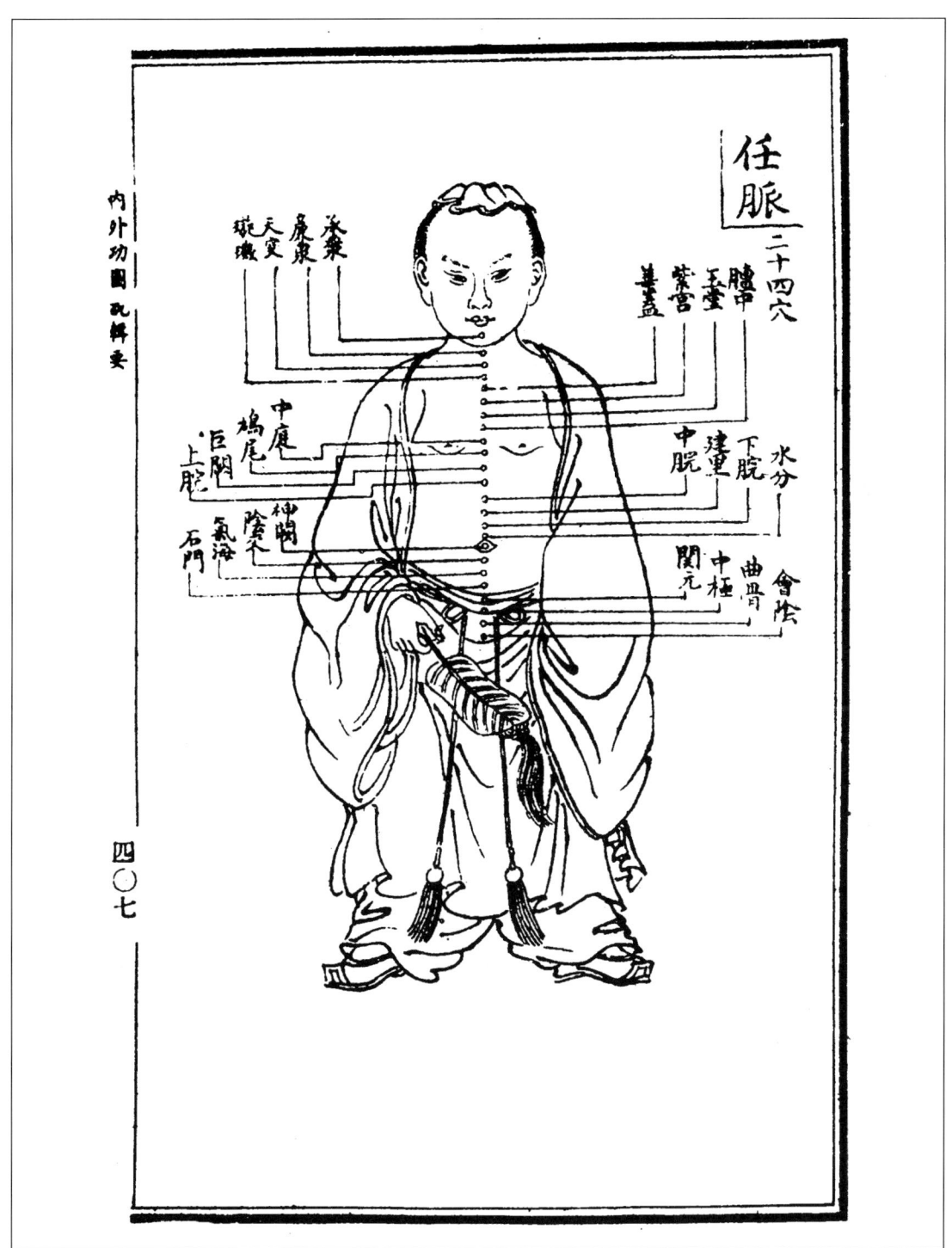

Abb. 30: *Historische Darstellung der »Aufnehmenden Leitbahn«*

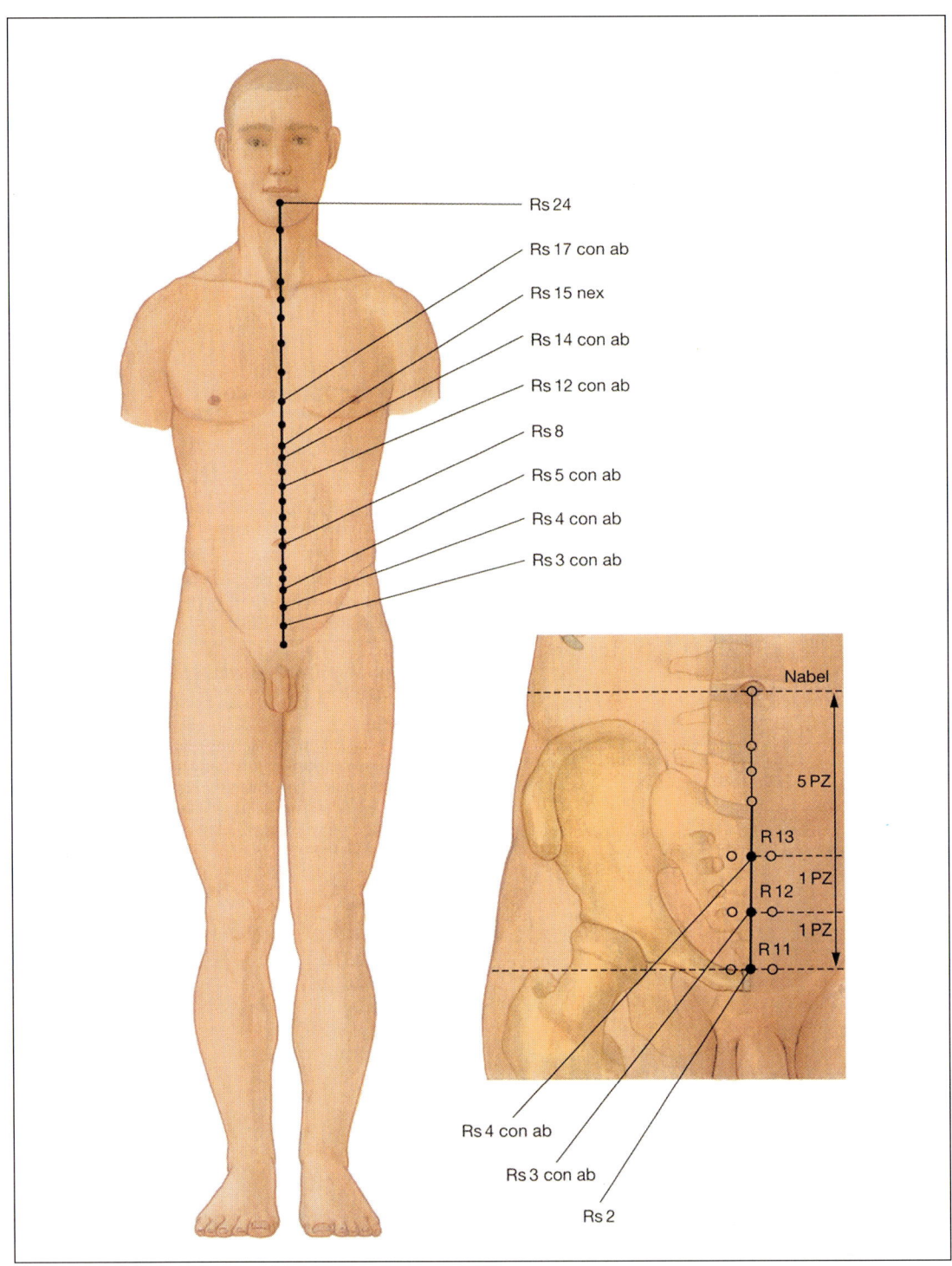

Rs 24

Rs 17 con ab

Rs 15 nex

Rs 14 con ab

Rs 12 con ab

Rs 8

Rs 5 con ab

Rs 4 con ab

Rs 3 con ab

Nabel

5 PZ

R 13

1 PZ

R 12

1 PZ

R 11

Rs 4 con ab

Rs 3 con ab

Rs 2

Abb. 31: »Aufnehmende Leitbahn«

KG 17 (Rs 17) »Vorhof der Brust« (tanzhong, shanzhong)

Lage: Der Punkt liegt auf dem Brustbein (Mittellinie), genau zwischen den Brustwarzen, in der Höhe des 4. Zwischenrippenraums (zwischen 4. und 5. Rippe, das Schlüsselbein wird als 1. Rippe gezählt, da diese nicht tastbar ist).

Wirkungen: Durch die Behandlung dieses Punkts wird das Qi des »Lungen«-Funktionskreises reguliert und »gegenläufiges Qi« (was Symptome wie Asthma oder Husten verursacht) abgesenkt. Auch der Oberbauch wird entspannt.

Indikationen: Husten, Atemnot, Asthma, Schmerzen in Brustkorb und Brust, Beklemmung und Engegefühl, Entzündung der Brust (Mastitis).

Techniken: »Vibrierendes Drücken (mit einem Finger)«, »Geradliniges Reiben«, »Pressen«, »Kneten«.

KG 22 (Rs 22) »Bresche des Himmels« (tiantu)

Lage: Der Punkt liegt in der Grube oberhalb des Brustbeins (*fossa suprasternalis*), ungefähr 0,5 PZ oberhalb des Brustbeinendes in der Mitte.

Wirkungen: Das Qi der »Mitte« und des »Lungen«-Funktionskreises wird gestärkt und reguliert, die Kehle wird gelöst und befreit.

Indikationen: Husten, Atemnot, schwer abzuhustender zäher Schleim, Stimmverlust.

Techniken: »Pressen«, »Vibrierendes Drücken (mit einem Finger)«.

Akupunkturpunkte, die nicht auf Leitbahnen liegen (Extrapunkte)

Es gibt am ganzen Körper eine Reihe von Akupunkturpunkten, die nicht zu einer Leitbahn und einem Funktionskreis gehören, in der Tuina aber wegen ihrer Wirksamkeit oft verwendet werden. Einige dieser Punkte sind auch im Kapitel »Kinder-Behandlung mit Tuina« dargestellt. Sie werden Extrapunkte genannt. Die Numerierung ist nicht einheitlich, hier folgt sie dem »dtv-Atlas zur Akupunktur« von Carl-Hermann Hempen (München 1995).

Ex 1 »Siegelhalle« (yintang)

Lage: Auf der Mittellinie zwischen den Augenbrauen, also auf der Nasenwurzel gelegen.

Indikationen: Kopfschmerzen, Schnupfen und chronisch verstopfte Nase, Schlafstörungen, psychomentale Störungen.

Techniken: »Vibrierendes Drücken (mit einem Finger)«, »Pressen«, »Kneten«, »Hin- und Her-Streichen«.

Ex 2 »Das Große Yang« (Die Sonne) (taiyang)

Lage: etwa 1 PZ seitlich des äußeren Augenbrauenwinkels auf der Höhe des äußeren Augenwinkels in einer Vertiefung.

Indikationen: Migräne und andere Kopfschmerzen, grippale Infekte und Erkältungen, Augenerkrankungen.

Techniken: »Pressen«, »Kneten«, »Vibrierendes Drücken (mit einem Finger)«.

Ex 12 »Zu beiden Seiten der Wirbelsäule« (huatuo jiaji xue)

Lage: Diese Extrapunkte liegen jeweils 0,5 PZ seitlich der Dornfortsätze entlang der gesamten Wirbelsäule. In der Tuina-Therapie spielen die fünf Punkte seitlich des 1. bis 5. Brustwirbelkörpers eine große Rolle.

Wirkung und Indikationen: Durch die Behandlung dieser Punkte wird sowohl die »Blasen«-Leitbahn als auch die »Leitbahn der Steuerung« beeinflußt. Alle bei diesen Leitbahnen erwähnten Störungen können mit den *jiaji*-Punkten behandelt werden. Indikationen sind besonders Schmerzen entlang der Wirbelsäule, Rückenschmerzen, Steifheit der Rückenmuskulatur, allgemeine Stützung der Körperenergien.

Techniken: »Rollen«, »Geradliniges Reiben«, »Pressen«.

Ex 16 »Schulterpunkt« (jianneiling)

Lage: In der Mitte zwischen der vorderen Achselfalte und dem Punkt Di 15 (IC 15); dort, wo bei Tastung das Schmerzmaximum ist.

Indikationen: Schmerzen, Atrophie der Muskulatur, Entzündung und eingeschränkte Beweglichkeit der Schulter (*frozen shoulder*), Schulter-Arm-Syndrom.

Techniken: »Vibrierendes Drücken (mit einem Finger)«, »Greifen« (ganze Schulter), »Kneten«, »Rollen«.

Wirkung der Tuina-Methode –
Erklärungsmodelle aus westlicher Sicht

Die Wirkungen einer Tuina-Behandlung erklären sich aus der Sicht der westlichen Medizin durch eine Reihe von Mechanismen. Hier werden die Ergebnisse der chinesischen Forschung, die seit einigen Jahren die Wirkungen der traditionellen chinesischen Medizin und der Tuina mit Methoden der westlichen, experimentellen Wissenschaft zu erklären versucht, zusammengefaßt.

Zunächst bearbeitet ein Tuina-Therapeut die Haut und die oberflächlichen Hautgefäße. Durch den Druck der Hände und ihre Bewegungen werden so eine Vielzahl feiner Kapillaren stimuliert, erweitert und die Mikrozirkulation sowie der lokale Gewebestoffwechsel in Gang gesetzt. Die Sauerstoffversorgung verbessert sich und Schlacken werden abtransportiert.
Durch die Stimulation größerer Hautareale und Muskelgruppen wird der venöse Rückfluß zum Herz gefördert, das Herzzeitvolumen, also die Herzleistung, steigt an. Das steigert die Sauerstoffversorgung aller Organe und Gewebe.
Weiterhin bewirkt die intensive Massage, die bei einer Tuina-Behandlung bis in tiefste Muskelschichten dringt, daß der Muskelstoffwechsel gesteigert und die Kontraktionsfähigkeit sowie die Elastizität erhöht wird.
Durch eine Tuina-Behandlung werden auch die Lymphgefäße und der Lymphabfluß stimuliert sowie lokale Schwellungen, Ödeme oder auch Hämatome reduziert.

Ein weiterer Wirkmechanismus betrifft das Nervensystem: Die Tuina-Behandlung wirkt auf die in den Muskeln, Bändern und Sehnen liegenden Nervenendungen. Durch diesen Reiz werden Übererregungen der Nervenleitung beendet, verschiedene Neurotransmitter (Botenstoffe) freigesetzt. Die Ausschüttung physiologischer Stoffe wie der Endorphine führt zu einer Schmerzstillung.
Über das vegetative Nervensystem, Sympathikus und Parasympathikus, werden außerdem die inneren Organe beeinflußt. In vielen Experimenten wurde zudem nachgewiesen, daß unter anderem die Nervenleitungszeit durch Tuina wieder normalisiert werden konnte.

Die Flexibilität und Beweglichkeit der Sehnen, Bänder und Gelenke kann durch die Tuina-Methode wesentlich gesteigert und wieder normalisiert werden. Verschiebungen und Dislokationen, insbesondere der kleinen Wirbelgelenke, werden korrigiert.

Neben der Stimulierung über das vegetative Nervensystem werden die inneren Organe auch durch den erhöhten Blutfluß und die Stoffwechselsteigerung angeregt. Diese Reize sind besonders bei funktionellen Syndromen der inneren Organe und der Fortpflanzungsorgane wichtig.

Durch die Tuina-Methode wird außerdem nachweislich die Immunfunktion und die Immunabwehr gesteigert; sowohl die humorale Abwehr (Abwehrkörper aus Protein) als auch das Immunzellsystem (z. B. Killerzellen) sind deutlich meßbar aktiviert. Neben der normalen Abwehrfunktion gegen Krankheiten ist die Immunstimulierung und -modulation auch bei sogenannten Autoimmun-Krankheiten und Tumoren von noch größerer Bedeutung.

IV.
PRAXIS DER TUINA-BEHANDLUNG

Voraussetzungen

Bevor man beginnt, einen Patienten zu behandeln, sollten einige Voraussetzungen erfüllt sein. Wichtig ist, daß sowohl der Patient als auch der Therapeut sich körperlich und geistig vorher entspannen und ein vertrauensvolles Verhältnis zueinander haben. Die Raumtemperatur sollte angenehm sein und 25° Celsius nicht unterschreiten. Die Körperhaltung des Behandlers sollte entspannt, aufrecht und der Abstand zum Patienten nicht zu groß sein, damit er die Tuina-Griffe ausdauernd und mit gleichmäßiger Kraft durchhalten kann, ohne zu ermüden.

Der Tuina-Anwender muß, wie bereits dargelegt, vor Beginn das Beschwerdebild erfragen, den Patienten untersuchen und eine Diagnose formulieren. Besonders die Einschätzung der Konstitution, ob der Patient sehr kräftig oder deutlich geschwächt wirkt, entscheidet über das Vorgehen. Nur so kann man am besten die richtigen Techniken und Punkte auswählen. Auch müssen Gegenanzeigen für eine Tuina-Behandlung ausgeschlossen werden.

Technische Hilfsmittel sind nicht notwendig. Der Tuina-Therapeut benutzt normalerweise nur seine Hände. Um Hautschädigungen zu vermeiden, wird der Patient oft nicht vollständig entkleidet, sondern die Haut wird durch ein T-Shirt oder ein aufgelegtes Handtuch geschützt.

Massageöle und Gleitmittel werden nur an wenigen Stellen und sehr sparsam aufgetragen, bestimmte Gleitmittel haben auch in der TCM zusätzliche therapeutische Effekte. Das am meisten verwendete Mittel ist Talkumpuder, der auch Körpernässe und Schweiß aufsaugt, das Gleiten erleichtert und die Haut kühlt. Ingwer-Preßsaft kann die Leitbahnen zusätzlich erwärmen und »Kälte«-Schädigungen vertreiben. Hühnereiweiß wird aufgetragen, um *calor* (»Hitze«-Prozesse) zu eliminieren und die Verdauungsorgane anzuregen. Verschiedene Öle und Mischungen mit Kräutern werden verwendet, um Blockaden von Qi und Xue aufzulösen. Bei uns ist davon am einfachsten Sesamöl zu bekommen.

Als weitere Hilfsmittel werden in China manchmal kleine Hölzer und Bambusstäbe verwendet. Ihr Gebrauch durch den Ungeübten ist jedoch nicht ungefährlich, darum werden sie in diesem Buch nicht empfohlen und nicht näher besprochen.

Therapeutisches Ziel der TCM und der Tuina-Methode ist es, die krankheitsauslösenden Faktoren aus dem Körper zu eliminieren, die Körperenergien zu kräftigen
und den freien Fluß von Qi und Xue in den Leitbahnen und damit zwischen den
Funktionskreisen wiederherzustellen. Um Erfolg zu haben, müssen die Griffe und
Bewegungen nach klassischer chinesischer Lehre

- ausdauernd
- kraftvoll
- gleichmäßig
- sanft und doch tiefwirkend sein.

Die Behandlung darf also nicht zu oberflächlich oder abwechselnd heftig und dann
wieder nur schwach sein, und auch nicht zu schnell, unrhythmisch oder nur von
wenigen Minuten Dauer, um wirksam zu werden.

Die Wirkung hängt vor allem vom Therapeuten, seinem Wissen, seiner Kraft, seinem
Einfühlungsvermögen und besonders von seiner Übung ab.
Wichtig ist es darum, sich genügend Zeit zu nehmen – für eine Behandlung sollten
45 Minuten eingeplant werden. In der Regel sollte zwischen den Behandlungen ein
Tag Pause liegen, bei von der Konstitution her geschwächten Patienten (energetische
Erschöpfung, *depletio* oder chinesisch *xu*) ist meist eine Behandlung pro Woche vor-
zuziehen. Bei akuten Erkrankungen und bei Kindern ist eine tägliche Behandlung
sinnvoll.

Die Tuina-Methode beruht – neben der TCM – auf genau beschriebenen, standar-
disierten Grifftechniken oder Manipulationen. Sie haben im Chinesischen wie die
Akupunkturpunkte festgelegte Namen. Diese sind der Alltagssprache entlehnt, stellen aber im Zusammenhang mit der Tuina Fachbegriffe dar. Bei der Übersetzung ins
Deutsche wurde deshalb versucht, auch die am besten passenden deutschen Begriffe
zu verwenden. Auch diese deutschen Fachbegriffe gehen weit über ihre Alltags-
bedeutung hinaus und werden durch Großschreibung und Anführungszeichen (» «)
gekennzeichnet.

Die wichtigsten Griffe und Grundtechniken

1. »Pressen« (chinesisch *an*)

Beim »Pressen« wird mit dem Daumen, dem Handballen, einer Hand oder beiden Händen Druck ausgeübt. Der Druck soll sanft einsetzen und sich langsam steigern, die Kraft wird gleichmäßig entfaltet und in die Tiefe übertragen.

Der Therapeut übt die Kraft für einige Augenblicke aus und lockert dann im Rhythmus der Atmung des Patienten den Druck. Dann wird das »Pressen« wiederholt oder durch ein »Kreisendes Reiben« eine kurze Entspannungsphase des umliegenden Gewebes erreicht. Die Anzahl der erforderlichen Wiederholungen ist bei den Behandlungsbeispielen angegeben.

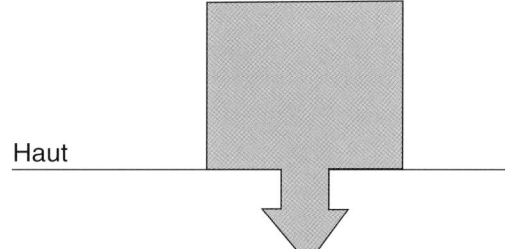

Abb. 32: Beim »Pressen« wird der Druck geradlinig über die Haut in tiefere Schichten ausgeübt.

Haut

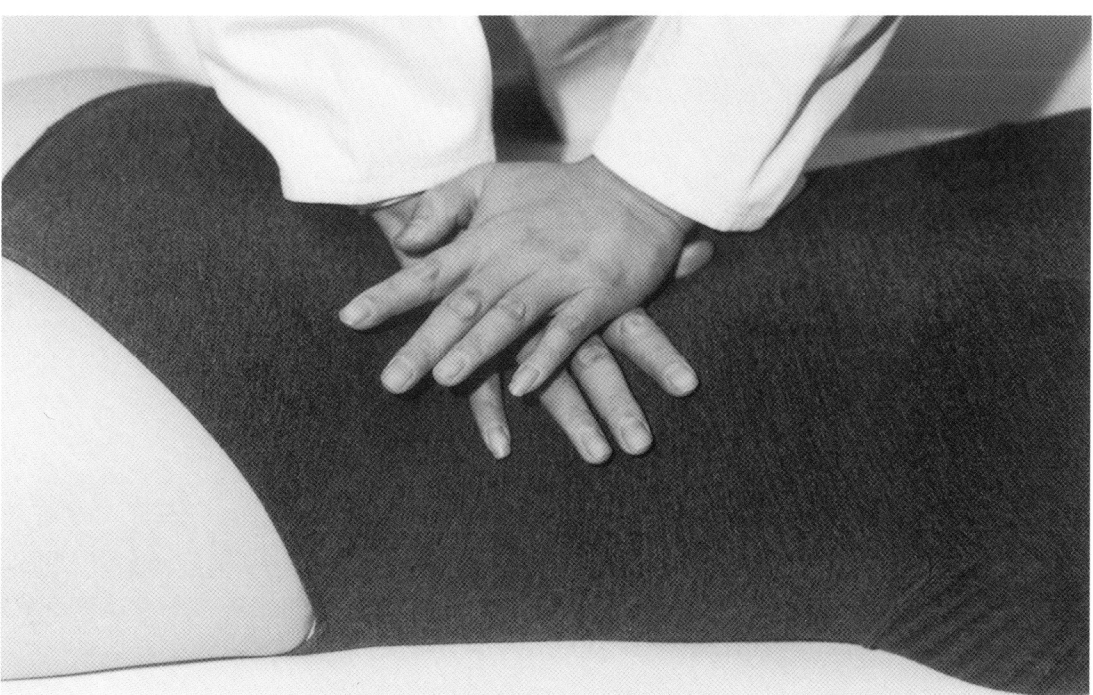

Abb. 33: »Pressen mit beiden Händen«

91

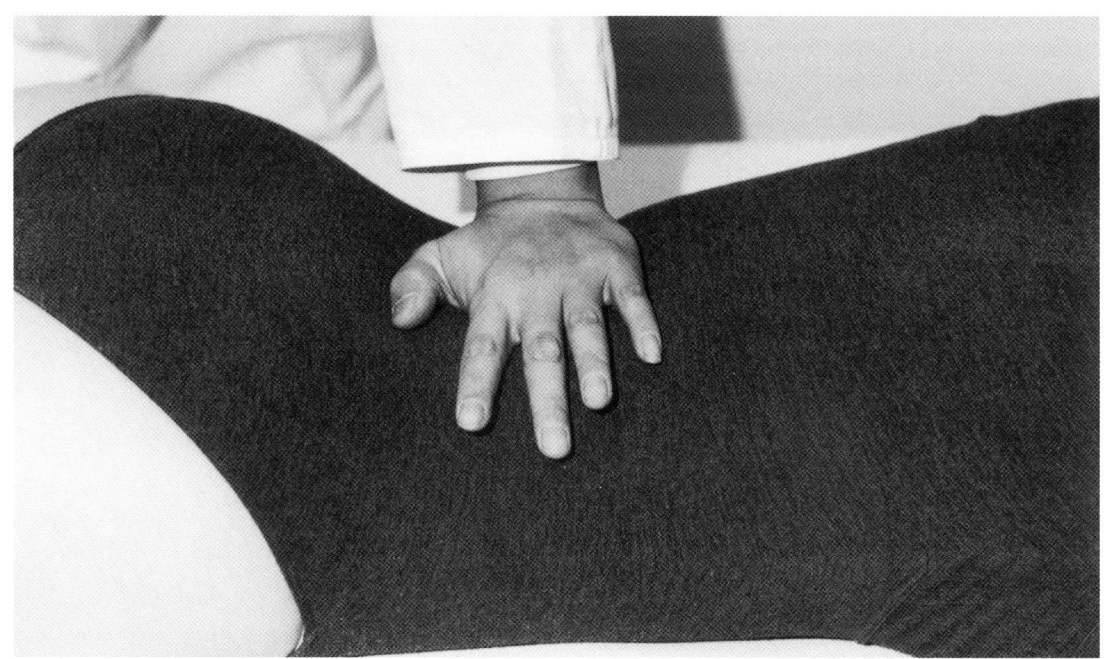

Abb. 34: »Pressen mit einer Hand«

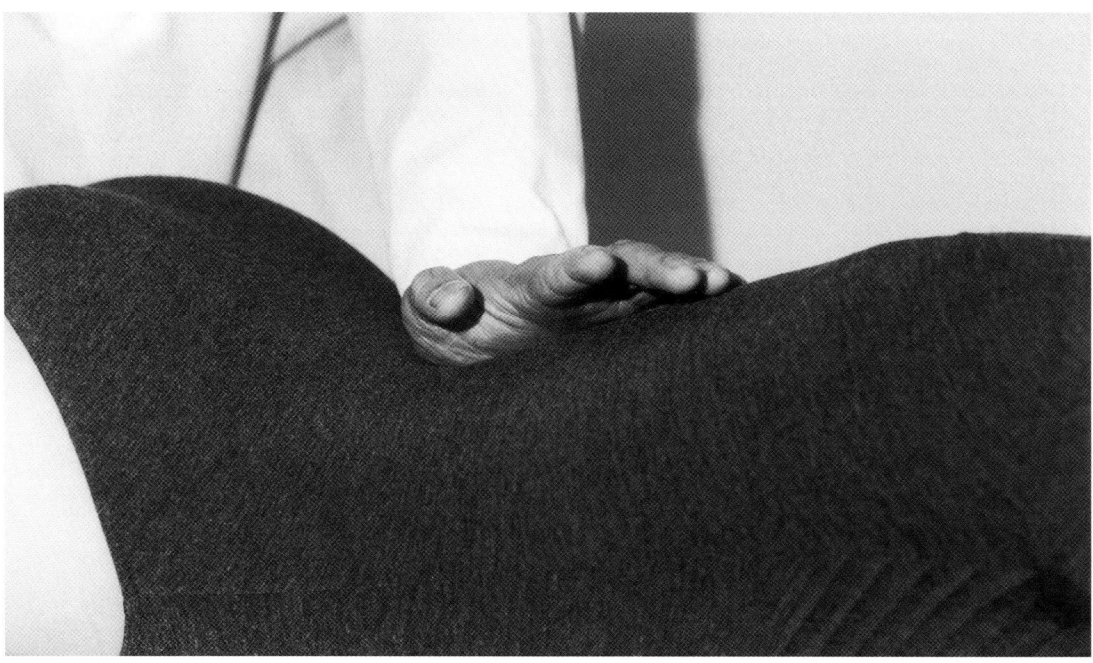

Abb. 35: »Pressen mit dem Handballen«

Beim »Pressen mit beiden Händen« wird eine Handfläche auf die Haut gelegt, die andere Hand liegt auf dem Handrücken der ersten Hand und unterstützt den Druck. Der Therapeut drückt mit gestrecktem Arm unter Nutzung seines eigenen Körpergewichts geradlinig und kräftig im Atemrhythmus des Patienten nach unten.

Das »Pressen mit beiden Händen« bewirkt eine starke Entspannung verhärteter Muskeln und eine Lösung verklebter Sehnen und so eine Schmerzstillung; Blockaden des Qi und Xue werden gelöst, und die Blutzirkulation wird gefördert. Diese Technik wird vor allem am unteren Rücken und im Bauchbereich angewandt.

Der Unterschied zum »Pressen mit einer Hand« liegt in der feiner dosierten Kraftausübung. Die Technik entspricht dem »Pressen mit zwei Händen«.

Das »Pressen mit dem Handballen« wird auf vom Platz her beschränkteren Körperregionen, wie dem Raum unter den Rippenbögen oder den Leisten, ausgeführt.

Das »Pressen mit dem Daumen« wird bei allen Akupunkturpunkten angewendet. Alle bei den einzelnen Punkten beschriebenen Wirkungen können damit erzielt werden. Der Druck des Daumens wirkt ähnlich wie eine Akupunkturnadel in die Tiefe.

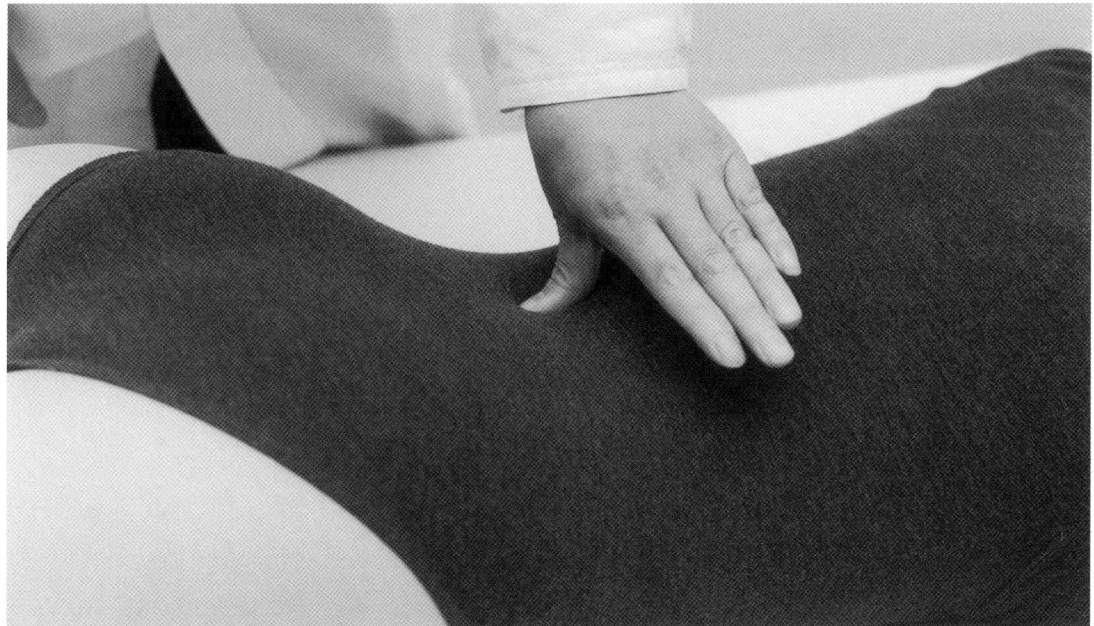

Abb. 36: »Pressen mit dem Daumen«

Beim »Pressen mit dem Fingernagel« wird meist der Fingernagel des Daumens wie eine Akupunkturnadel eingesetzt und eine analoge Wirkung erzielt. Diese Technik kommt oft bei kleinen Kindern zum Einsatz.

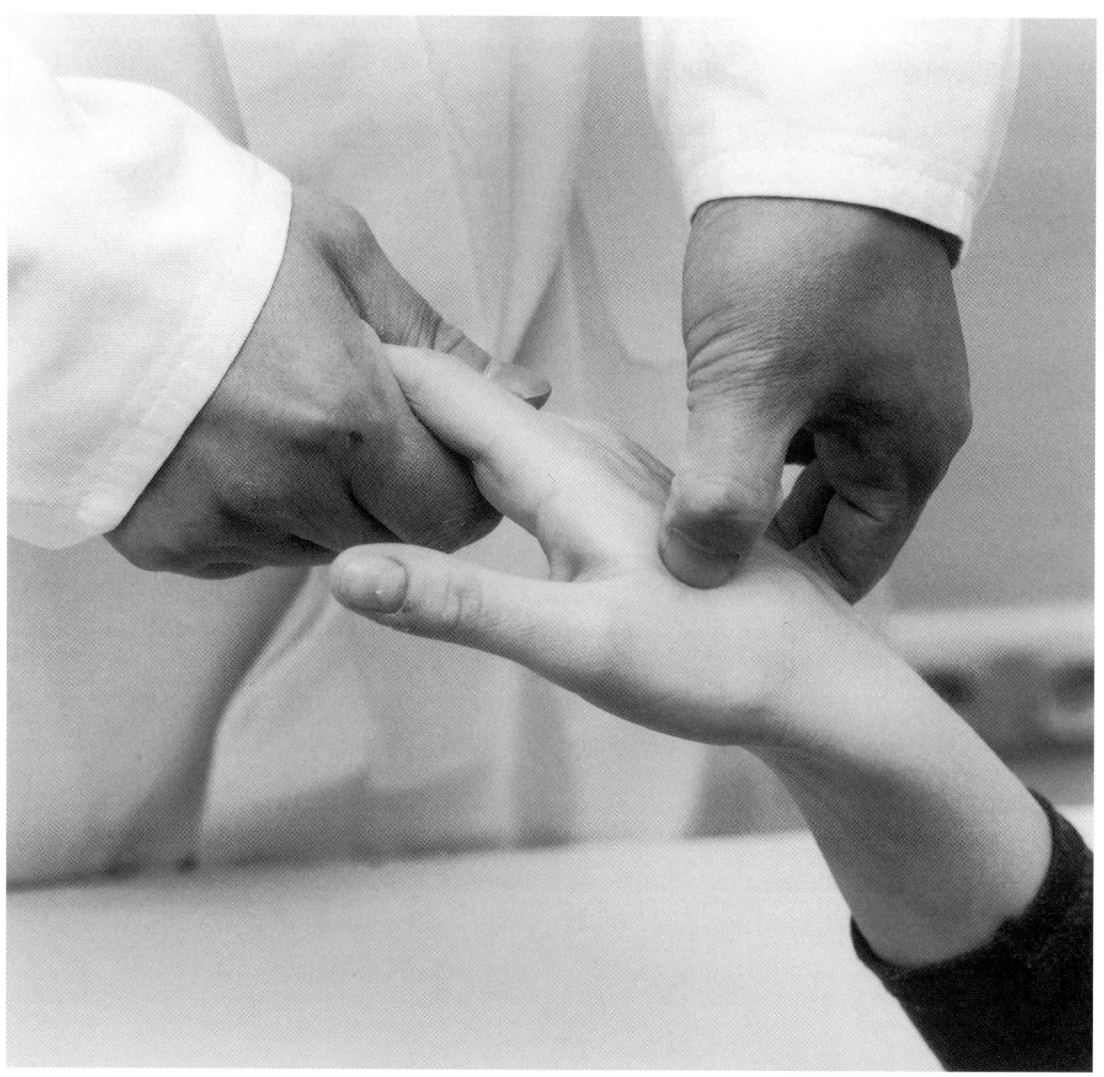

Abb. 37: »Pressen mit dem Fingernagel«

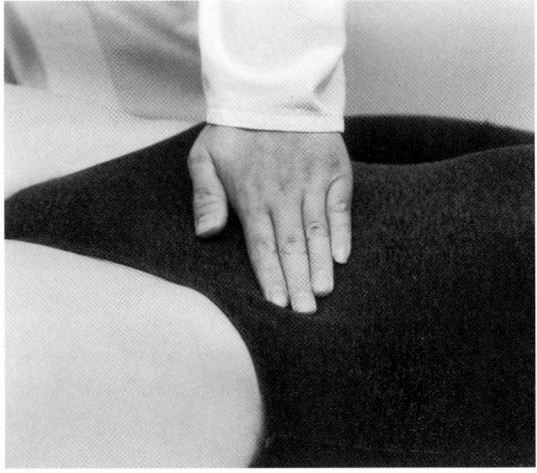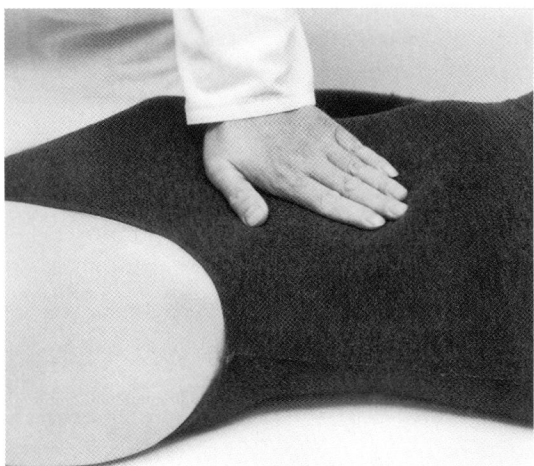

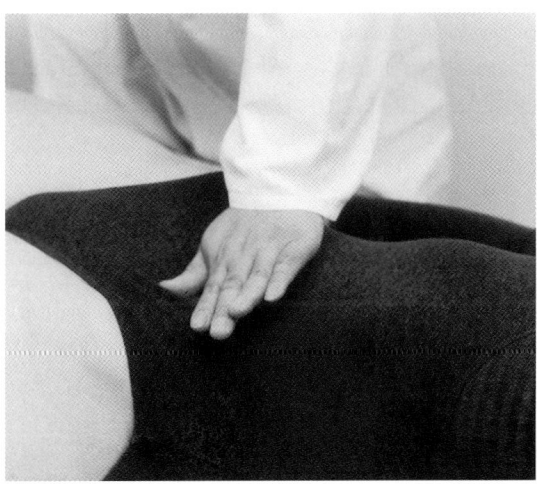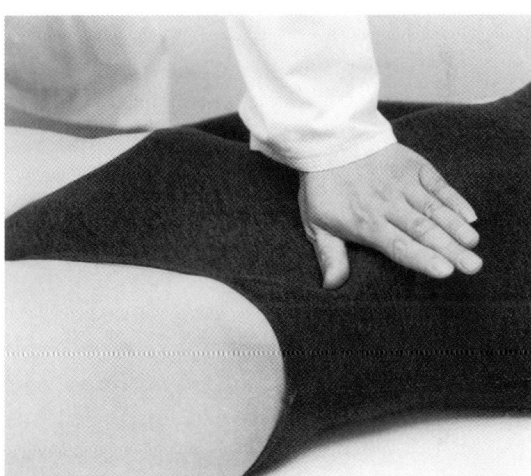

Abb. 39a–d: »Kreisendes Reiben mit der Hand«

2.»Kreisendes Reiben« (chinesisch *mo*)

Beim »kreisenden Reiben« wird mit einem Finger, mehreren Fingern oder der ganzen Handinnenfläche in kleinen kreisenden Bewegungen aus dem Handgelenk heraus sanfter Druck ausgeübt. Ob die kreisende Bewegung im Uhrzeigersinn oder gegen den Uhrzeigersinn ausgeführt wird, spielt keine Rolle.

Das »kreisende Reiben mit der Hand« wird an Brustkorb, Bauch und im Zwerch-

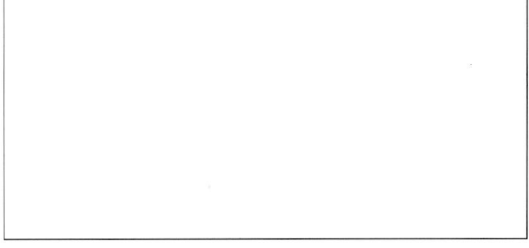

Abb. 38: Das »kreisende Reiben« ist eine Kombination aus sanftem Druck und kleinen kreisenden Bewegungen.

95

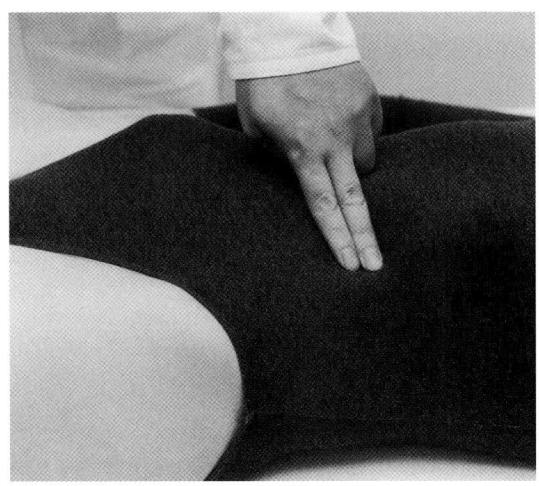

Abb. 40: »Kreisendes Reiben mit den Fingern«

fellgebiet angewendet. Durch diese sanfte Massage wird der Funktionskreis »Mitte« harmonisiert, Verdauungsblockaden und der Qi-Fluß werden gelöst, und die Peristaltik von Magen und Darm wird angeregt. Die Bewegung wird am Bauch bis zu 50mal pro Minute durchgeführt. Wichtig ist dabei vor allem die harmonische und gleichmäßige Bewegung und Druckausübung.

Beim »kreisenden Reiben mit den Fingern« ist es zunächst wichtig, daß die Hand leicht angewinkelt ist. Die Finger werden sanft auf einen Akupunkturpunkt oder eine kleine Fläche aufgelegt und dann mit leichtem Druck kreisend bewegt. Hier sollten bis zu 120 Bewegungen pro Minute durchgeführt werden. Die Wirkung ist der des »Pressens« ähnlich, aber milder.

3. »Kneten« (chinesisch *rou*)

Beim »Kneten« wird durch die ganze Handfläche, die Handballen, einzelne oder mehrere Finger, manchmal auch durch den ganzen Ellenbogen sanfter Druck in kleinen kreisenden Bewegungen ausgeübt. Dabei behandelt die Hand – anders als beim »kreisenden Reiben« – immer dieselbe Hautstelle. Das Handgelenk ist entspannt, die Bewegung wird durch Ellenbogen und Unterarm dosiert und geführt. In der Regel erfolgt die kreisende Bewegung beim »Kneten« sehr schnell – etwa 100 bis 150mal pro Minute.
Durch das »Kneten« wird das Unterhautgewebe sanft durchwärmt und gelöst, verhärtete Muskeln und verklebte Sehnen werden gelockert, Schmerzzustände und Schwellungen beseitigt. Das »Kneten« bewirkt ein sanftes Zerstreuen pathogener Faktoren, eine Bewegung des Xue und Lösung der Qi- und Verdauungsblockaden sowie eine Weitung des Brustkorbs.

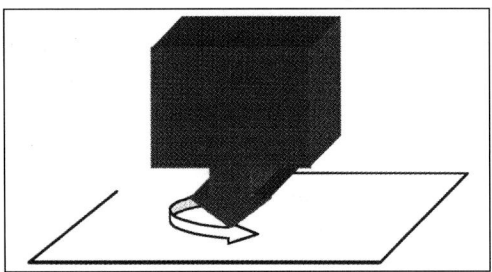

Abb. 41: Das »Kneten« setzt sich aus Druck und kleinen kreisenden Bewegungen zusammen, die Hand bleibt aber immer auf demselben Hautareal.

Das »Kneten mit einem Finger« wird an Akupunkturpunkten am ganzen Körper angewendet (in der Abb. 42 »Kneten des Akupunkturpunktes Mitte des Staugewässers«, Bl 40). Wichtig ist, daß die locker kreisende Bewegung aus dem Ellenbogen kommt und das Handgelenk des Therapeuten ganz entspannt ist. Die Haut unter dem Daumen rotiert sanft mit.

Das »Kneten mit der Handfläche« erfolgt mit der ganzen Hand oder dem Handballen; dieser Griff wird am unteren Rücken, am Po und an den Stellen der Arme und Beine verwendet, an denen dickere Muskelschichten vorhanden sind.

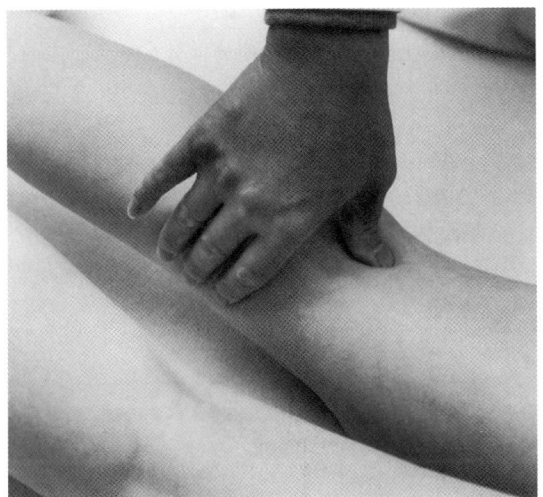

Abb. 42: »Kneten mit einem Finger«

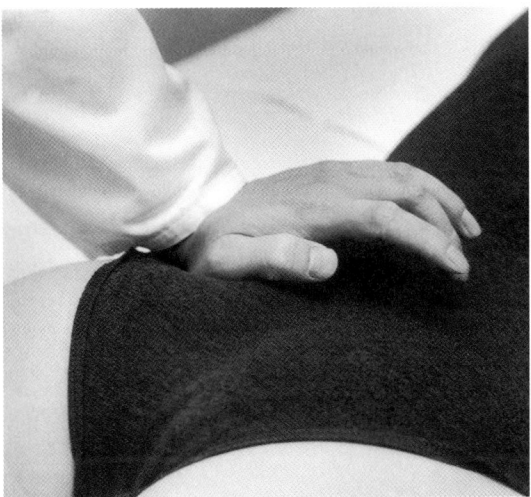

Abb. 43: »Kneten mit der Handfläche«

Beim »Kneten mit dem Ellenbogen« wird die Ellenbogenspitze auf das zu behandelnde Areal aufgelegt, die Kraft kommt aus der Schultermuskulatur und durch das Körpergewicht des Therapeuten, ebenso das natürlich langsamere Kreisen. Geeignet ist es bei Muskelverhärtungen im unteren Rücken.

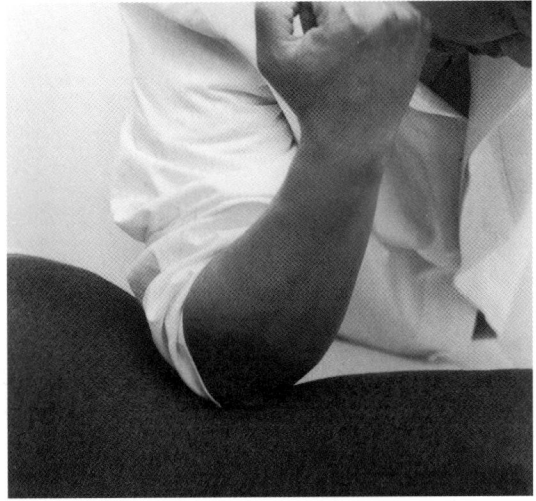

Abb. 44: »Kneten mit dem Ellenbogen«

4. »Rollen« (chinesisch *gun*)

Das Ziel des »Rollens« ist es, mit großem Druck sehr große Hautareale zu behandeln. Die Bewegung ist eine komplexe Drehung der ganzen Hand, wobei das Handgelenk geknickt wird, entweder über die Fingerknöchel (»Finger-Rollen«) oder über die Handkante (»Handkanten-Rollen«). Das »Rollen« erfordert etwas Übung, Ausdauer und Kraft.

Durch das »Rollen« werden die Leitbahnen erwärmt und Qi und Xue massiv dynamisiert. Dadurch werden die Muskeln, Sehnen und Gelenke entspannt und gelockert, Verhärtungen gelöst und Schmerzen gestillt. Die Beweglichkeit wird gesteigert, rheumatoide Beschwerdebilder (in der TCM heißt dies »Bi-Syndrom«) und Lähmungen können damit beeinflußt werden.

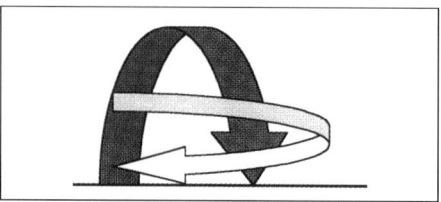

Abb. 45: Das »Rollen« setzt sich aus einer seitlichen Drehbewegung und einem kraftvollen Abrollen der Hand zusammen.

Beim »Finger-Rollen« wird eine lockere Faust gebildet; die Bewegung beginnt mit dem Auflegen der Fingerend- und Mittelglieder. Dann wird die Hand über die anderen Knöchel und die zur Elle gehörende Handseite erst gerade und dann seitlich abgerollt. Anschließend wird die Bewegung wiederholt. Die Bewegung erfolgt mit Kraft, der Ellenbogen und die Schultern des Therapeuten sollen aber locker sein.

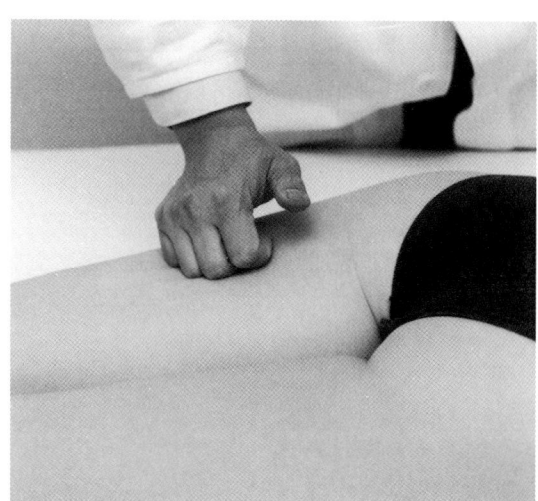

Abb. 46: »Fingerrollen«

Beim »Finger-Rollen« wird sehr viel Energie auf die Haut übertragen. Deshalb kann es nur an Körperpartien, wo der darunter liegende Muskel dick genug ist, wie an Po, Hüften und Oberschenkel, durchgeführt werden.

Das »Handkanten-Rollen« wird auch mit der locker gekrümmten Hand ausgeführt. Zuerst wird die Handseite bzw. der kleine Finger aufgelegt, dann erfolgt die Drehung auf die Seite.
Auch mit dieser Technik kann viel Energie auf eine große Körperfläche übertragen werden, die Kraft ist aber dennoch deutlich geringer als beim »Finger-Rollen«. Dieser Griff wird deshalb für Körperstellen gewählt, an denen die Muskeln eher dünn sind, wie Schultern, Oberarme oder unterer Rücken.

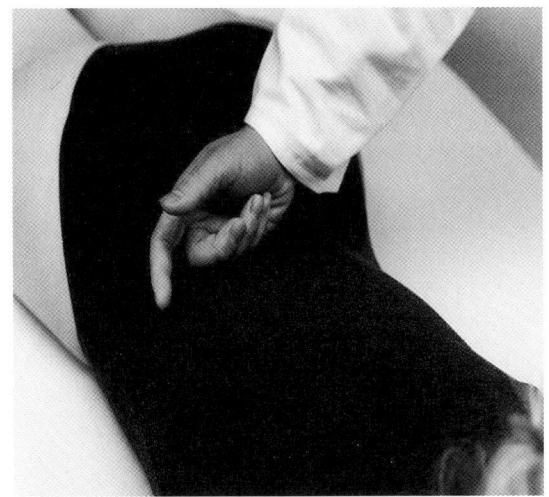

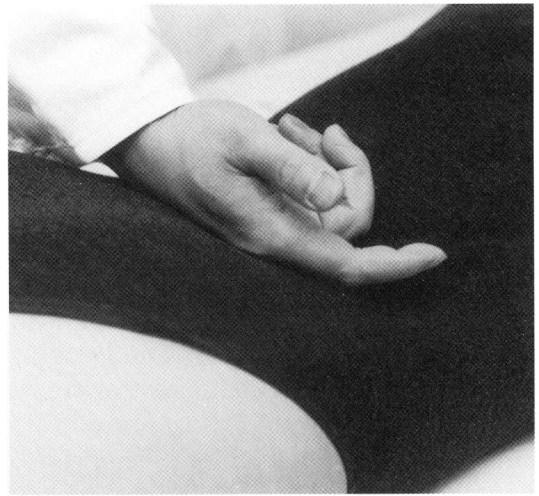

Abb. 47a–c: »Handkantenrollen«

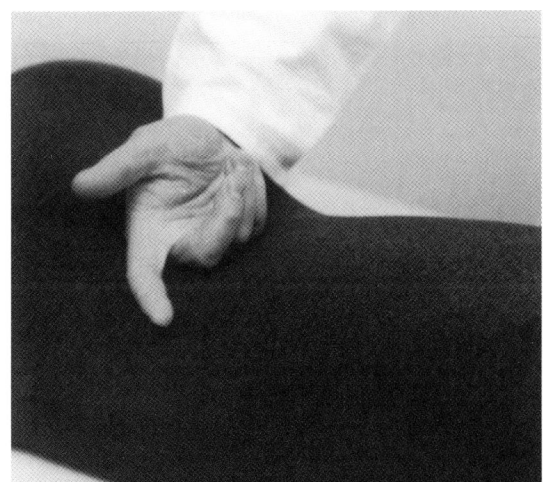

5. »Vibrierendes Drücken mit einem Finger«
(chinesisch *yizhichantui*)

Mit einem Finger, meist mit dem Daumen, wird auf einen Akupunkturpunkt Druck ausgeübt. Gleichzeitig wird der Daumen in eine schnelle, schwingende Beugung und Streckung mit 140 bis 160 Ausschlägen pro Minute versetzt. Daruch entsteht eine Vibration im behandelten Punkt, weshalb es »Vibrierendes Drücken« genannt wird. Aufgesetzt wird die Fingerkuppe, der Ellenbogen ist im 90° Winkel gebeugt und entspannt, das Handgelenk hängt locker. Auch diese Technik verlangt Übung.

Durch das intensive Vibrieren dringt die aufgewendete Energie an den behandelten Akupunkturpunkten wesentlich tiefer als beim »Pressen«. Die Wirkung dieser Technik ist bei optimaler Ausführung ähnlich der einer Akupunkturnadel. Darüber hinaus wird eine Stützung und Harmonisierung der Bau- und der Wehrenergie erreicht, alle vitalen Funktionen werden dynamisiert und Stauungen überwunden.

Diese Technik stammt der Legende nach aus den Shaolin-Klöstern. In ihr steckt die Grundidee der ostasiatischen meditativen Heil- und Kampftechniken, nämlich durch hohe Konzentration eine optimale Wirkung zu erzielen. Der chinesische Begriff *chan* entspricht dem japanischen Zen und bezeichnet die verbreitetste chinesische Variante des Buddhismus.

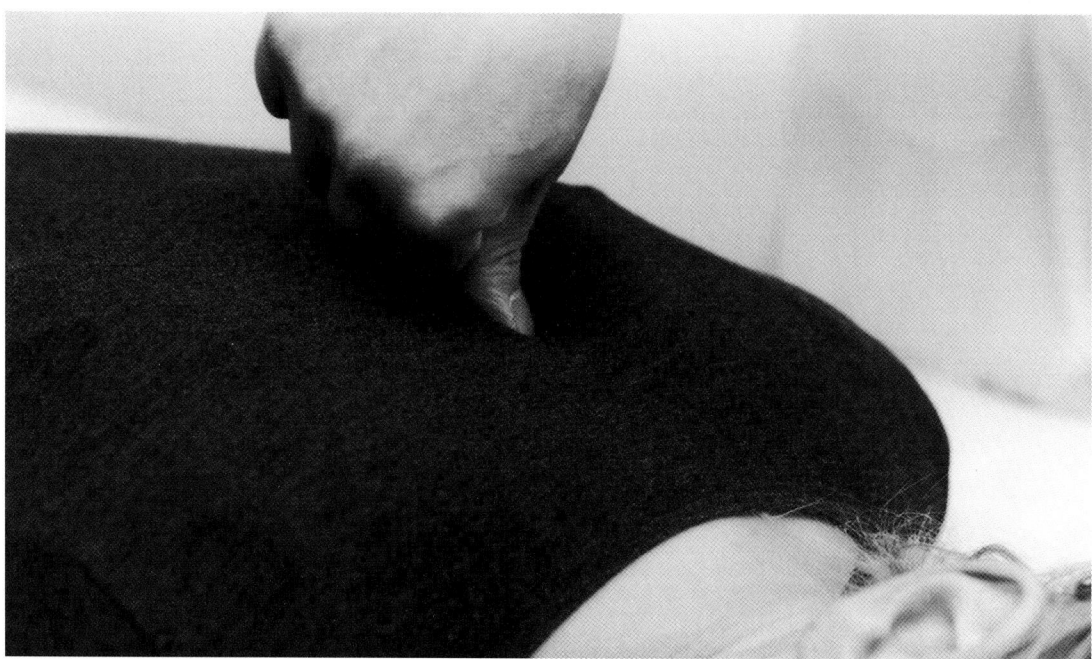

Abb. 48: »Vibrierendes Drücken mit einem Finger«

6. »Geradliniges Reiben« (chinesisch *ca*)

Mit der ganzen Handfläche, dem Daumenballen oder dem Kleinfingerballen der Hand wird mit sanftem Druck auf der Haut meist nur in eine Richtung »geradlinig gerieben«. Die Bewegung wird bis zu 100mal pro Minute wiederholt. Um die Haut zu schützen, werden Gleitmittel und Öle verwendet.

Das »geradlinige Reiben« wird meist an Armen, Beinen, Rücken und Brustkorb angewendet. Dadurch werden die Haut und das oberflächliche Gewebe stimuliert und erwärmt, die Qi- und Xue-Zirkulation in den feinen oberflächlichen Netzleitbahnen wird angeregt, lokale Schwellungen werden reduziert. Diese Technik ist durch ihre milde stützende Wirkung besonders bei geschwächten Patienten (*depletio, xu* der Funktionskreise von Qi, Xue, Yin oder Yang) empfehlenswert.

Das »geradlinige Reiben« an Armen oder Beinen wird meist zur vorbereitenden Wärmung bei einer Tuina-Behandlung oder bei Prellungen, Muskelzerrungen und anderen Verletzungen angewendet. Hier wir meist der Daumenballen zur eher kräftigeren Druckausübung benutzt.

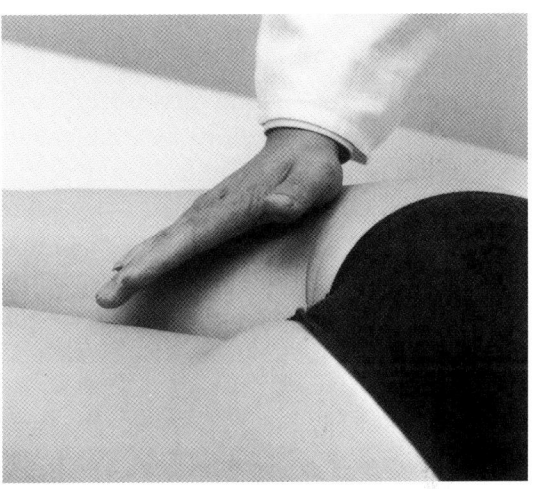

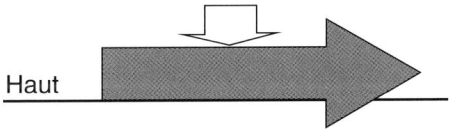

Abb. 49: Beim »geradlinigen Reiben« *wird mehr Kraft in die oberflächliche, lineare Bewegung gegeben, der Druck auf die Haut ist geringer.*

Abb. 50 a–c: »Geradliniges Reiben«

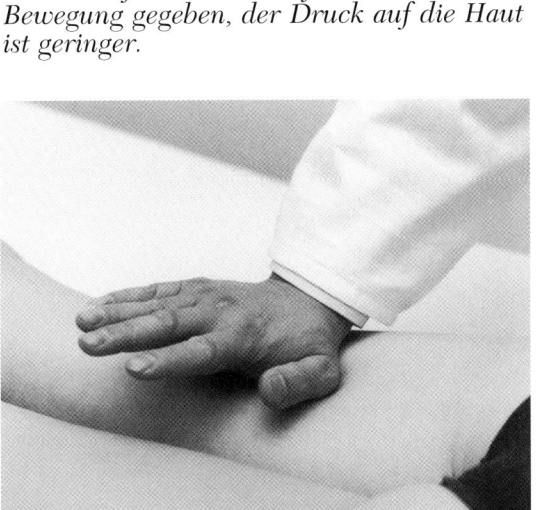

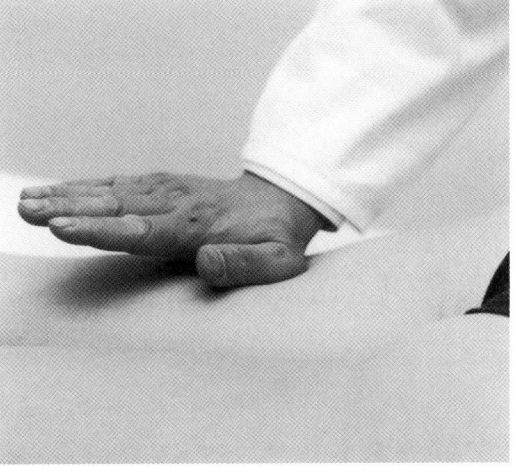

Am Brustkorb und im Rippenbogenbereich, am Bauch und im unteren Rücken wird das »geradlinige Reiben« meist mit der Handfläche und nur mit sanftem Druck ausgeübt. Im Brustkorb können Blockaden des Qi des »Lungen«-Funktionskreises gelöst werden, Husten, Schmerzen und Asthma werden gelindert. In der Zwerchfellregion werden die dort oft vorhandenen Qi-Blockaden des »Leber«-Funktionskreises behoben und Dysharmonien der »Mitte« reguliert. Durch die Anwendung des »geradlinigen Reibens« an Bauch und Rücken können die »Mitte« und der »Nieren«-Funktionskreis gekräftigt und harmonisiert werden.

7. »Schieben« (chinesisch *tui*)

Beim »Schieben« wird ein Finger, die ganze Hand oder der Ellenbogen mit großem Druck auf der Haut langsam vorwärts bewegt. Die Kraftausübung soll gleichmäßig während der ganzen Bewegung sein, der Druck soll tief ins Gewebe dringen.
Im Unterschied zum »geradlinigen Reiben«, bei dem durch schnelle, sanfte und flache Bewegungen eine Erwärmung der »Oberfläche« erreicht wird, kommt es hier durch die kräftige, gezielte und langsame Kraftausübung zu einer Tiefenwirkung.
Das »Schieben« führt zu einer erheblichen Verbesserung der Zirkulation des Xue, die Sehnen und Gelenke werden gelöst und mobilisiert. Anders als beim »Pressen« werden größere Areale erfaßt, ganze Leitbahnen können dadurch behandelt werden.
Um die Haut zu schützen, sollten Gleitmittel oder Massageöle verwendet werden.
Die Technik kann am ganzen Körper angewendet werden. Das »Schieben« mit dem Ellenbogen ist aber nur in der Behandlung der Rückenmuskulatur sinnvoll.

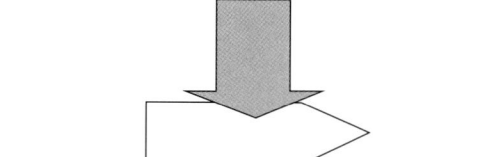

Abb. 51: Anders als beim »geradlinigen Reiben« wird beim »Schieben« erheblicher Druck ausgeübt, und in einer Vorwärtsbewegung werden tiefere Schichten und Gewebe erfaßt.

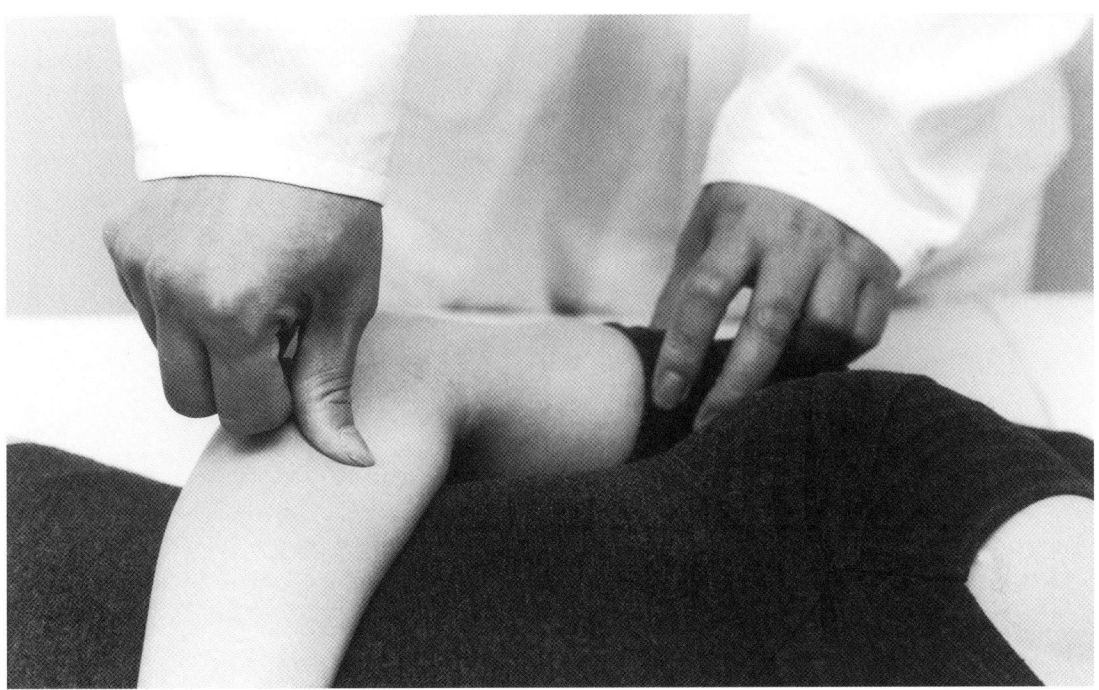

Abb. 52: »Schieben mit einem Finger« entlang der »Dickdarm«-Leitbahn

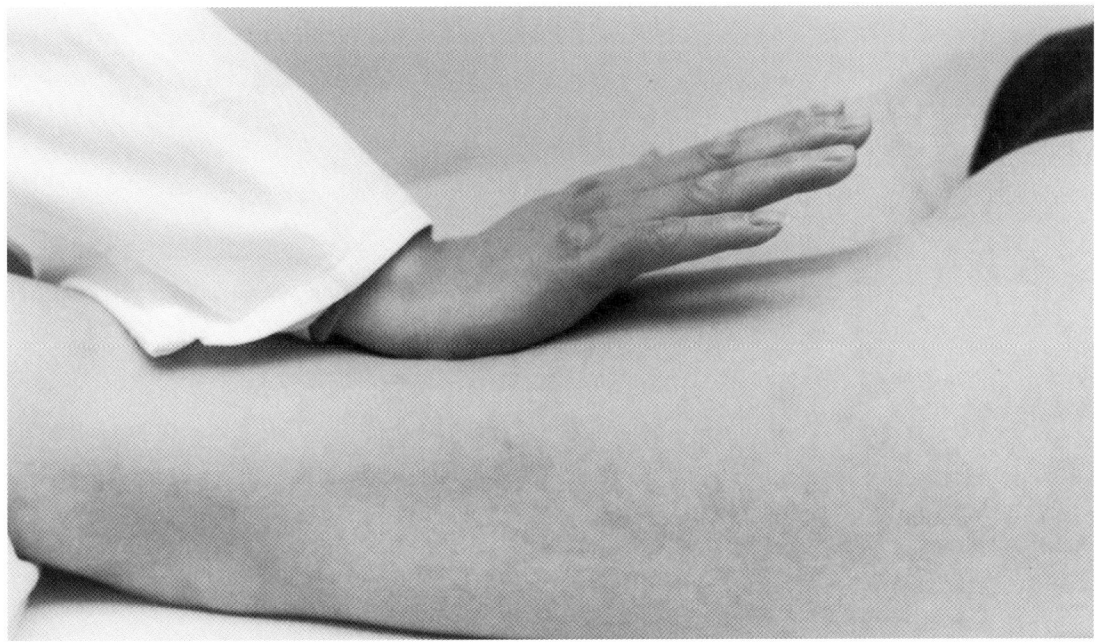

*Abb. 53: »Schieben mit dem Handballen« vom Akupunkturpunkt »Mitte des Staugewässers«
Bl 40 (V 40) entlang der »Blasen«-Leitbahn.*

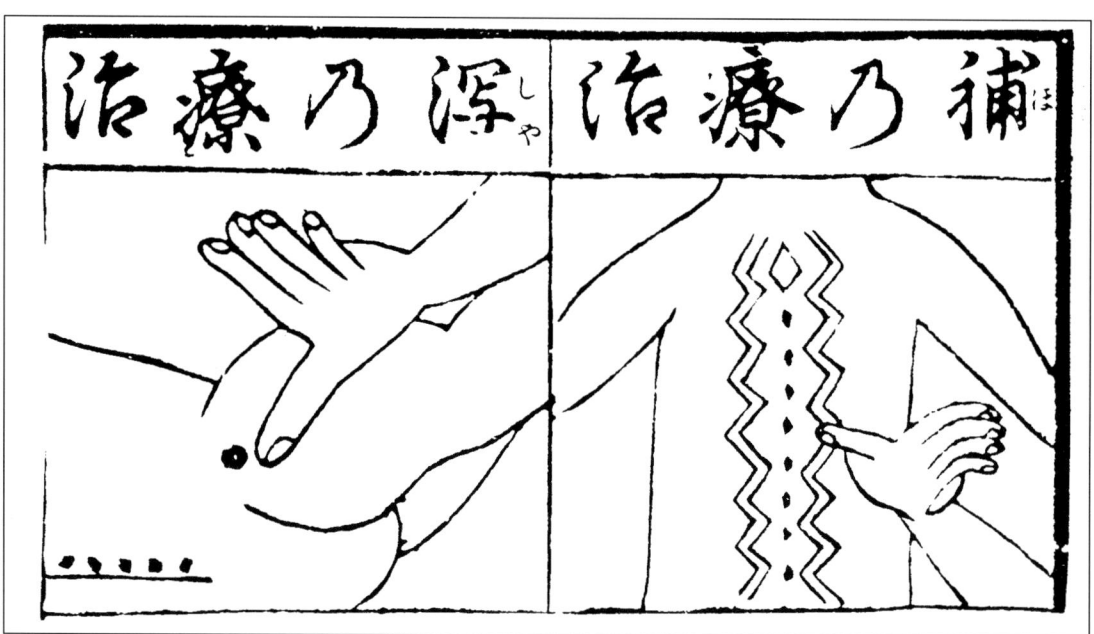

Abb. 54: Historische Darstellung des »Schiebens« an der Hüfte und am Rücken entlang der »Blasen«-Leitbahn.

8. »Streichen« (chinesisch *mo*)

Das »Streichen« wird mit den Daumenbeeren (oder den Fingerbeeren) ausgeführt. Bei der Bewegung wird mit sanftem Druck im Gesicht, am Hals oder im Nacken langsam ausgestrichen, die Bewegung geht meist hin und her, bei der Behandlung der Augenbrauen ähnelt der Bewegungsablauf einem Scheibenwischer.

Das »Streichen« führt zu einer milden Stimulation der Haut. Es wirkt beruhigend, öffnet die Sinne und verbessert das Sehvermögen. Es wird auch bei leichten Kopfschmerzen, Schwindel, Gesichtsnervlähmungen (Fazialisparesen), nervöser Anspannung und Unruhe, aber auch bei Ohnmachten eingesetzt.

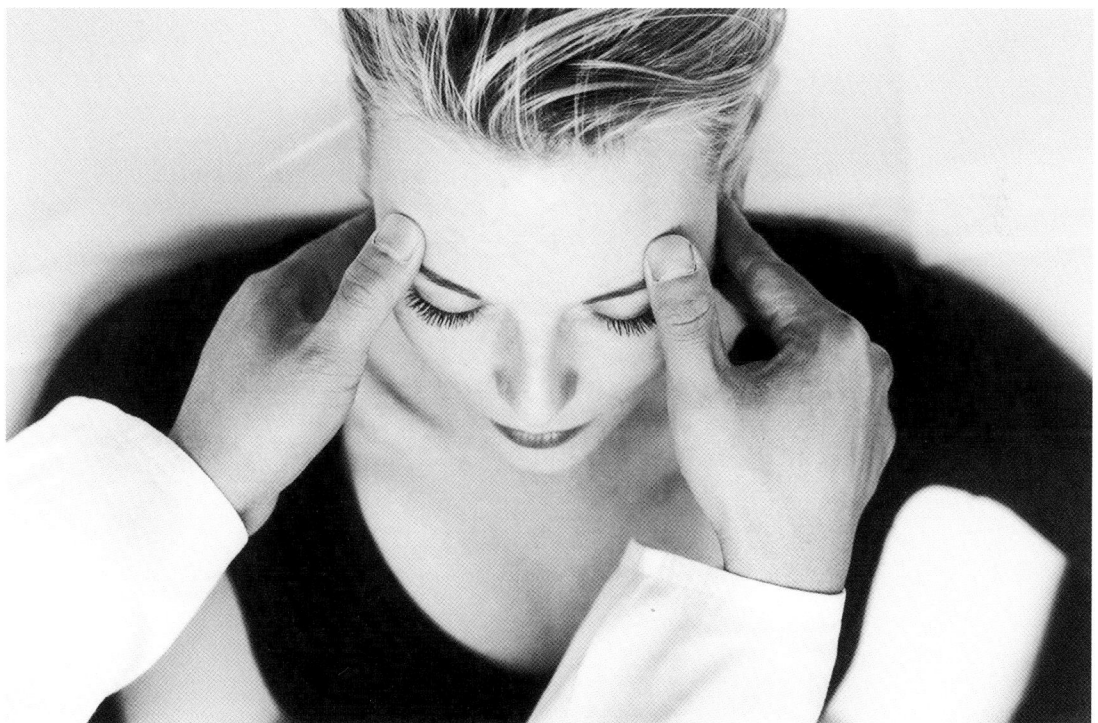

Abb. 55: »Streichen«

9. »Schütteln« (chinesisch *dou*)

Beim »Schütteln« hält der Therapeut den Arm oder das Bein fest am Hand- oder Sprunggelenk und schüttelt die Extremität schnell, aber mit einem geringen Ausschlag (kleine Amplitude).

Das »Schütteln« bewirkt eine Harmonisierung des Qi- und Xue-Flusses. Diese Technik wird meist am Schluß einer Tuina-Behandlung zur Lösung und Entkrampfung eingesetzt. Bei chronischem Lendenwirbelsäulen-Syndrom wird es zusammen mit dem »Ziehen« zur Dehnung und Lockerung der Wirbelkörper eingesetzt, auch um die Bandscheiben zu entlasten. Auch beim Syndrom der steifen Schulter (*frozen shoulder*) wird das »Schütteln« anfangs zu einer vorsichtigen Lösung angewandt.

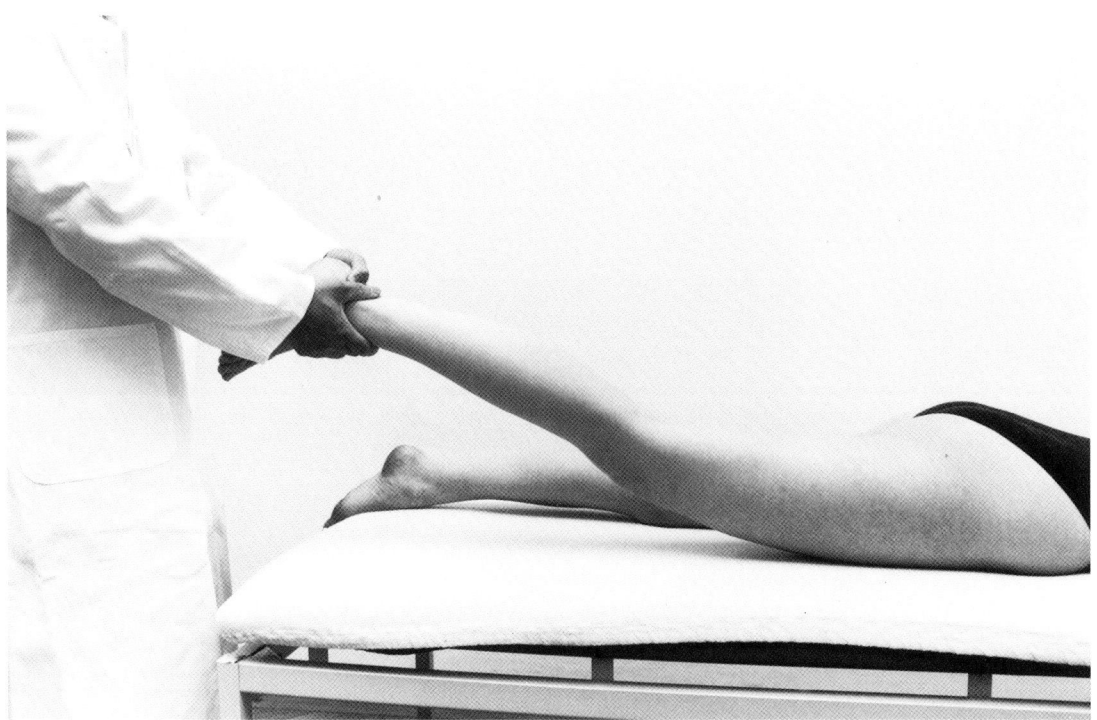

Abb. 56: »Schütteln« des Beines

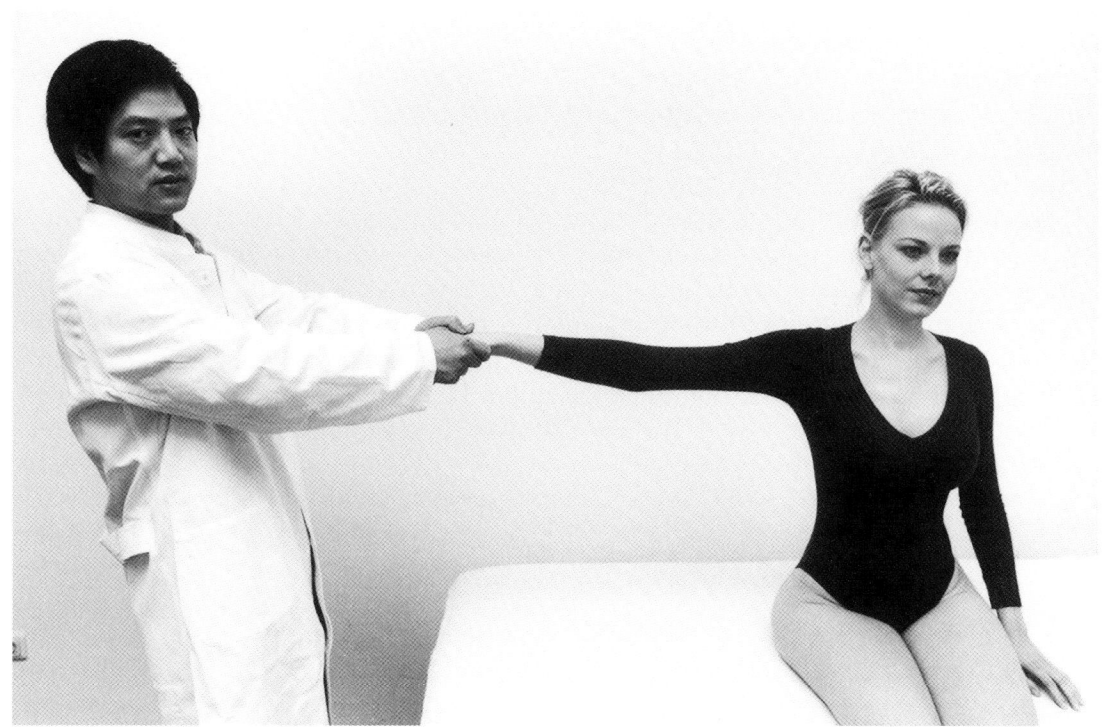

Abb. 57: »Schütteln« des Arms

10. »Kneifen« (chinesisch *nie*)

Mit Daumen, Zeige- und Mittelfinger, manchmal aber auch mit allen Fingern werden beim »Kneifen« die Haut und das Unterhautgewebe zusammengedrückt und angehoben. Dieser Griff führt zu einer deutlich erhöhten Blutzirkulation im behandelten Gewebe, die Muskeln und Sehnen werden gelockert.

Das »Kneifen« wird sehr häufig und an fast allen Körperteilen, auch am Bauch, angewandt und spielt besonders in der Kinderbehandlung eine große Rolle. Bei Kindern wird diese Technik deutlich behutsamer und mit weniger Kraft durchgeführt als bei Erwachsenen. Neben den lokalen muskulären Effekten können mit dieser Technik Yin und Yang wieder ins Gleichgewicht gebracht werden, die »Mitte« und die Wehrenergie werden gestärkt. Verdauungsblockaden, Durchfall, Erbrechen, Ernährungsstörungen und generell eine geschwächte Konstitution zählen zu den Indikationen in der Kinderheilkunde.

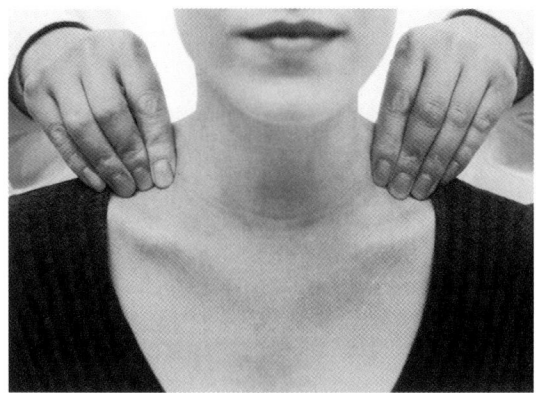

Durch »Kneifen« der Schultermuskulatur (hier Trapeziusmuskeln) werden Verspannungen der Muskeln und Sehnen gelöst. Daumen und die Finger fassen das Gewebe und heben es hoch. Die Bewegung ist eher langsam und wird vielfach wiederholt. Beim »Kneifen« soll der Druck auch dem Muskeltonus angepaßt werden und nicht zu schmerzhaft sein.

Abb. 58: »Kneifen« der Schultermuskulatur

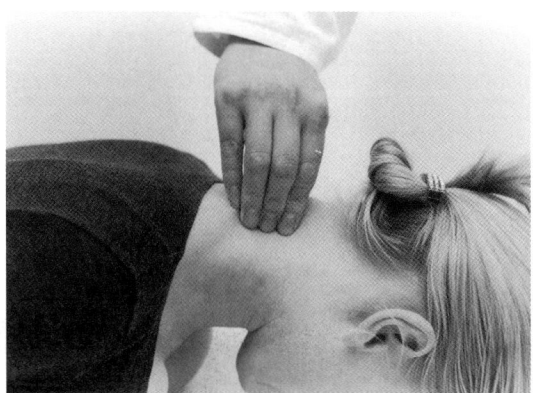

Das »Kneifen« der Nackenmuskeln lockert die hier oft sehr verkrampften Muskelstränge. Dieser Griff wird auch bei der Selbstmassage angewandt. Zum »Greifen« bestehen oft fließende Übergänge.

Abb. 59: »Kneifen« der Nackenmuskulatur

11. »Greifen« (chinesisch *na*)

Beim »Greifen« werden mit mehreren Fingern oder der ganzen Hand der Arm, das Bein, die Schultern, Rückenmuskeln oder auch Kopfpartien gefaßt und rhythmisch gedrückt. Wichtig ist ein ständiger Wechsel zwischen Lockerlassen und sehr kräftigem Zusammendrücken.

Dadurch wird eine intensive Wärmung und Lösung tieferer Muskelschichten erzielt, Qi und Xue werden dynamisiert, pathogene Faktoren wie oberflächlich eingedrungene »Wind-Kälte« (*algor venti*), aber auch tief in den Leitbahnen sitzende rheumatische Blockaden (*humor, algor, ventus*) eliminiert. Durch die Lösung der Energieflüsse wird eine Schmerzstillung erreicht.

Zwischen dem »Greifen« und dem »Kneifen« sind die Übergänge in der praktischen Anwendung oft fließend.

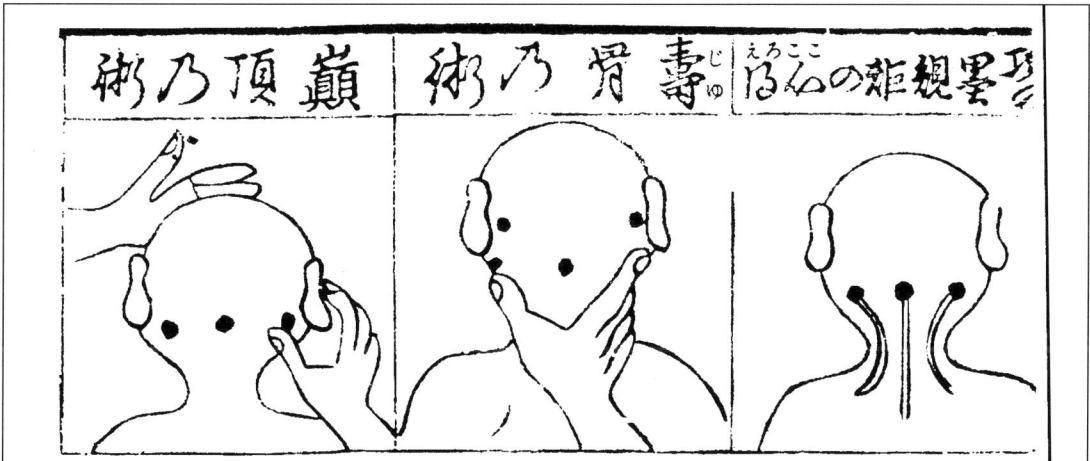

Abb. 60: *Historische Darstellung des »Greifens« am Nacken, »Pressen« des Akupunkturpunkts »Teich des Windes« Gb 20 (F 20), und von Akupunkturpunkten sowie Leitbahnen im Nackenbereich.*

Das »Greifen« der Schulter wird bei akuter und chronischer Schultersteife (*frozen shoulder*) eingesetzt.

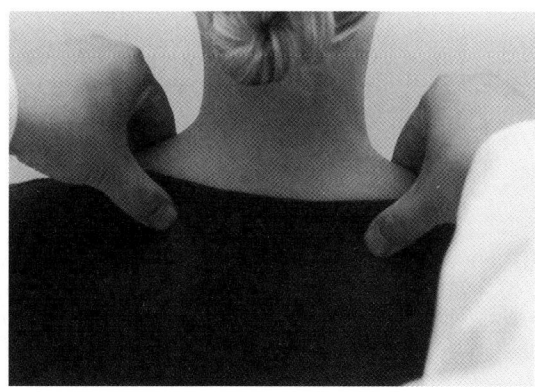

Abb. 61: *»Greifen der Schulter«*

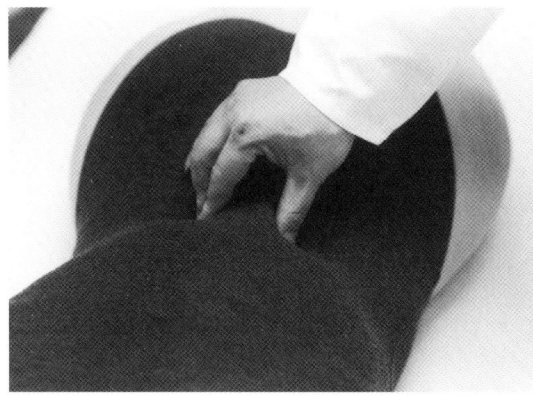
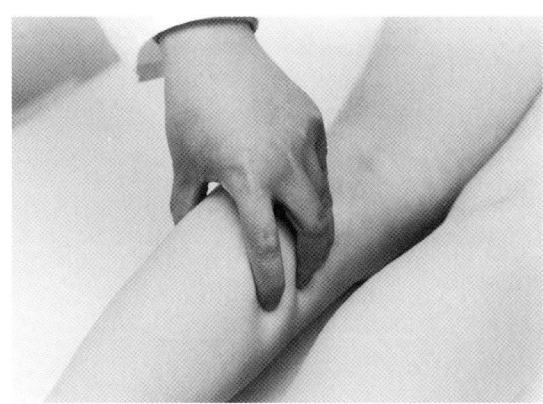

Abb. 62: »Greifen« der Rückenmuskulatur   *Abb. 63: »Greifen« der Wadenmuskulatur*

Durch das »Greifen« der Rückenmuskulatur wird eine tiefgreifende Lösung muskulärer Verhärtungen und chronischer Blockaden erreicht. Im Rücken muß das Zusammendrücken sehr vorsichtig und langsam erfolgen – die rhythmische, stete, häufige Wiederholung entscheidet über den Erfolg.
Durch das »Greifen« der Wadenmuskulatur werden verkrampfte Muskeln gelockert.

12. »Klatschen« (chinesisch *pai*)

Abb. 64 a – b: Beim »Klatschen« wird mit der hohlen Hand und geschlossenen Fingern auf Rücken und Kreuzbeinregion, Schultern und Oberschenkel locker rhythmisch geschlagen. Dabei soll ein klatschendes Geräusch zu hören sein. Die Bewegung wird 20- bis 40mal pro Minute wiederholt.

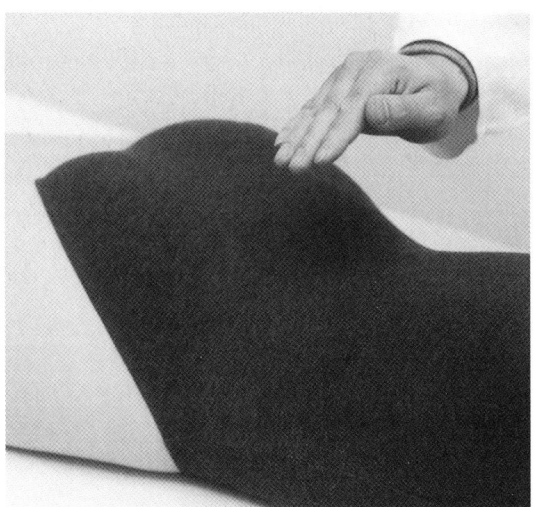
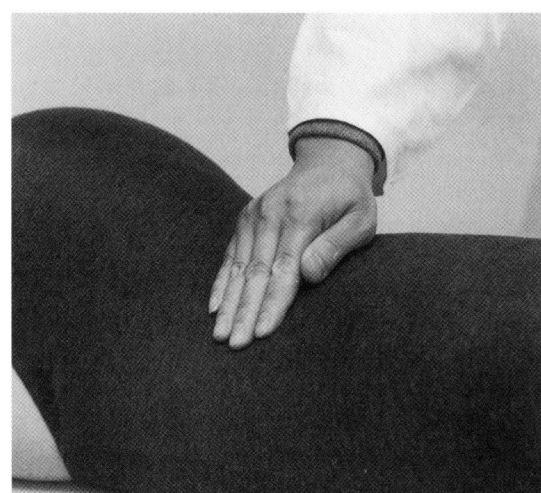

Abb. 64 a und b: »Klatschen«

Dadurch wird eine Lockerung von Sehnen und Muskeln erreicht, die Blockaden von Qi und Xue in den oberflächlich gelegenen Haut- und Muskelleitbahnen werden gelöst. Besonders effektiv ist das »Klatschen« bei Muskelkrämpfen, rheumatoiden Schmerzen, Taubheitsgefühl und verminderter Sensibilität, die durch *humor venti*-Blockaden (»Wind-Feuchtigkeit«) in diesen Leitbahnen verursacht werden. Auch bei ziehenden Schmerzen im Rücken, die durch eine energetische Erschöpfung *(depletio des »Nieren«-Funktionskreises)* verursacht werden, ist das »Klatschen« besonders wirksam.

13. »Klopfen« (chinesisch *ji*)

Die dem »Klatschen« verwandte Technik des »Klopfens mit der Faust« wird mit der locker geballten Hand ausgeführt. Mit dieser Faust werden dann meist der untere Rücken, aber auch der an der höchsten Stelle der Schädeldecke gelegene Akupunkturpunkt (»Hundert Zusammenkünfte« KG 20 [Rg 20] *baihui*) locker beklopft.

Durch das »Klopfen« werden Muskelhartspann, Verkrampfungen und Vernarbungen gelockert, aus der Sicht der TCM werden Xue-Blockaden aufgelöst. Bei Kopfschmerzen, rheumatoiden Beschwerdebildern, Taubheitsgefühl und Sensibilitätsstörungen und bei chronischen Rückenschmerzen ist diese Technik angezeigt.

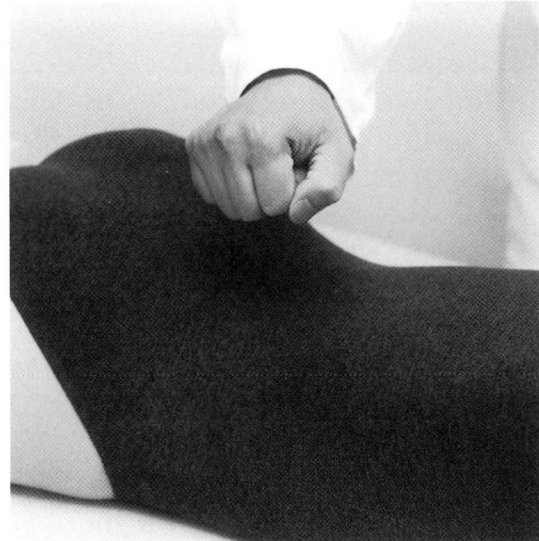 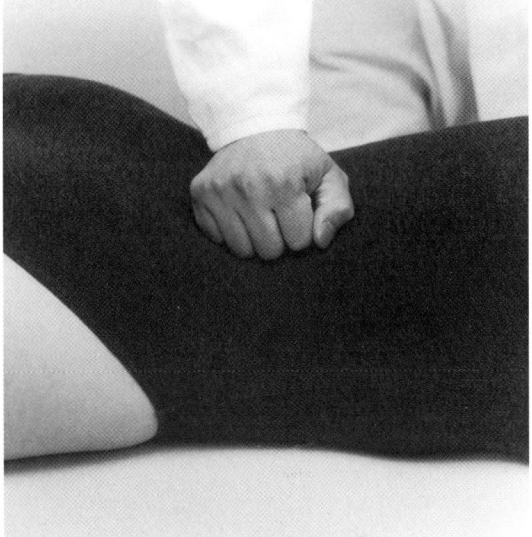

Abb. 65 a und b: »Klopfen« mit der Faust

Zum »Klopfen« werden auch die Handballen, die Handkante und die Finger einzeln eingesetzt. Das »Klopfen mit dem Handballen« erfolgt mit der lockeren Hand meist am Rücken und den Oberschenkeln.

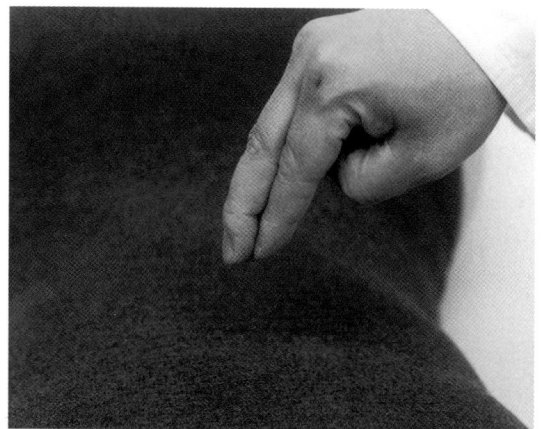

Abb. 66: »Finger-Klopfen«

Das »Finger-Klopfen« wird mit der Spitze dreier Finger vorsichtig und großflächig auf der Haut von Brust, Bauch und Kopf durchgeführt. Auch einzelne Akupunkturpunkte und Leitbahnen werden durch das Beklopfen mit den Fingern gezielt gereizt. Besondere Indikationen sind Schlafstörungen, psychovegetative Probleme und Lähmungen.

Das »Klopfen« mit der Handkante wird auch am Kopf, am oberen Rücken und auf der Schulterpartie verwendet. Diese Technik ist sanft, sie wird mit der Seite der kleinen Finger ausgeführt. Die Finger sind zuerst leicht gespreizt, meist werden die beiden Hände aneinandergelegt. Dann wird mit den Händen das zu behandelnde Areal durch eine lockere Bewegung aus dem Handgelenk beklopft, wobei die Finger aufeinander klatschen (siehe Abfolge der Bilder). Dieses klackende Geräusch ist so charakteristisch, daß man die korrekte Ausführung kontrollieren kann.

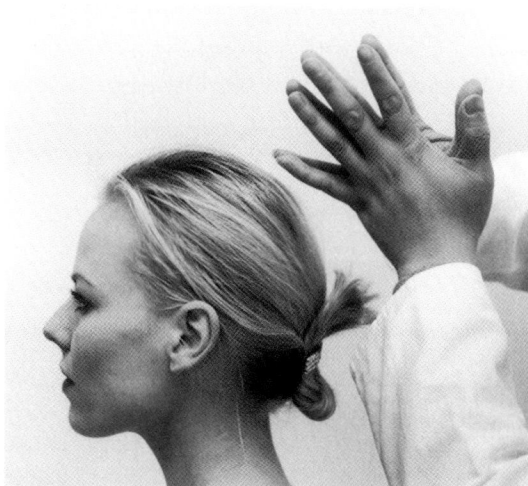

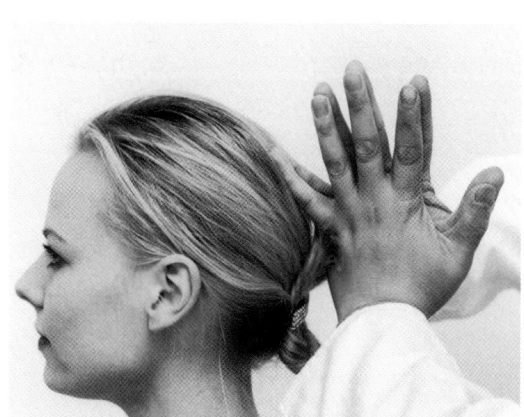

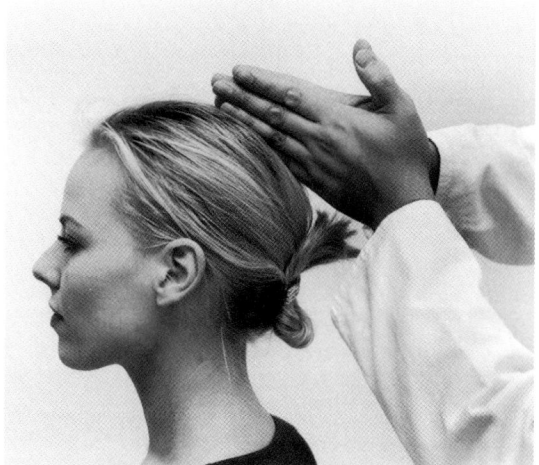

Abb. 67 a–c: »Klopfen« mit der Handkante

14. »Rotieren« (chinesisch *yao*)

Das »Rotieren« ist eine Technik zur Behandlung von Gelenken. Beim »Rotieren« wird mit einer Hand der zu behandelnde Körperteil festgehalten, mit der anderen Hand wird der Körperteil passiv kreisend oder schwingend bewegt.

Generell wird mit einem kleinen Radius begonnen und die »Rotation« dann gesteigert. Der maximale Rotationsgrad wird durch die normale Gelenkbeweglichkeit und durch die Bewegungseinschränkung und -möglichkeiten des Patienten bestimmt. Die Bewegung muß behutsam, langsam und gleichmäßig durchgeführt werden, starke Schmerzen sind ein Warnsignal und unbedingt zu vermeiden. Das »Rotieren« wird 10- bis 20mal wiederholt. Vorher müssen das Gelenk und das umliegende Gewebe durch andere Griffe bereits gewärmt und gelockert sein.

Durch die passive Bewegung des »Rotierens« werden versteifte Gelenke mobilisiert, Verklebungen gelöst und die Verhärtungen des um das Gelenk liegenden Bindegewebes und der Muskulatur gelockert. Das »Rotieren« ist deshalb besonders bei versteiften Gelenken, chronischen Gelenkentzündungen und nach Verletzungen (Sportverletzungen) angezeigt.

Beim »Rotieren« des Nackens hält eine Hand den Hinterkopf, die andere Hand nimmt den Unterkiefer. Dann wird der Kopf vorsichtig nach rechts und nach links gedreht. Diese Technik wird bei chronischem Zervikalsyndrom (Halswirbelsäulen-Syndrom), steifem Hals und bei Spannungskopfschmerzen angewandt.

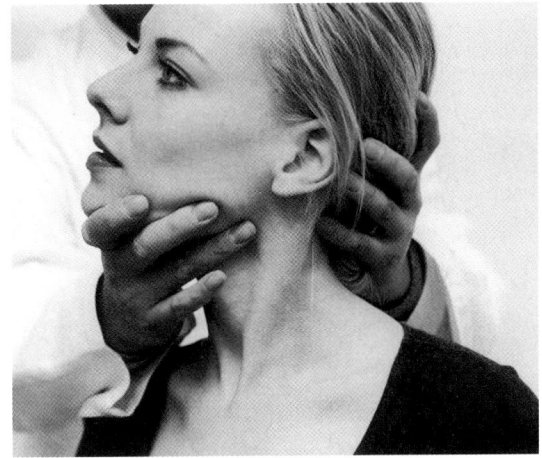

Abb. 68: »Rotieren« des Nackens

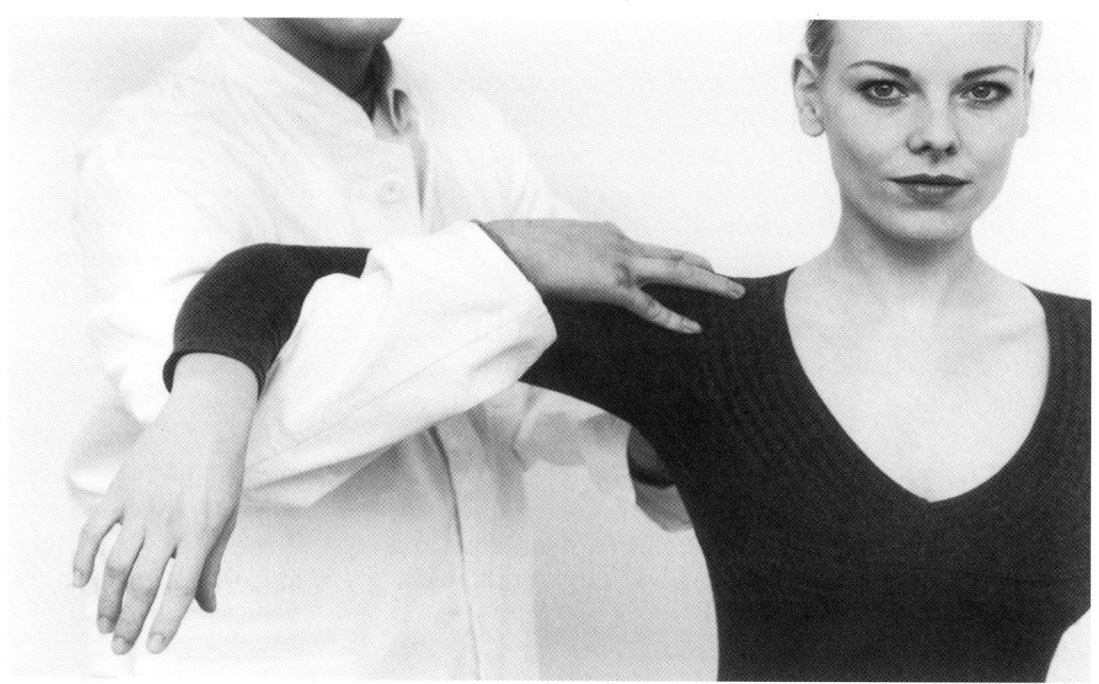

Abb. 69 a–c: »Rotieren« des Schultergelenks

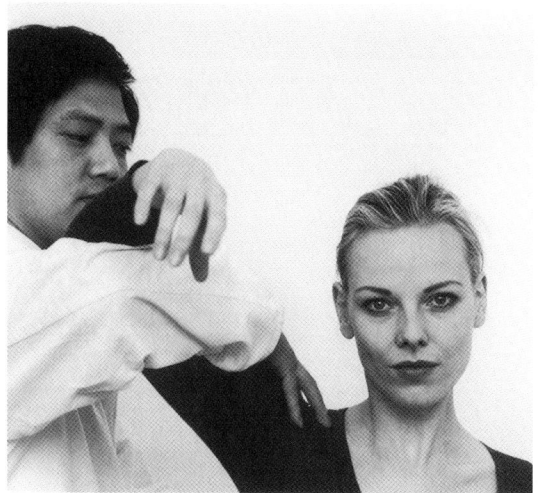

Abb. 69 b

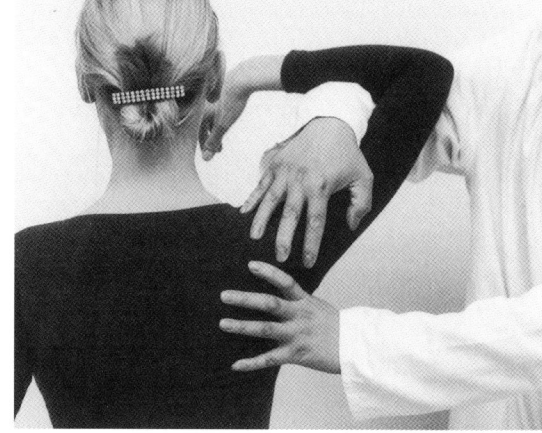

Abb. 69 c

Beim »Rotieren« des Schultergelenks wird eine Hand zur Unterstützung auf die Schulter aufgelegt. Die andere Hand hält entweder den Ellenbogen oder greift, wie hier gezeigt, unter dem Ellenbogen durch zum Rücken und stützt sich auf den Deltamuskel. Eine steife Schulter (*frozen shoulder*) und Bewegungseinschränkungen nach einem Knochenbruch sind die Indikationen.

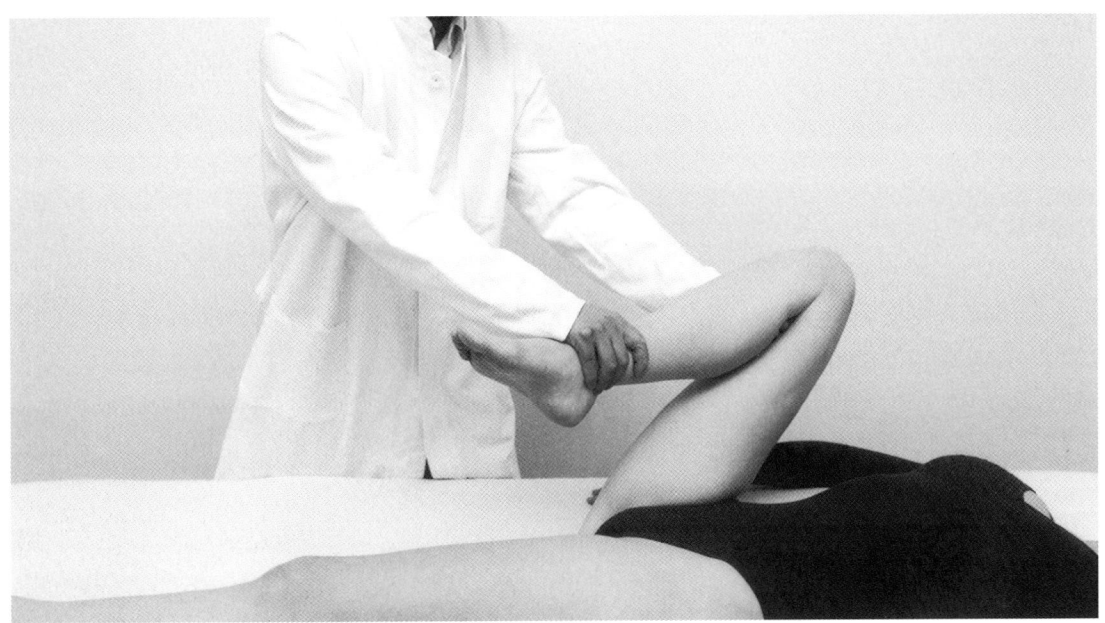

Abb. 70 a–c: »Rotieren« des Hüftgelenks

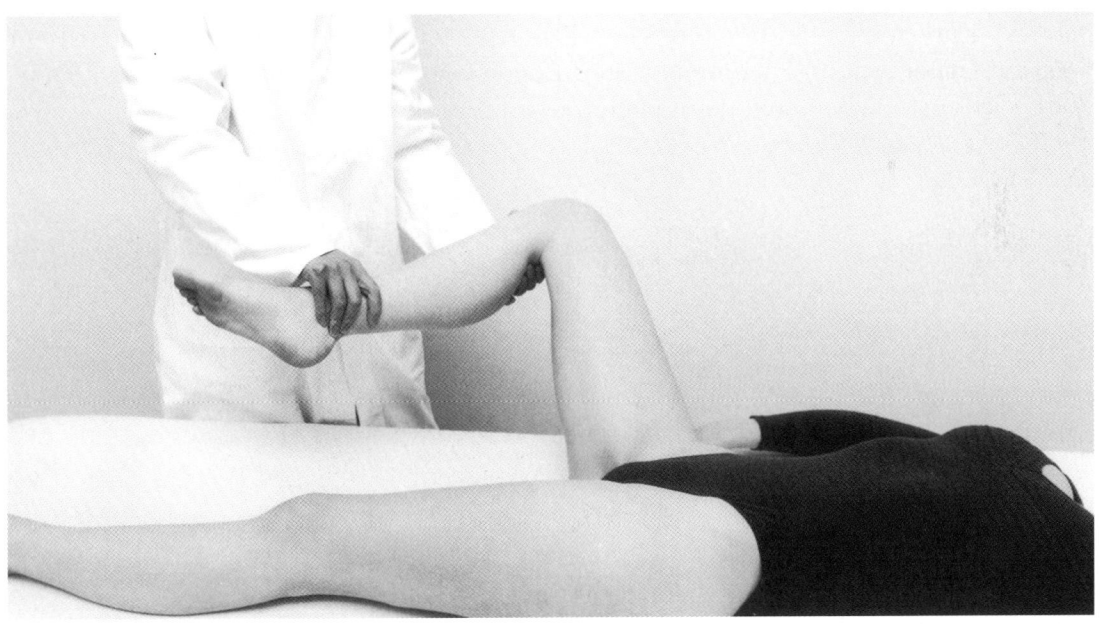

Abb. 70 b

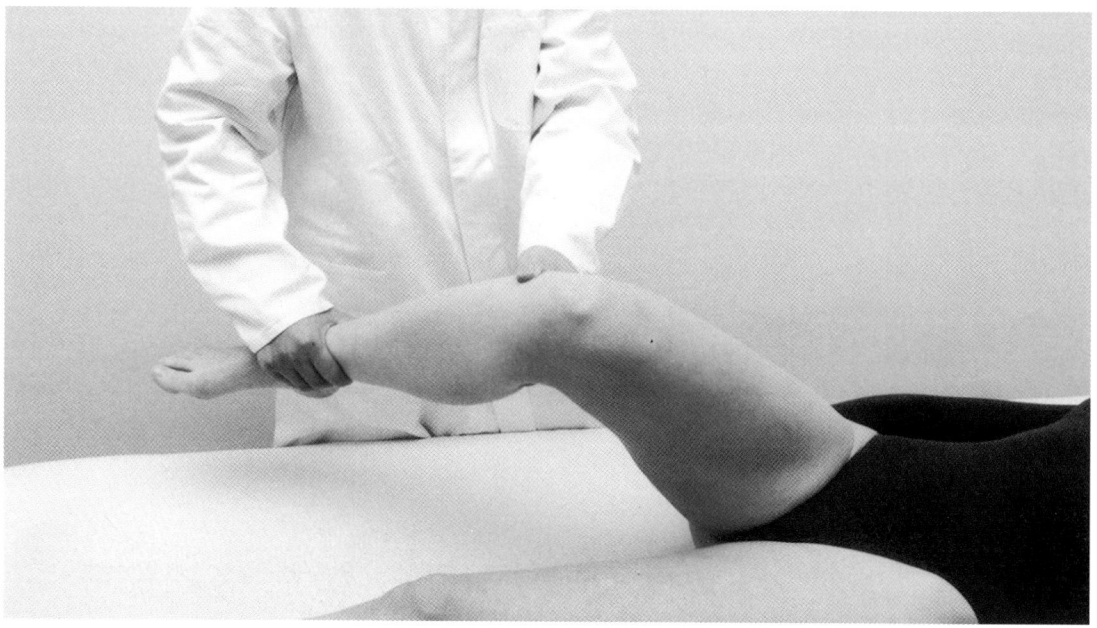

Abb. 70 c

Beim »Rotieren« des Hüftgelenks liegt der Patient auf dem Rücken. Die eine Hand hält den Knöchel, die andere das Knie. Das Knie wird gebeugt, dann wird das Bein nach außen gedreht und in einem weiten Bogen wieder nach innen rotiert. Die Dehnung wird erst nach außen, dann nach innen kreisend durchgeführt.

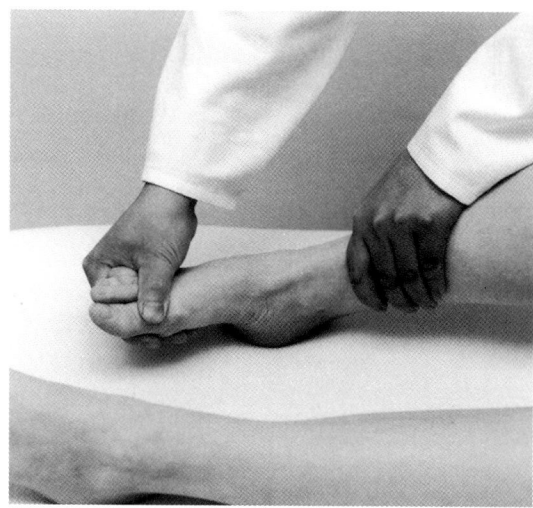

Abb. 71: »Rotieren« des Sprunggelenks

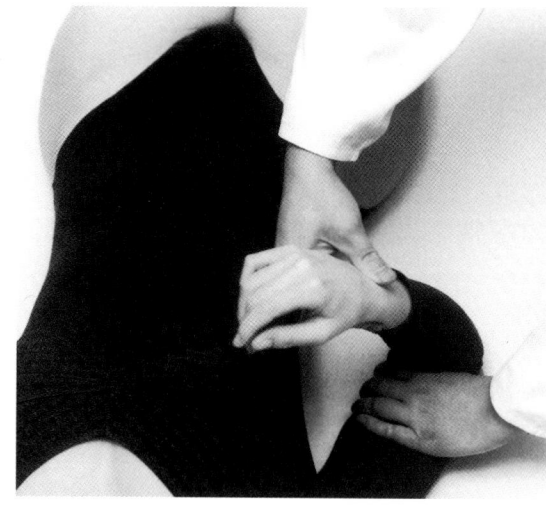

Abb. 72: »Rotieren« des Ellenbogens

Andere Gelenke, die typischerweise mit dem »Rotieren« behandelt werden, sind das Sprunggelenk (siehe Abb. 71) und der Ellenbogen (siehe Abb. 72).

116

15. »Aufladen des ganzen Körpers« (chinesisch *bei*)

Der Therapeut und der Patient stellen sich Rücken an Rücken und haken ihre Arme unter. Dann beugt sich der Therapeut nach vorn und lädt den ganzen Körper des Patienten auf seinen Rücken, bis dieser frei hängt.

Dann wird der Patient entweder sanft geschüttelt oder mit massiven Stößen des Beckens mehrfach rhythmisch nach oben geschleudert.

Die erste Variante des »Aufladens und Schüttelns« bewirkt eine vorsichtige Dehnung und Lockerung der Muskeln, Sehnen, Bänder und Wirbelgelenke des Rückens, die Bandscheiben werden entlastet und können sich ausdehnen.

Die zweite Variante des »Aufladens und Stoßens« dient zum Einrichten der kleinen Wirbelgelenke nach Verletzungen und Zerrungen und unterstützend zur Behandlung von Bandscheibenvorfällen.

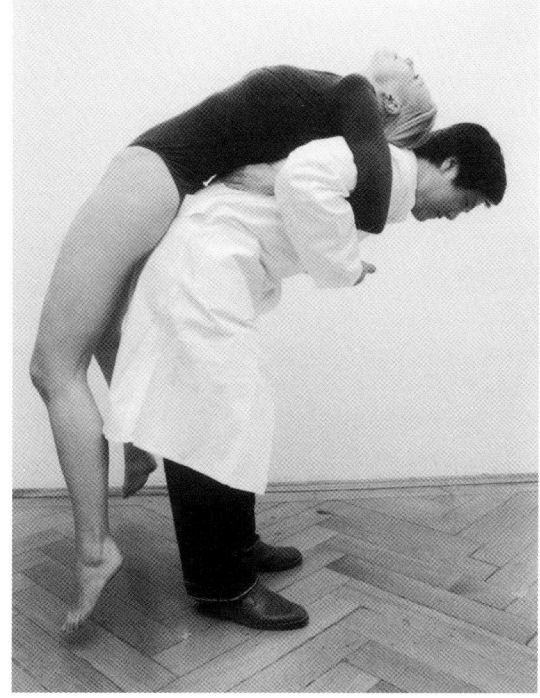

Abb. 73: »Aufladen« des ganzen Körpers

16. »Ziehen«, »Traktion« (chinesisch *pan*)

Beim »Ziehen« hält der Therapeut einen Arm, ein Bein oder den Kopf des Patienten und zieht mit der anderen Hand kräftig in eine Richtung. Dadurch entsteht ein starker Zug, durch den Gelenke mobilisiert und eingerenkt werden.

Diese Technik erfordert ein fundiertes Wissen über die Anatomie, mögliche Verletzungsmuster und über die normale Beweglichkeit von Gelenken. Die »Traktion« sollte deshalb nur von erfahrenen Therapeuten durchgeführt werden. Vorher ist auf eine intensive Wärmung und Lockerung durch andere Tuina-Techniken zu achten.

Ähnliche Griffe sind auch in der westlichen manuellen Therapie (Chirotherapie) bekannt.

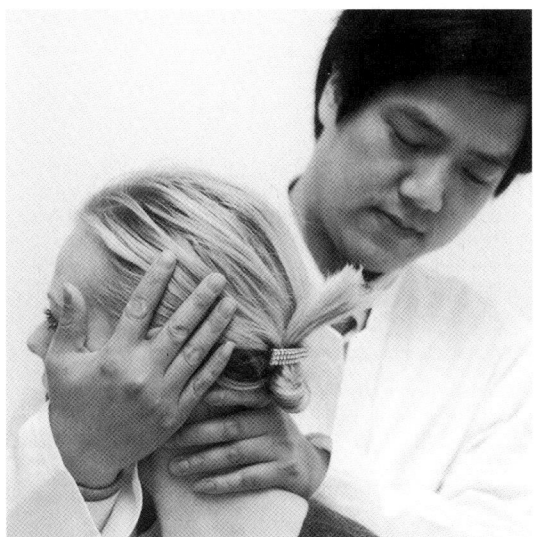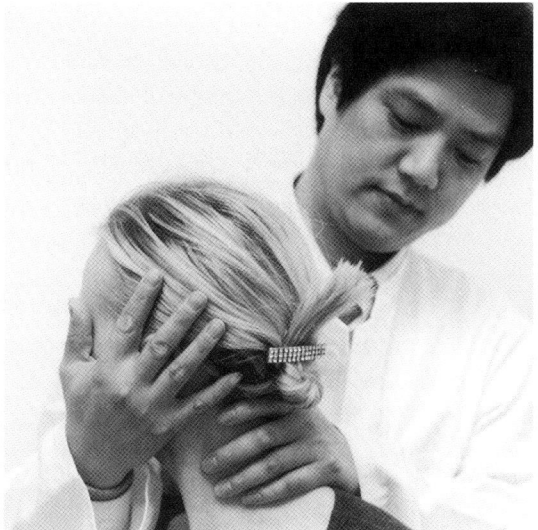

Abb. 74 a und b: »Ziehen« der Halswirbelsäule

Für das »Ziehen« der Halswirbelsäule sitzt der Patient aufrecht, der Kopf ist ca. 30° nach vorn gebeugt. Der Therapeut tritt seitlich heran, faßt mit der einen Hand Nakken und Hinterkopf, mit der anderen Hand den Kiefer. Zuerst dreht er den Kopf des Patienten um maximal 45°, dann ziehen beide Hände kräftig, aber vorsichtig in die Gegenrichtung und dehnen die Halswirbelsäule um weitere 5 bis 10°. Ein schnappendes Geräusch signalisiert das Einrenken kleiner Wirbelsäulengelenke.

Beim »Ziehen« der Lendenwirbelsäule liegt der Patient seitlich auf dem Rücken, das untere Bein bleibt ausgestreckt, das oben liegende Bein wird in Knie und Hüfte gebeugt. Der Behandler faßt mit einer Hand die Schulter, mit der anderen Hand (oder dem ganzen Arm) fixiert er die Hüfte. Dann wird in gegensätzlicher Richtung ein starker Zug ausgeübt, um die Gelenke der Lendenwirbelsäule einzurenken. Das

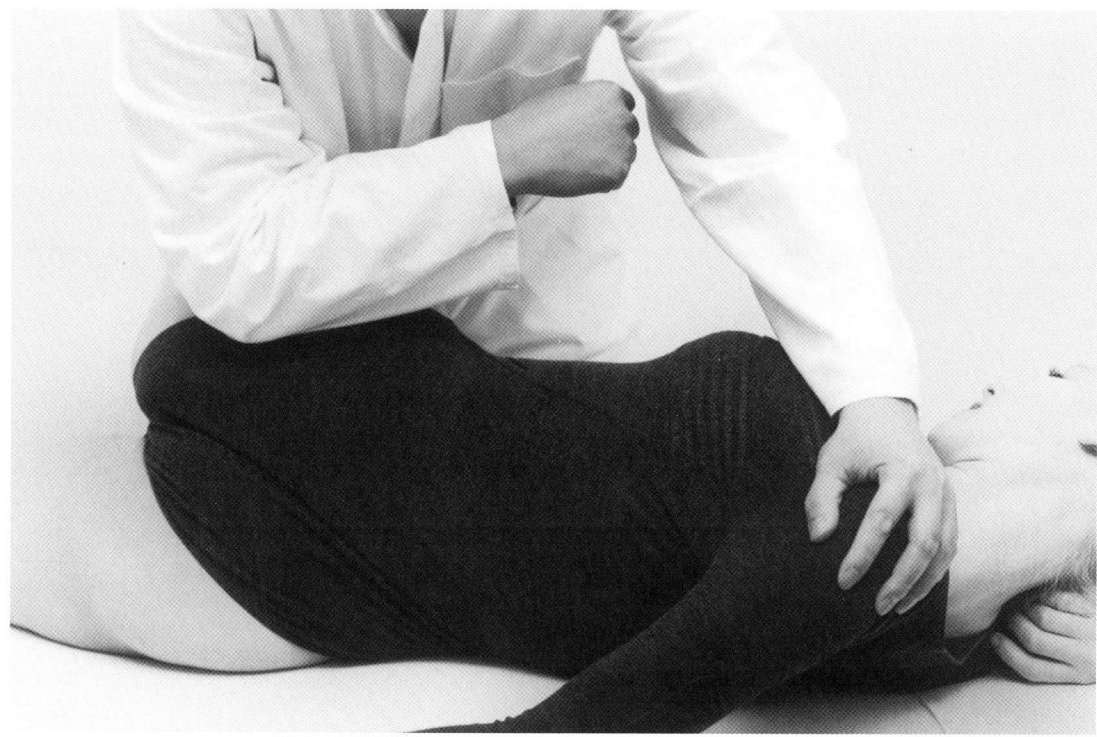

Abb. 75: »Ziehen« der Lendenwirbelsäule

Segment der Lendenwirbelsäule, in dem eingerenkt werden soll, kann durch die Höhe der Hüftfixierung gesteuert werden.

Eine weitere Variante des »Ziehens« der Lendenwirbelsäule wird im Liegen auf dem Bauch durchgeführt: Die eine Hand fixiert und drückt die untere Lendenwirbelsäule, mit der anderen werden ein Bein (siehe Abb. 76) oder beide Beine hochgehoben (siehe Abb. 77) und bis zum maximalen Maß gehoben und gedehnt. Der entstehende Zug wird immer wieder verstärkt und gelockert. Dadurch wird die Muskulatur in den Lenden allmählich gestreckt und gedehnt. Mit einer kurzen, kraftvollen Aktion über das Maximum hinaus werden auch Wirbelgelenke eingerenkt.

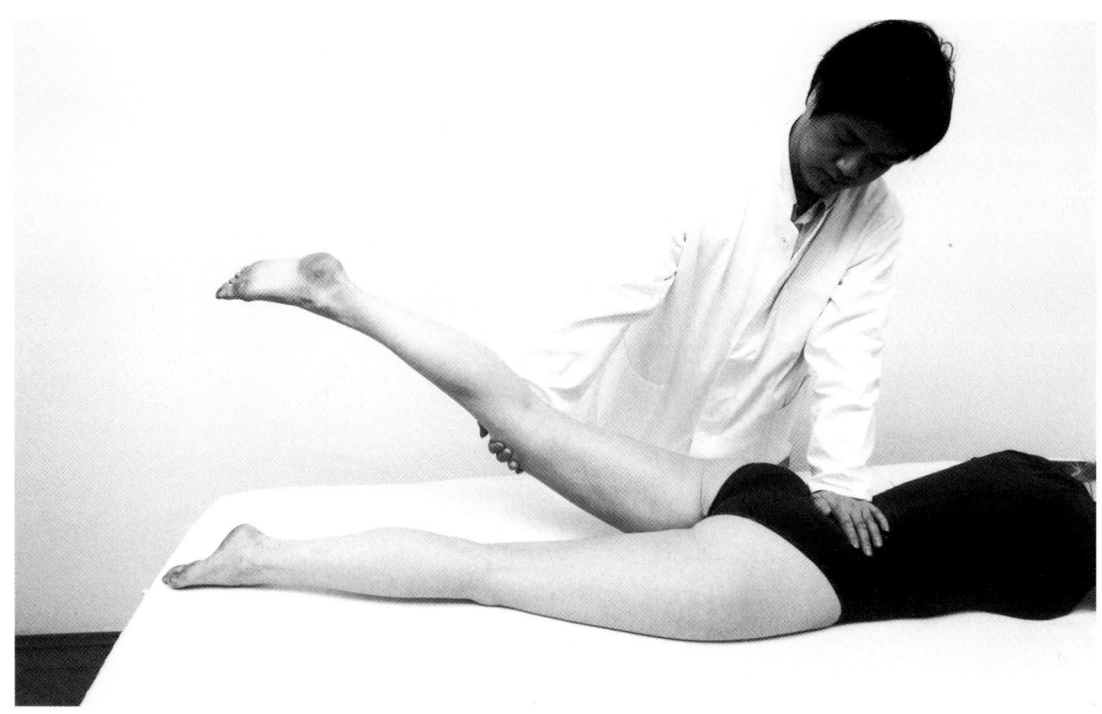

Abb. 76: »Ziehen« der Lendenwirbelsäule

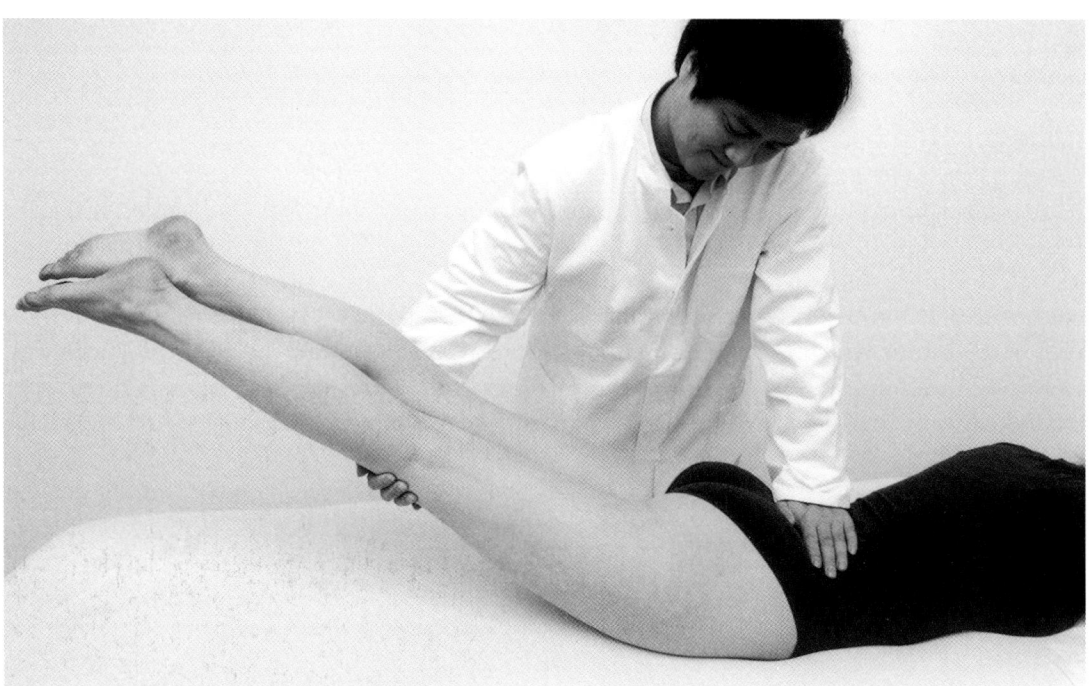

Abb. 77: »Ziehen« der Lendenwirbelsäule

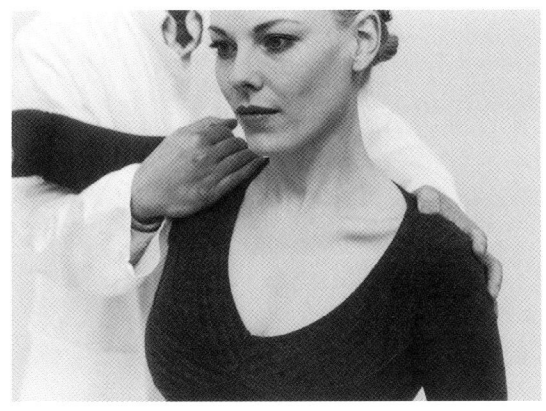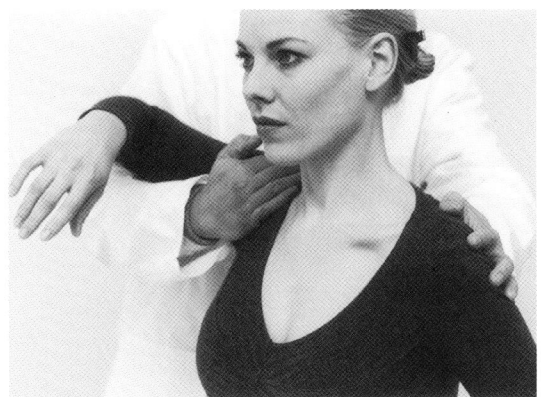

Abb. 78 a und b: »Ziehen« der Schulter

Das »Ziehen« der Schulter erfolgt im Sitzen. Die eine Hand hält den Arm und die Schulter, mit der anderen Hand wird die Schulter der Gegenseite fixiert. Dann hebt der Behandler langsam den Arm des Patienten und drückt gleichzeitig die Schulter nach unten. So wird das Schultergelenk maximal nach außen und oben gedehnt (Abduktion), und die geschrumpfte Gelenkkapsel wird geweitet.

17. »Dehnung« (chinesisch *bashen*)

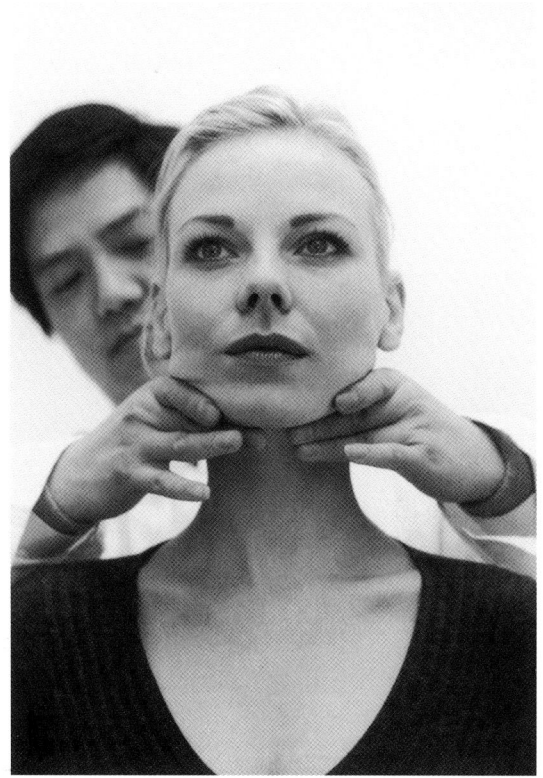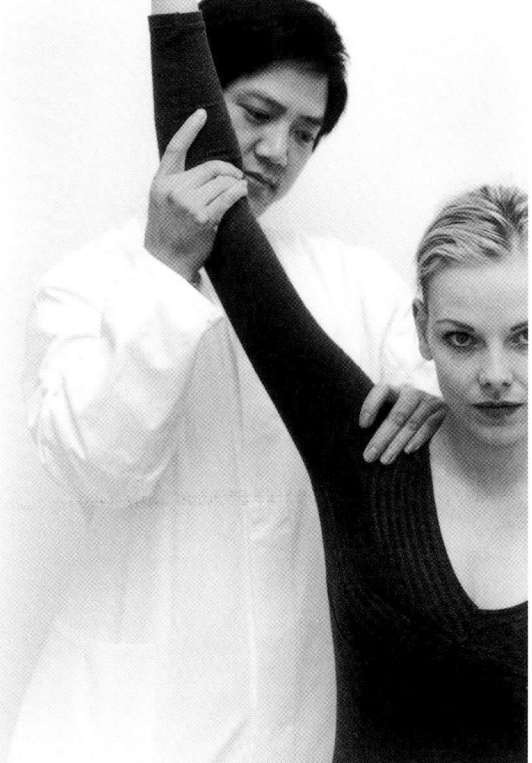

Abb. 79: »Dehnen« der Halswirbelsäule *Abb. 80: »Dehnung« der Schulter*

Das Grundprinzip der »Dehnung« ist, daß der Therapeut mit großer Kraft in der Längsachse ein Gelenk zieht und so eine Dehnung des Gelenkspalts entsteht. Die ›Dehnung‹ wird bei akuten Verletzungen und Verrenkungen (Luxationen) von Muskeln, Bändern, Gelenken und auch bei Knochenbrüchen angewendet, um die Gelenke und Knochen in die richtige Stellung zurückzubringen und Gewebeschädigungen und Nervenkompressionen zu vermeiden. Diese Technik sollte nur von erfahrenen Ärzten angewandt werden.

Beim »Dehnen« der Halswirbelsäule und der Nackenmuskulatur hält der Arzt den Hinterhauptsknochen mit den Daumen und den Unterkiefer mit den Fingern. Dann zieht er gegen den Widerstand des Körpergewichts den ganzen Kopf nach oben.

Die »Dehnung« der Schulter erfolgt durch ein sehr kräftiges Auseinanderziehen des Arms nach oben, wobei mit der einen Hand die Schulter fixiert und mit der anderen Hand in der Nähe des Ellenbogens der Arm nach oben gezogen wird. Bei dieser Technik wird eine Dehnung mehr der Muskeln und anderen Gewebe erreicht, für das Einrenken einer Schulterluxation ist die Kraft zu gering.

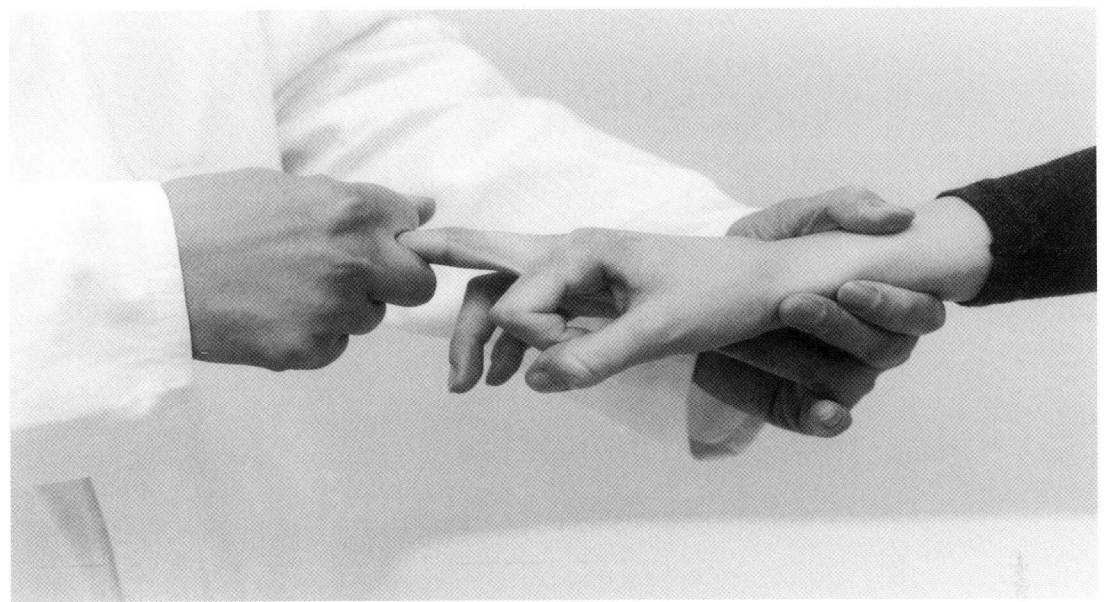

Abb. 81: »Dehnung« des Fingers

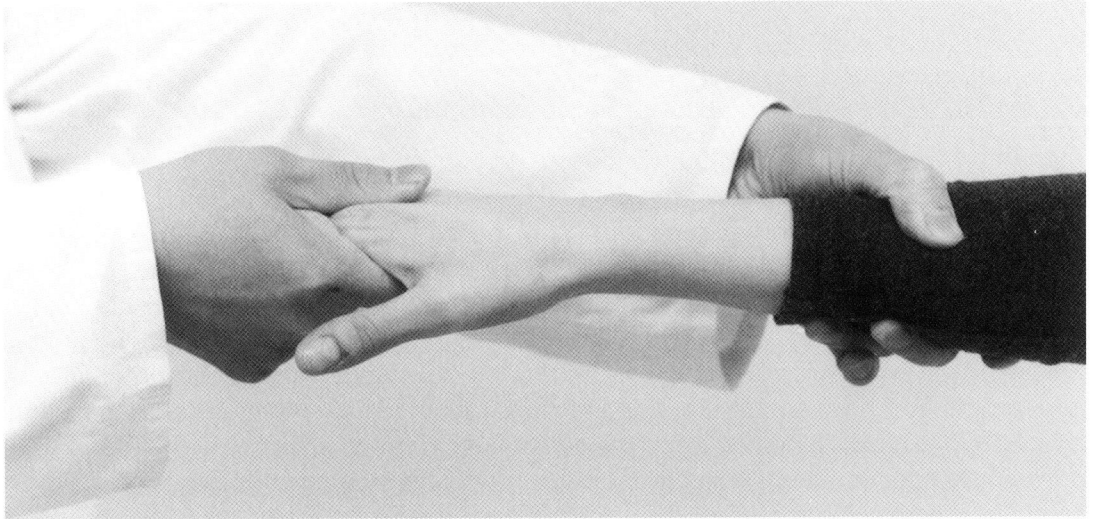

Abb. 82: »Dehnung« des Handgelenks

Bei der »Dehnung« der Finger wird das Handgelenk fixiert, und Daumen und Zeigefinger der anderen Hand ziehen den Finger ruckartig nach außen.

Bei der »Dehnung« des Handgelenks wird der Unterarm fixiert, und alle Finger werden kräftig und ruckartig nach außen gezogen.

Behandlungsbeispiele

Die Tuina-Methode basiert auf einer für jeden Patienten individuell gestellten TCM-Diagnose und dem für ihn danach zusammengestellten optimalen Tuina-Behandlungsprotokoll. Die hier ausgewählten Beispiele sollen typische Behandlungen zeigen und können für diese Krankheitsbilder als Kurzanleitung verwendet werden.

Hier können aber nur wenige Krankheitsbilder vorgestellt und die Individualität der einzelnen Therapien nicht berücksichtigt werden – ein Patient mit Rückenschmerzen aufgrund einer Blockade des Xue wird anders behandelt als ein Patient mit Rückenschmerzen mit einer Erschöpfung des Yang. Auch in der westlichen Medizin unterscheidet sich die Behandlung einer rein muskulären Rückenverspannung von der eines Bandscheibenvorfalls mit Lähmungserscheinungen. Eine Tuina-Behandlung kann also auch bei ähnlichen Beschwerdebildern sehr unterschiedlich sein.

Darum sollten die hier vorgestellten Behandlungsprotokolle auch als Beispiele gesehen werden, die dem Einzelfall optimal angepaßt sind, oft aber abgewandelt werden müssen.

Behandlungsprotokoll Steife Schulter (*frozen shoulder*)

Vorbemerkungen

Das Beschwerdebild der »Steifen Schulter« (englisch: *frozen shoulder*) tritt meist zwischen dem vierzigsten und fünfzigsten Lebensjahr auf, gehäuft bei vorausgegangenen Verletzungen oder bestehenden Stoffwechselkrankheiten wie Diabetes.

Zentrales Symptom ist die eingeschränkte Beweglichkeit einer Schulter, einzelne Bewegungen können gar nicht mehr oder nur noch unter großen Schmerzen durchgeführt werden. Nachts sind die Schmerzen oft schlimmer und stören einen ruhigen Schlaf. Meist ist das Armheben, Armdehnen und die Armdrehung schmerzhaft eingeschränkt. Bei Röntgenaufnahmen sind meist kleine Verkalkungen um das Gelenk zu sehen, diese haben jedoch nur geringe Aussagekraft, da auch bei vielen beschwerdefreien Menschen über 40 solche Veränderungen zu finden sind. Die Schultermuskeln sind meist atrophisch (geschrumpft).

Die Behandlungsprinzipien und -ziele einer Tuina-Behandlung bei einer »Steifen Schulter« sind:

• die Muskeln, Sehnen und das Gelenk-Bindegewebe zu lockern und zu entspannen
• den Fluß des Xue zu dynamisieren und so
• Schmerzen zu stillen

Behandlungsablauf

Der Patient sitzt während der Behandlung.

1. Als erster Schritt werden die betroffenen Schultermuskeln und die Schulterblatt-region mit »Rollen« der Handkante oder der ganzen Hand 10 Minuten gelockert (siehe Abb. 83). Dadurch entsteht ein allgemeines Wärmegefühl, und die Schmerzen werden reduziert. Bei der Behandlung des Deltaamuskels hebt man dazu den Arm des Patienten auf ca. 90° an.

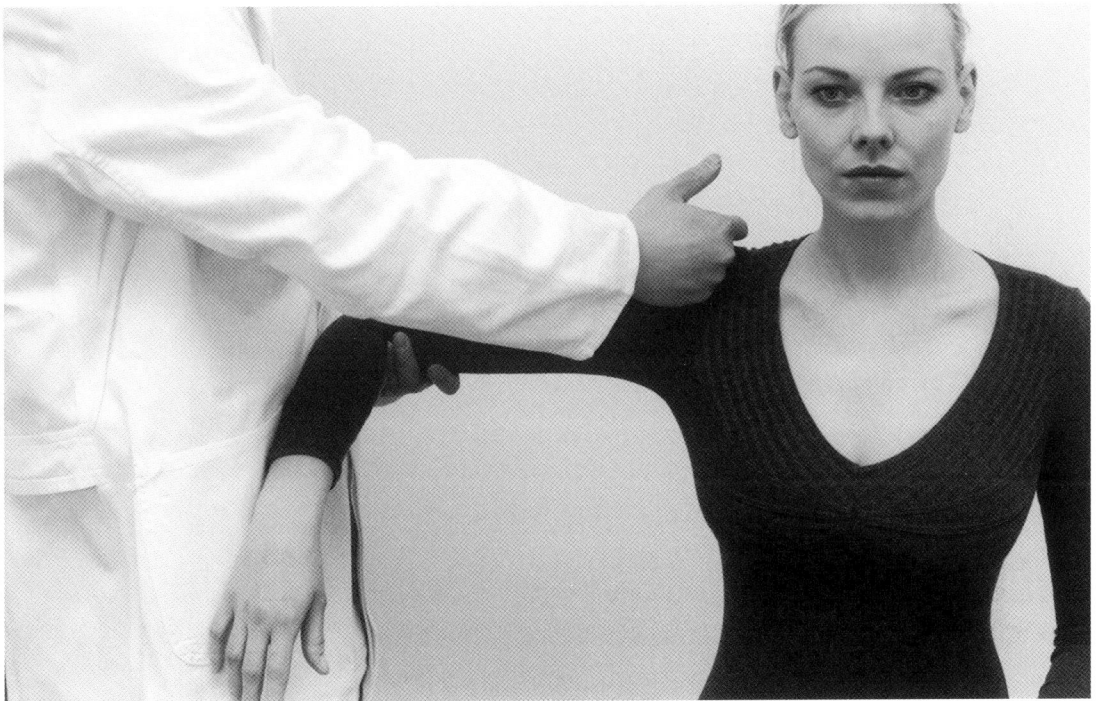

Abb. 83: »Rollen« der Schulter

2. Durch »Kneten« werden dann folgende lokale Akupunkturpunkte behandelt:
   - »Spalt unter der Schulterhöhe« (*jianyu*), Di 15 (IC 15) (siehe Abb. 84)
   - »Geradheit der Schulter« (*jianzhen*), Dü 9 (IT 9)
   - »Brunnen der Schulter« (*jianjin*), Gb 21 (F 21)
   - »Kellerloch der Schulter« (*jianjiao*), 3E 14 (T 14)

Besonders schmerzhafte lokale Punkte, chinesisch *ashi* genannt, werden bei jeder Behandlung gesucht und mitbehandelt. Jeder Punkt wird mindestens eine Minute »geknetet«.

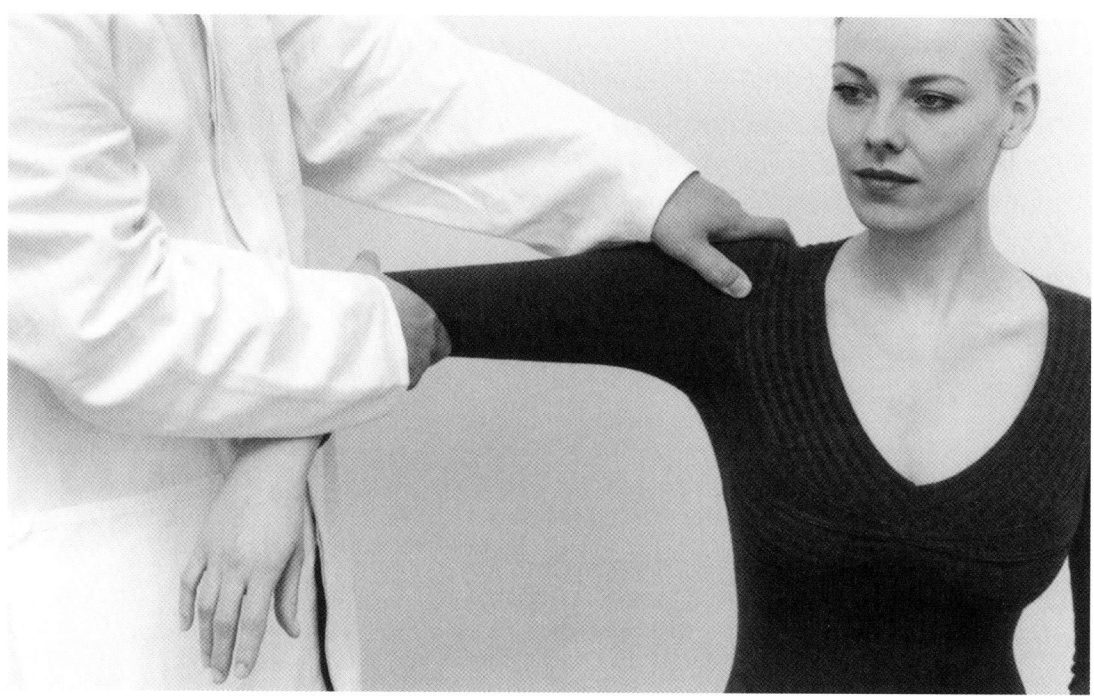

Abb. 84: »Kneten« des »Spalts unter der Schulterhöhe«

3. Neben lokalen Punkten müssen auch immer weiter entfernt liegende Akupunktur-punkte mit der Technik des »Knetens« behandelt werden:

- »Gekrümmter Teich« (*quchi*), Di 11 (IC 11)
- »Hinterer Wasserlauf« (*houxi*), Dü 3 (IT 3)
- »Vereinte Täler« (*hegu*), Di 4 (IC 4)

4. Anschließend wird die ganze Schulter mit der ganzen Hand »geknetet«:

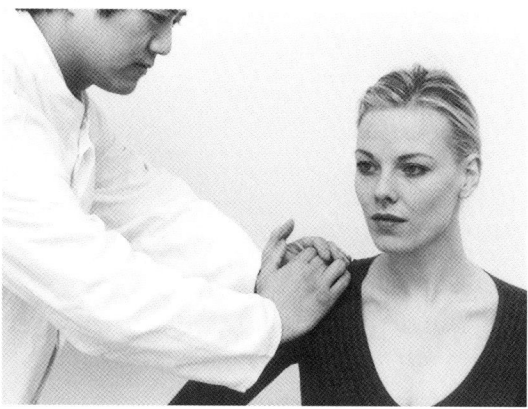

Abb. 85: »Kneten« der ganzen Schulter

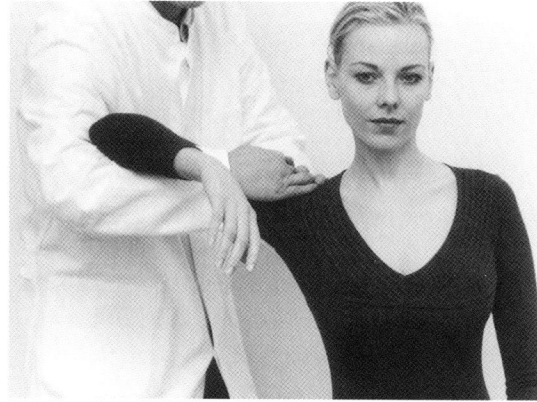

Abb. 86: »Rotieren« der Schulter

5. Um die Beweglichkeit zu verbessern, wird das Schultergelenk vorsichtig in alle Richtungen mehrfach »rotiert« (siehe Abb. 86).

6. Das Manöver des »Dehnens«, des Hebens und Ziehens nach oben oder hinten (siehe Abb. 87), muß bei der »Steifen Schulter« besonders vorsichtig angewandt werden und darf keinesfalls zu schmerzhaft sein. Durch das »Dehnen« werden die Verklebungen im Gelenk gelöst und die Schulter beweglicher.

7. Zum Abschluß soll der ganze Arm und die Schulter durch »Schütteln« entspannt werden (siehe auch Abb. 57, Seite 107).

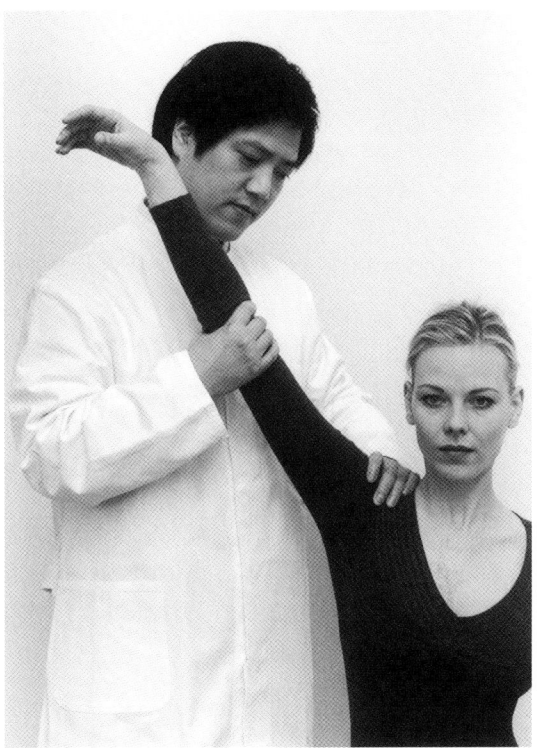

Abb. 87: »Dehnen« der Schulter

Behandlungsprotokoll Halswirbelsäulen-Syndrom

Vorbemerkungen

Die Ursachen chronischer Nackenschmerzen und anderer, von der Halswirbelsäule ausgelöster Symptome sind vielfältig: Unfälle mit einem Schleudertrauma der Halswirbelsäule, chronische Überlastung und Fehlhaltung (z. B. durch Schreibtisch- und Bildschirmarbeit) führen zu muskulären Verspannungen, Verdrehungen der kleinen Wirbelgelenke, zunehmender Degeneration dieser Gelenke (Spondylose) und fixierten Fehlstellungen bis hin zum Bandscheibenvorfall.

Typische Beschwerden sind immer wiederkehrender Schiefhals (Torticollis), Schwindel, Ohrgeräusche (Tinnitus), Muskelhartspann im Nacken und an den Schultern und Schmerzen in Schultern, Nacken und Hinterkopf, die oft bis in die Arme und Fingerspitzen ausstrahlen, aber auch Migräne und sogar Schmerzen im Brustbereich (die oft als Herzanfall fehlgedeutet werden). Manchmal wird auch über eine Taubheit der Finger geklagt, die auf die Nervenkompression im Bereich der Halswirbelsäule zurückzuführen ist.

Die Behandlungsprinzipien und Therapieziele beim Halswirbelsäulen-Syndrom sind

- die Muskeln und Sehnen zu entspannen
- verschobene Wirbelkörper und Wirbelgelenke wieder in ihre normale Position zu bringen
- den Fluß von Qi und Xue wiederherzustellen.

Der Erfolg der Tuina-Methode hängt hier nicht nur vom Wissen und der Erfahrung des Therapeuten, sondern auch von der Schwere der Gelenkdegenaration ab. An der Halswirbelsäule sollten nur erfahrene Ärzte Tuina-Griffe zum Einrenken verschobener Gelenke anwenden. Beim Verdacht eines Bandscheibenvorfalls verbietet sich jede solche Manipulation.

Behandlungsablauf

Die Behandlung wird im Sitzen begonnen.

1. Mit »Greifen« und »Kneifen« entlang der Halswirbelsäule werden Halsmuskulatur und Bindegewebe gelockert (siehe Abb. 88). Dabei werden auch die »Akupunkturpunkte entlang der Wirbelsäule« *(huatoujiaji)* und im Nacken, wie zum Beispiel »Himmelssäule«, Bl 10 (V 10), stimuliert (50- bis 100mal).

2. Das »Rollen« wärmt großflächig das ganze Areal (siehe Abb. 89). Es wird auf beiden Halsseiten zur Schulter hin durchgeführt (ca. 5 bis 10 Minuten).

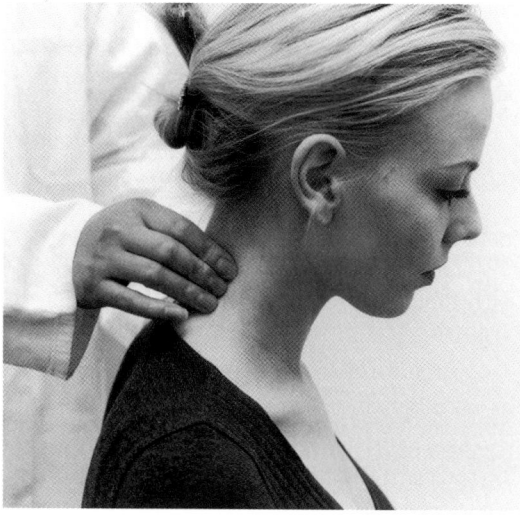

Abb. 88: »Greifen« und »Kneifen« der Halswirbelsäule

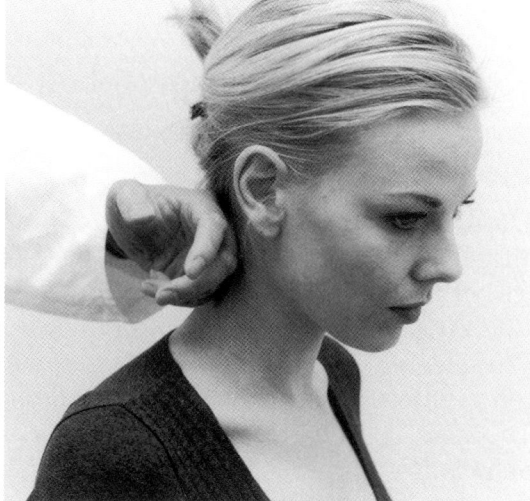

Abb. 89: »Rollen« der Halswirbelsäule

3. Durch »Greifen« und »Kneten« der Schultermuskulatur (siehe Abb. 90) wird diese dann weiter erwärmt, entspannt und gelockert (100mal).

4. Nachdem die Halsmuskulatur nun intensiv entspannt und gewärmt wurde, wird die Halswirbelsäule einige Male in jede Richtung vorsichtig »rotiert« (siehe Abb. 91) und damit weiter mobilisiert.

5. Durch das Manöver des »Ziehens« (siehe Abb. 92) gelingt es in einem weiteren Schritt, verschobene Gelenke wieder in die richtige Position zurückzubringen. Das »Ziehen« erfolgt in jede Richtung nur einmal.

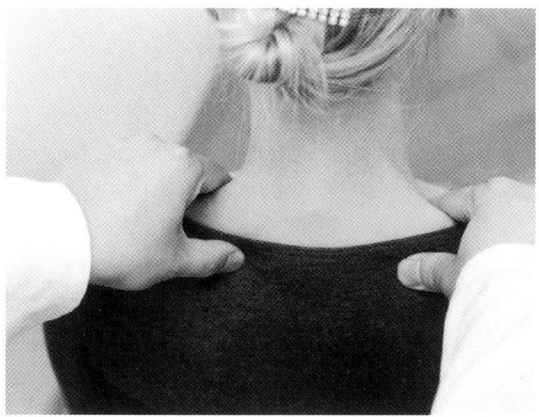

Abb. 90: »Greifen« und »Kneten« der Schultermuskulatur

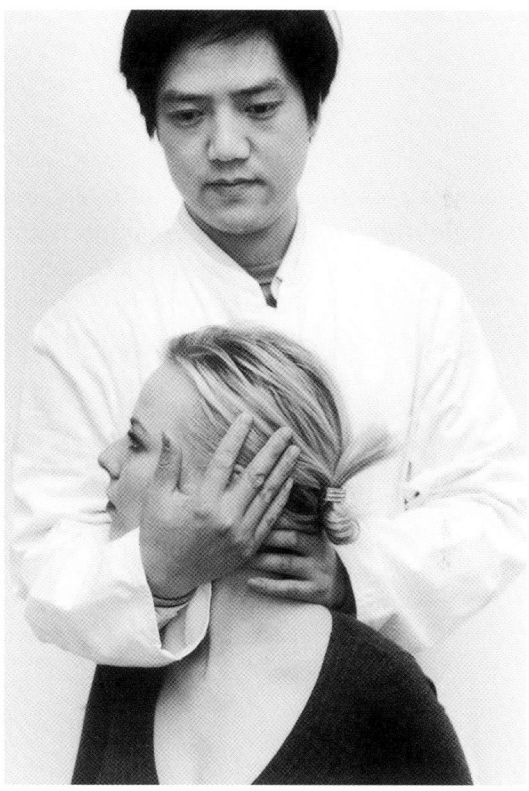

Abb. 92: »Ziehen« der Halswirbelsäule

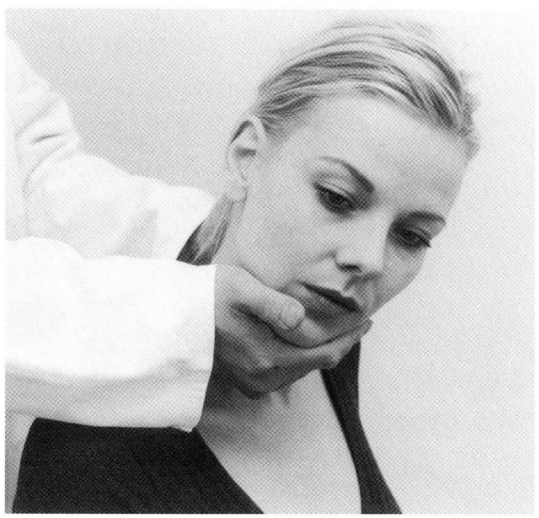

Abb. 91: »Rotieren« der Halswirbelsäule

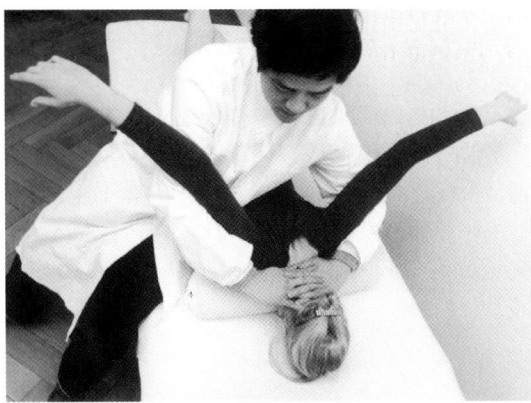

Abb. 93: »Dehnen« der Halswirbelsäule

6. Zum »Dehnen« wird der Patient auf den Bauch gelegt, der Hals liegt auf einer Nackenrolle und die Hände des Therapeuten liegen im Nacken. Die Arme des Patienten werden nach oben gezogen, der Nacken vorsichtig nach unten gedrückt (siehe Abb. 93). Dadurch entsteht eine Dehnung aller Halswirbel.

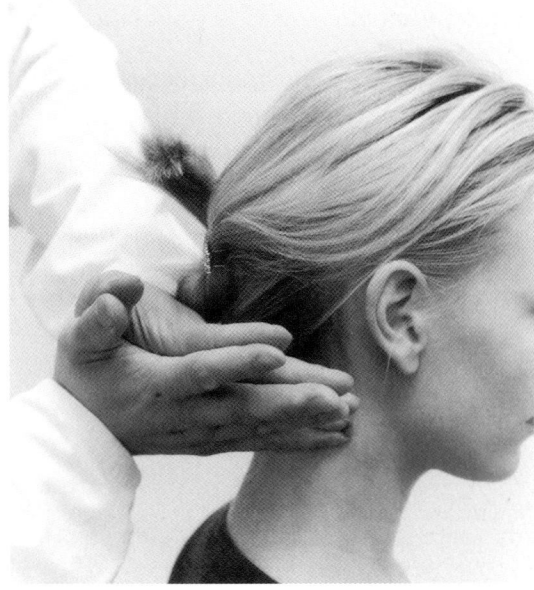

Abb. 94: »Klatschen mit der Handkante«

7. Die Behandlung der Halswirbelsäule wird durch »Klatschen mit der Handkante« abgeschlossen (siehe Abb. 94). Dabei wird mit der Kleinfingerseite der Hand »geklatscht« und eine Harmonisierung erreicht (50mal auf jeder Seite).

Behandlungsprotokoll Chronische Rückenschmerzen (chronisches Lendenwirbelsäulen-Syndrom)

Vorbemerkungen

Eine der häufigsten Beschwerden sind chronische Rückenschmerzen oder ein chronisches Lendenwirbelsäulen-Syndrom. Jede fünfte Krankschreibung in Deutschland wird mit dieser Diagnose begründet, dieses Thema hat also, neben dem individuell verursachten Leiden, eine große sozialmedizinische und ökonomische Bedeutung.
Die häufigsten Ursachen sind chronische Verletzungen der »weichen Gewebe« (Muskeln, Sehnen und Bänder), Bandscheibenvorwölbungen und -vorfälle, eine Degeneration der Wirbelgelenke (Spondylarthrose) mit Verknöcherungen, die Osteoporose (krankhafter Knochenschwund) und Knochenbrüche. Die eigentlichen Gründe liegen (außer den Verletzungen) häufig in einer dauernden Überlastung, chronischem Bewegungsmangel und Übergewicht.

Die Tuina-Methode ermöglicht eine wirksame Behandlung akuter und chronischer Weichteilschäden und von Bandscheibenproblemen. Bei Osteoporose, inneren schweren Krankheiten (wie Nierenentzündungen) und dem Verdacht auf Knochenverletzungen ist sie jedoch nicht angezeigt.

Im folgenden Beispiel wird der Ablauf einer Rückenbehandlung bei Rückenschmerzen durch akute oder chronische Weichteilschäden gezeigt. Meist werden neben den Akupunkturpunkten der »Blasen«-Leitbahn (wie hier detailliert gezeigt) auch besonders verkrampfte Punkte und Schmerzpunkte (chinesisch *ashi*) durch mehrere Manöver wie das »Kneten« und »Pressen« behandelt.

Behandlungsablauf

Die Behandlung beginnt im Liegen auf dem Bauch.

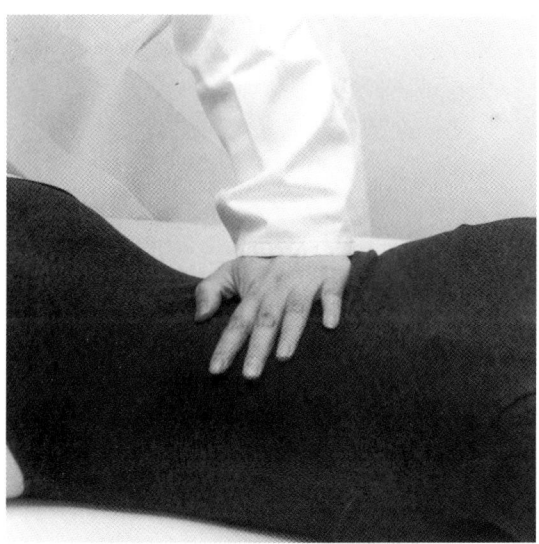

Abb. 95: *»Kreisendes Reiben«*

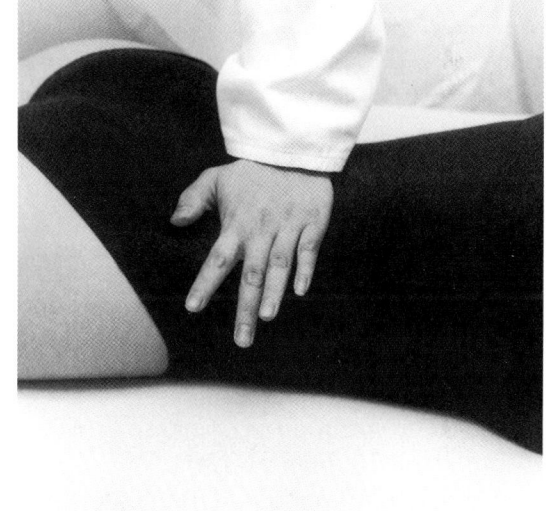

Abb. 96: *»Kneten mit dem Handballen«*

1. Abb. 95: »Kreisendes Reiben«: (5 bis 10 Minuten): Mit kreisenden, rhythmischen Bewegungen der Handfläche wird der ganze Lendenwirbelsäulen- und Brustwirbelsäulenbereich erwärmt und gelockert. Gleichzeitig spürt der Tuina-Therapeut auch die besonders verkrampften Muskeln auf.

2. Abb. 96: »Kneten mit dem Handballen« (100- bis 300mal): Mit dem Handballen werden die schmerzhaften Muskeln und Regionen »geknetet«, um die Verhärtungen zu lösen.

3. Abb. 97: »Rollen« (5 bis 10 Minuten): Zuerst werden die betroffenen Areale und großen Muskelstränge vorsichtig durch das »Rollen« noch einmal erwärmt und gelok-

kert. Dann erfolgt das »Rollen« mit deutlich mehr Kraft. Das »Rollen« wirkt in tiefen Schichten und kann dort Blockaden erreichen, anhaltend Schmerzen beheben und den Fluß der Energien (Qi, Xue) dynamisieren.

4. Abb. 98: »Greifen« und »Kneifen« (5 bis 10 Minuten): Die Muskelstränge auf beiden Seiten der Wirbelsäule werden anschließend durch »Greifen« und »Kneifen« zusammengedrückt und angehoben, um die angrenzenden Sehnen und Bänder zu lockern.

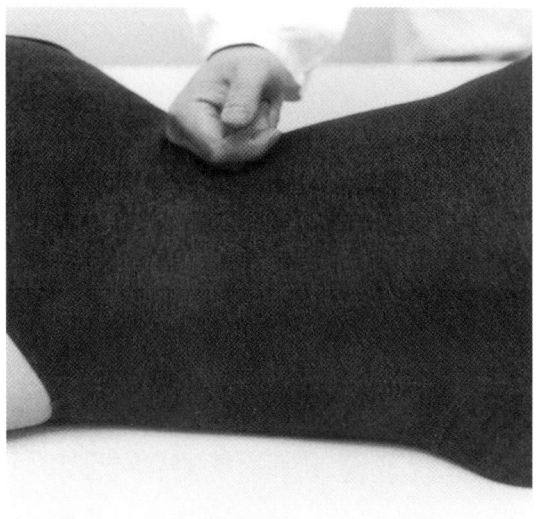
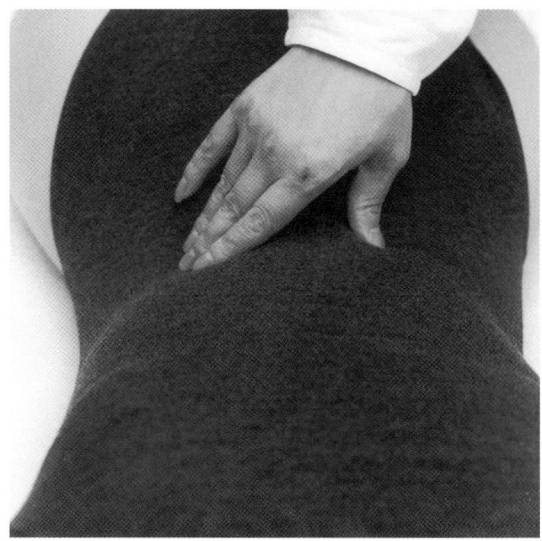

Abb. 97: »Rollen« *Abb. 98: »Greifen« und »Kneten«*

5. »Kneten« von Akupunkturpunkten (je 100mal): Durch das »Kneten« der Akupunkturpunkte wird eine intensive Wirkung (abhängig vom Therapeuten auch stärker als eine Akupunktur) erzielt. Folgende Punkte werden behandelt:

- »Einflußpunkt des Nieren-Funktionskreises« Bl 23 (V 23) und »Einflußpunkt des Dickdarms«, Bl 25 (V 25)
- »Angelpunkt des Oberschenkelknochens« Gb 30 (F 30) (siehe Abb. 99)
- »Spalte des Fleisches« Bl 36 (V 36) (Abb. 100), »Pforte des Oberschenkels« Bl 37 (V 37) (siehe Abb. 101), »Mitte des Staugewässers« Bl 40 (V 40) (siehe Abb. 102), »Säule des Fleisches« Bl 57 (V 57) (siehe Abb. 103) und »Heiliger Berg« Bl 60 (V 60) (siehe Abb. 104).

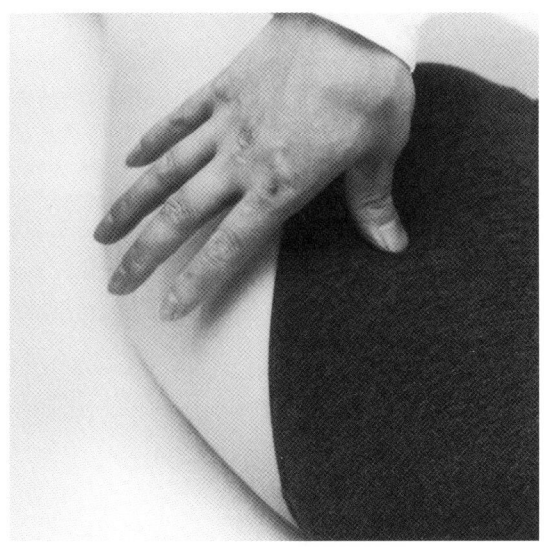

Abb. 99: »Kneten« des Angelpunkts des
Oberschenkelknochens

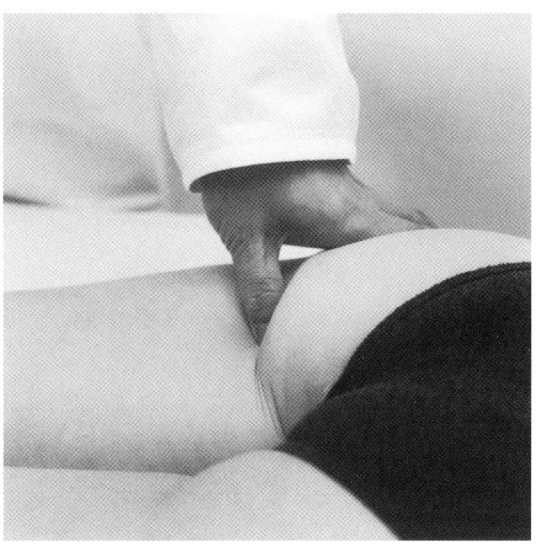

Abb. 100: »Kneten« der »Spalte des
Fleisches«

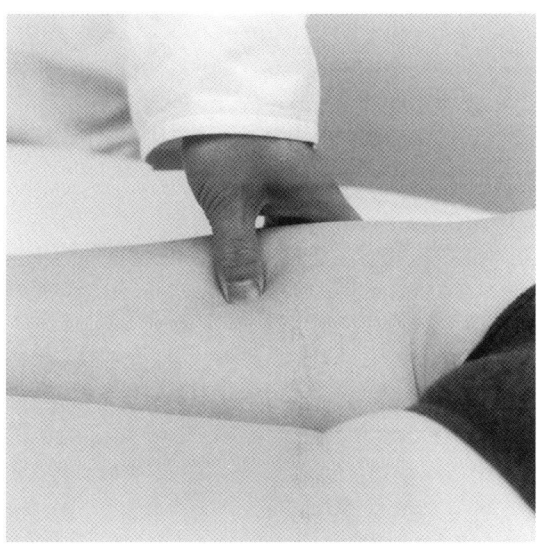

Abb. 101: »Kneten« der »Pforte des Oberschenkels«

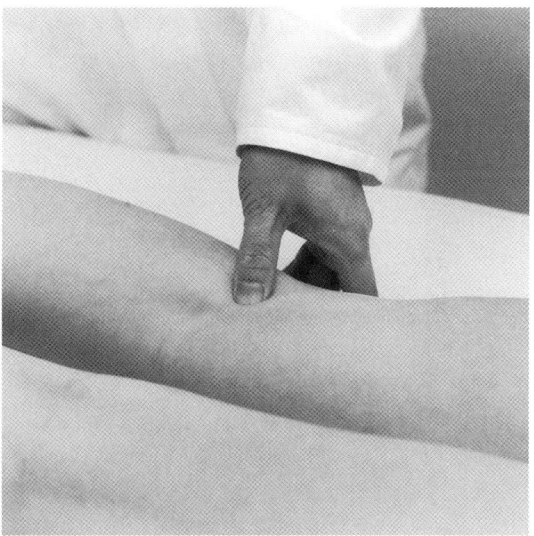

Abb. 102: »Kneten« der »Mitte des Staugewässers«

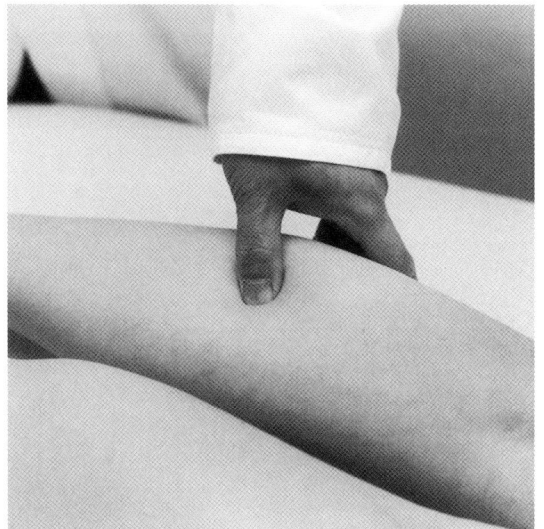 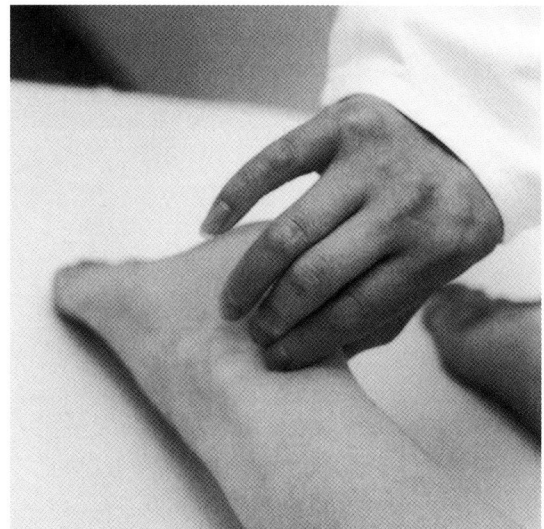

Abb. 103: »Kneten« der »Säule des Fleisches«   *Abb. 104: »Kneten« des »Heiligen Bergs«*

6. Abb. 105: »Rollen« auf dem Oberschenkel (2 Minuten): Durch das vorsichtige »Rollen« auf den Oberschenkelmuskeln wird noch einmal eine Erwärmung und Lockerung erzielt, was besonders bei Schmerzen, die in die Beine ausstrahlen, wichtig ist.

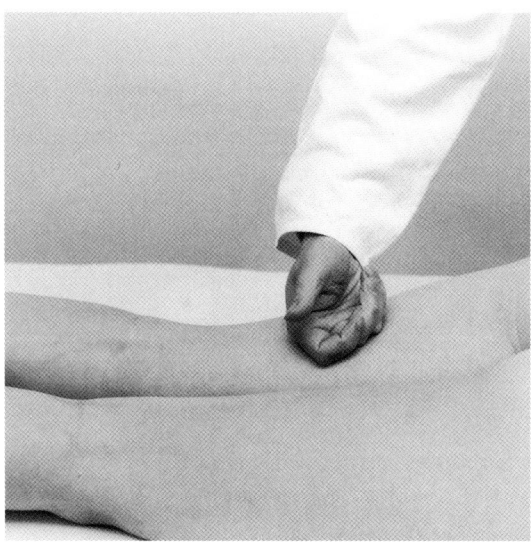

Abb. 105: »Rollen« auf dem Oberschenkel

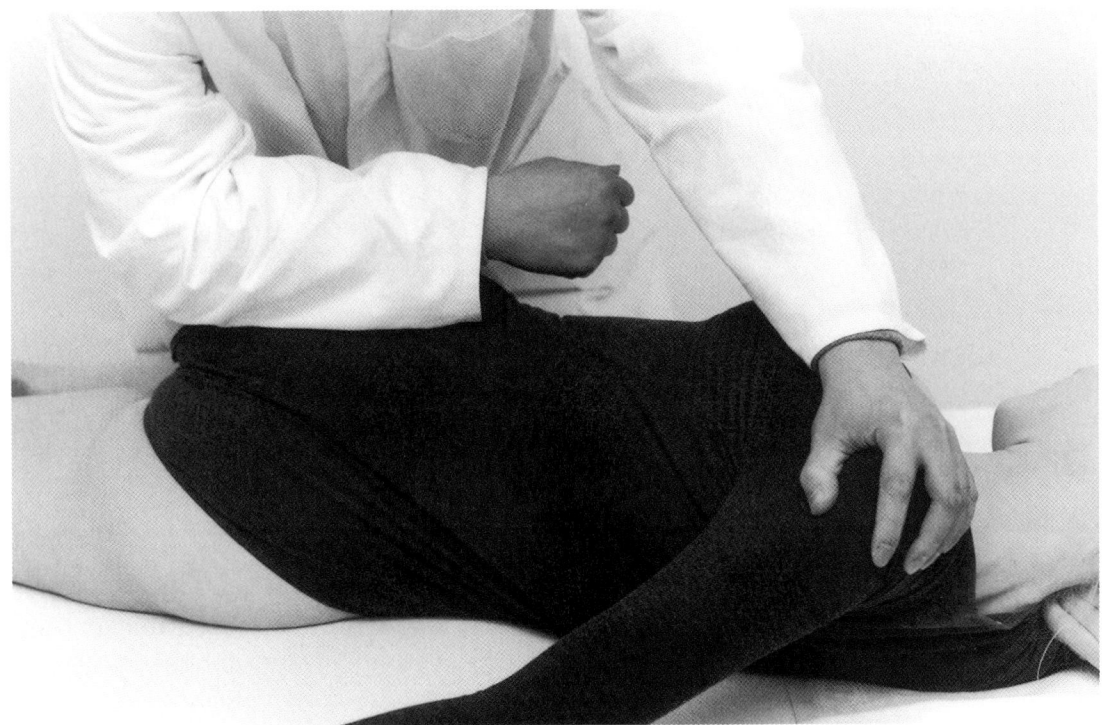

Abb. 106: »Dehnen« der unteren Wirbelsäule

7. Abb. 106: »Dehnen« der unteren Wirbelsäule (1- bis 5mal je Richtung): Durch Dehnen der Lendenwirbelsäule in seitlicher Richtung werden Verschiebungen der kleinen Wirbelgelenke eingerenkt oder tiefsitzende Verklebungen der Bänder (die die Wirbelsäule entlanglaufen) gelöst. Auch kleine Bandscheibenvorwölbungen werden reponiert.

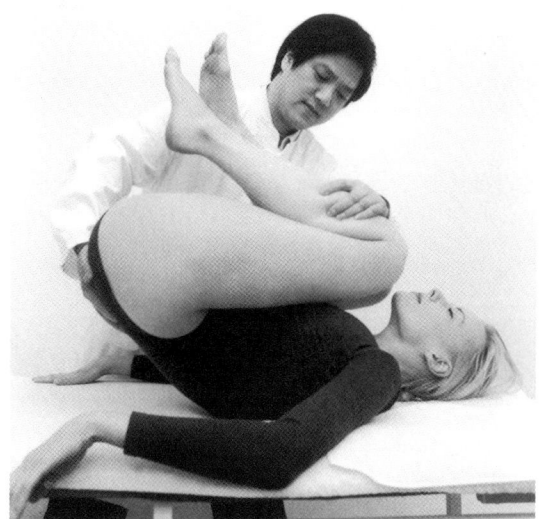

Abb. 107: »Aufrollen« des Rückens

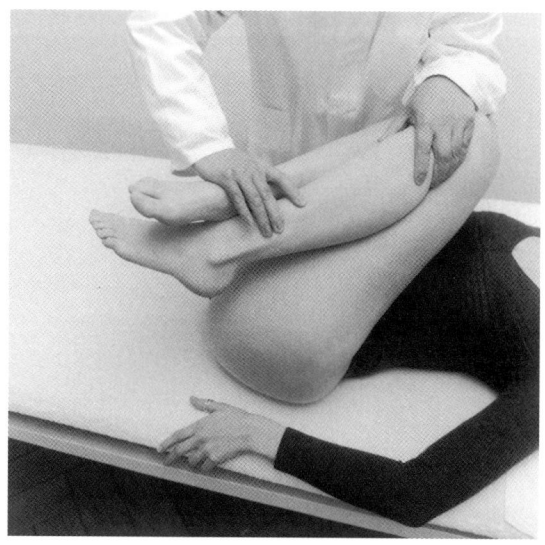

Abb. 108: »Drehen« der Hüfte

8. »Passives Aufrollen des Rückens«: Der Patient liegt gerade auf dem Rücken, die Knie und Hüften sind angezogen. Dann faßt der Therapeut den Patienten mit der einen Hand am Po, mit der anderen unterm Knie und rollt den ganzen Rumpf zur Brust (5mal) (siehe Abb. 107). Dies führt zu einer sanften Dehnung des unteren und mittleren Rückens und entspannt. Anschließend faßt er mit beiden Händen die angezogenen Unterschenkel und Knie und dreht das ganze Becken und die Hüfte, auf jede Seite 3- bis 5mal (siehe Abb. 108 und 109).

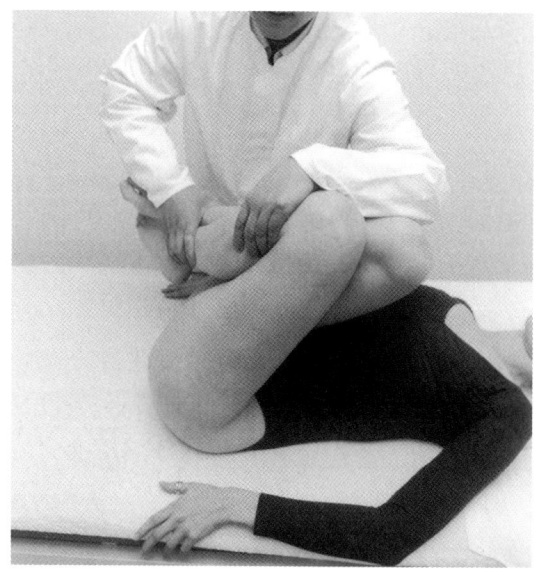

9. Abb. 110: »Schütteln«: (1 bis 2 Minuten pro Bein): Mit beiden Händen wird ein Sprunggelenk umfaßt und das ganze Bein mit hoher Frequenz, aber niedrigem Ausschlag »geschüttelt«. Das »Schütteln« erreicht so auch die Wirbelkörper.

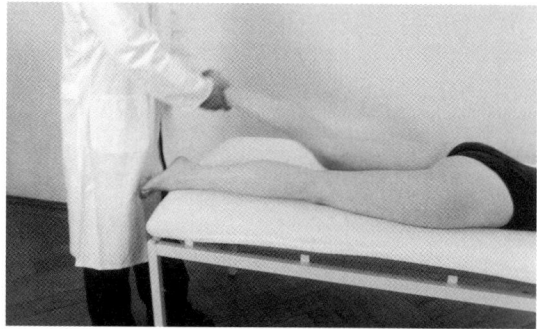

Abb. 109: »Drehen« des Beckens

Abb. 110: »Schütteln«

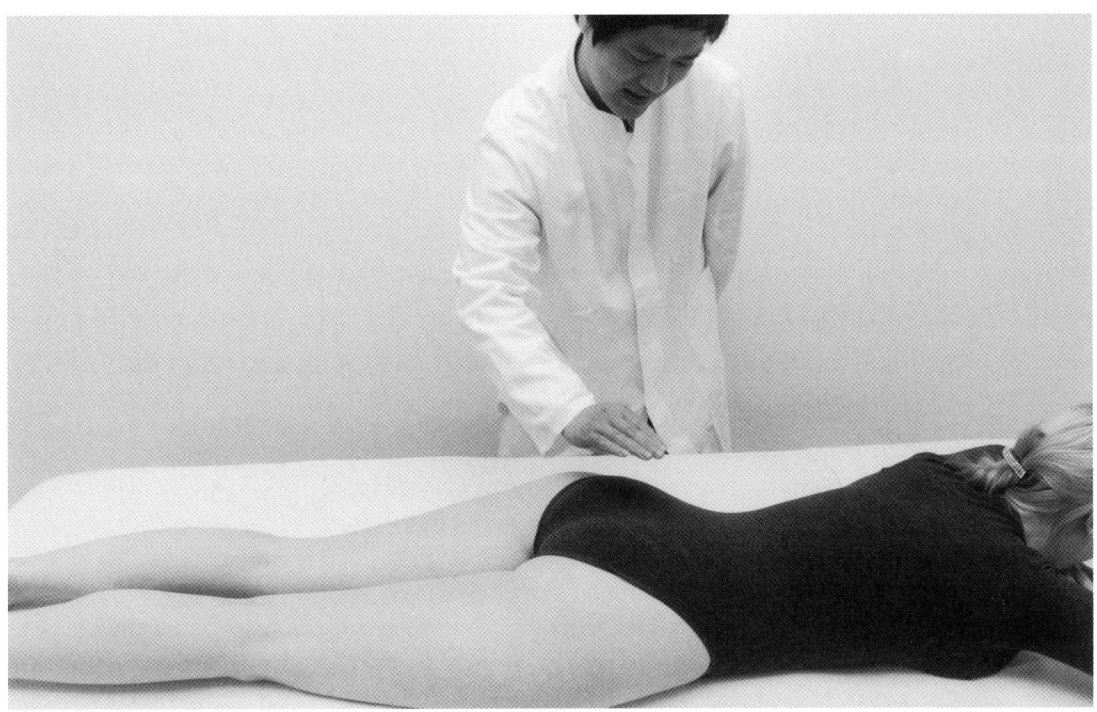

Abb. 111: »Klatschen«

10. »Klatschen mit der hohlen Hand«: (5 Minuten): Zum Abschluß der Behandlung legt sich der Patient noch einmal auf den Bauch. Dann werden der untere Rücken (siehe Abb. 111) und der Oberschenkel (siehe Abb. 112) durch das »Klatschen« gelockert und gelöst.

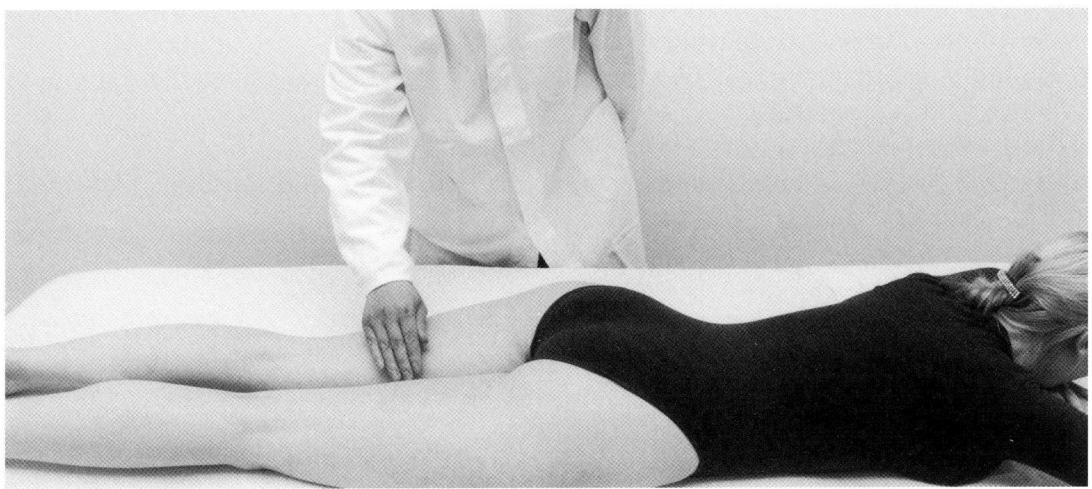

Abb. 112: »Klatschen« der Oberschenkel

Wann kann Tuina helfen?

Anzeigen

Die Tuina-Methode als Teil der TCM kann bei einem weiten Spektrum wirksam sein, von Störungen des Wohlbefindens bis hin zu Krankheiten der inneren Organe.

Krankheiten des Bewegungsapparats

Da die Tuina-Methode von außen über die Leitbahnen der Haut, Muskeln und Sehnen auf Organe und Funktionskreise einwirkt, sind auch in erster Linie die Erkrankungen des Bewegungsapparats zu behandeln. Beispiele sind:

- akute und chronische Rückenschmerzen durch muskuläre Verspannungen
- das chronische Lendenwirbelsäulen-Syndrom (Lumbago)
- Bandscheibenvorfälle im Lendwirbelsäulen-Bereich
- verschobene Iliosakralfugen
- der steife Nacken und der Schiefhals (Torticollis)
- Spannungs- und Nackenkopfschmerzen
- das Syndrom der steifen Schulter (*frozen shoulder*)
- der Tennisellenbogen (Epicondylitis)
- Verrenkungen und Verstauchungen von Gelenken
- Sehnenscheidenentzündungen und Überbeine (Ganglien)
- Neuralgien im Brustkorbbereich

Allgemeine und innere Krankheiten

Krankheiten dieses Fachgebiets, die durch die Tuina-Methode behandelt und positiv beeinflußt werden können, sind beispielsweise

- der Bluthochdruck (Hypertonie)
- Halbseitenlähmungen und Gesichtsnervlähmungen (Fazialisparese) nach einem Schlaganfall (Apoplexie)
- Trigeminusneuralgien
- grippale Infekte und Erkältungskrankheiten, Schnupfen und Husten
- Bronchitis und Asthma
- Schmerzen in der Flankengegend, Übelkeit und Brechreiz
- Schlafstörungen

Gynäkologische Krankheiten

Folgende funktionelle Störungen und organische Krankheiten von Frauen gelten als erfolgversprechend für eine Tuina-Behandlung:

- Regelschmerzen (Dysmenorrhoe)
- unregelmäßige Regelblutungen

- das sogenannte prämenstruelle Syndrom (PMS), also Stimmungsschwankungen vor der Regel und begleitende Schmerzen
- Gebärmutter-Vorfall
- chronische Entzündungen im Becken

Krankheiten im Kopf und Hals-Nasen-Ohren-Bereich
Probleme, die hier mit Tuina behandelt werden können, sind

- Zahnschmerzen
- chronische Nasennebenhöhlenentzündung (Sinusitis) und
- chronische Angina (Tonsillitis).

Kinderbehandlung mit Tuina
Sehr erfolgreich ist die Tuina-Methode bei kleinen Kindern (unter 6 Jahren). Folgende Krankheitsbilder sind besonders gut zu behandeln:

- Durchfälle
- Verdauungsblockaden und Verstopfung
- Blähungen
- Appetitverlust und Gedeihstörungen
- Bettnässen (Enuresis nocturna)
- grippale Infekte und Schnupfen
- Fieber
- der kindliche Schiefhals (Torticollis)
- und der Zustand nach einer Kinderlähmung (Poliomyelitis)

Gegenanzeigen

Dieses Buch soll in erster Linie zeigen, wann die Tuina-Methode sinnvoll und nützlich ist. Es gibt aber eine Reihe von Situationen und Krankheiten, bei denen eine Tuina-Behandlung nicht hilft oder sogar schädlich sein kann. Das erste Prinzip jeder Therapie ist aber immer, daß sie vor allem nicht schaden soll.
Die folgende Liste der Gegenanzeigen (Kontraindikationen) gilt für die Tuina-Behandlung von Erwachsenen und Kindern:

- unklare Diagnose einer Krankheit
- Verletzungen der Wirbelsäule und des Rückenmarks
- ansteckende infektiöse Krankheiten (z. B. Hepatitis, Tuberkulose, Diphtherie)
- offene Hautwunden, Verbrennungen oder entzündliche wie allergische Hautrankheiten
- die gleichzeitige Einnahme von starken Schmerzmitteln, Beruhigungsmitteln oder Muskelrelaxantien, weil sie die natürliche Schmerzschwelle und die Muskelspannung herabsetzen

- Tumorerkrankungen, Osteoporose und Osteomyelitis (Knocheneiterung)
- verstärkte Blutungsneigung bzw. verminderte Blutgerinnung oder Einnahme von gerinnungshemmenden Medikamenten
- schwere innere Krankheiten, bei denen die Tuina eine zu starke Belastung darstellen könnte, wie schwere Herzschwäche oder Leberzirrhose im fortgeschrittenen Stadium
- fortgeschrittene oder komplizierte Schwangerschaften
- schwere seelische Störungen (Psychosen), da hier keine Mitarbeit von seiten des Patienten zu erwarten ist.

V.
KINDERBEHANDLUNG MIT TUINA

Besonderheiten und Unterschiede zu Erwachsenen

Die Tuina-Methode für Kinder unterscheidet sich von der Erwachsenen-Tuina, weil die energetische Konstitution und Physiologie von Kindern und Erwachsenen sehr unterschiedlich ist. Dies wirkt sich auf Techniken, Anwendung, Punktwahl und Behandlung aus.

Die kindlichen Knochen, Muskeln und Sehnen sowie die Haut sind noch relativ weich. Auch das System der Leit- und Netzbahnen ist noch nicht vollständig ausgebildet – damit fehlen wichtige Grundvoraussetzungen für die Akupunktur. Die Wirkung der Tuina-Massage hängt direkt zusammen mit dem physiologischen und pathologischen Erscheinungsbild.

Die kindliche Physiologie aus der Sicht der TCM

Kinder sind keine kleinen Erwachsenen. Charakteristisch ist die rasche Entwicklung besonders im ersten Lebensjahr – ein einjähriges Kind wiegt normalerweise bereits dreimal soviel wie ein Neugeborenes. Genauso schnell entwickeln sich auch die Fertigkeiten der Kinder – vom ersten Aufsetzen bis zu Gehversuchen liegt nur ein halbes Jahr. Die enorme Vitalität und das rasche Wachstum spiegelt der Ausdruck in der TCM wider: »Kinder sind reines Yang.« Das bedeutet, daß die vitalen Funktionen – der Yang-Aspekt des Menschen – reibungslos erfolgen, daß aber das Yin-Widerlager, das Stoffliche, der Körper, zu späterer Größe, Gewicht und Umfang mit Zähnen und Haaren erst noch aufgebaut werden muß.

Anfangs, das heißt insbesondere bis zum sechsten Lebensjahr, sind die Funktionskreise noch unreif, die Gewebe, Sehnen und Knochen noch weich, das Qi und Xue insuffizient – insbesondere das ursprüngliche Qi der Funktionskreise und die Wehrenergie. Deshalb können Außeneinflüsse, aber auch unvorsichtiges Verhalten und schlechte Ernährung schnell Krankheiten auslösen.

Die Funktionskreise »Lunge«, »Niere« und »Milz« (auch »Mitte« genannt) sind noch unreif und damit besonders anfällig für eine energetische Schwäche (*depletio, Xu*). Das Qi des Funktionskreises »Lunge« und die Wehrenergie sind für den Schutz und die Auseinandersetzung mit allen Außeneinflüssen zuständig (siehe auch Kapitel »Grundlagen«). Das Qi der »Mitte« hat die Aufgabe der Verdauung, Assimilation

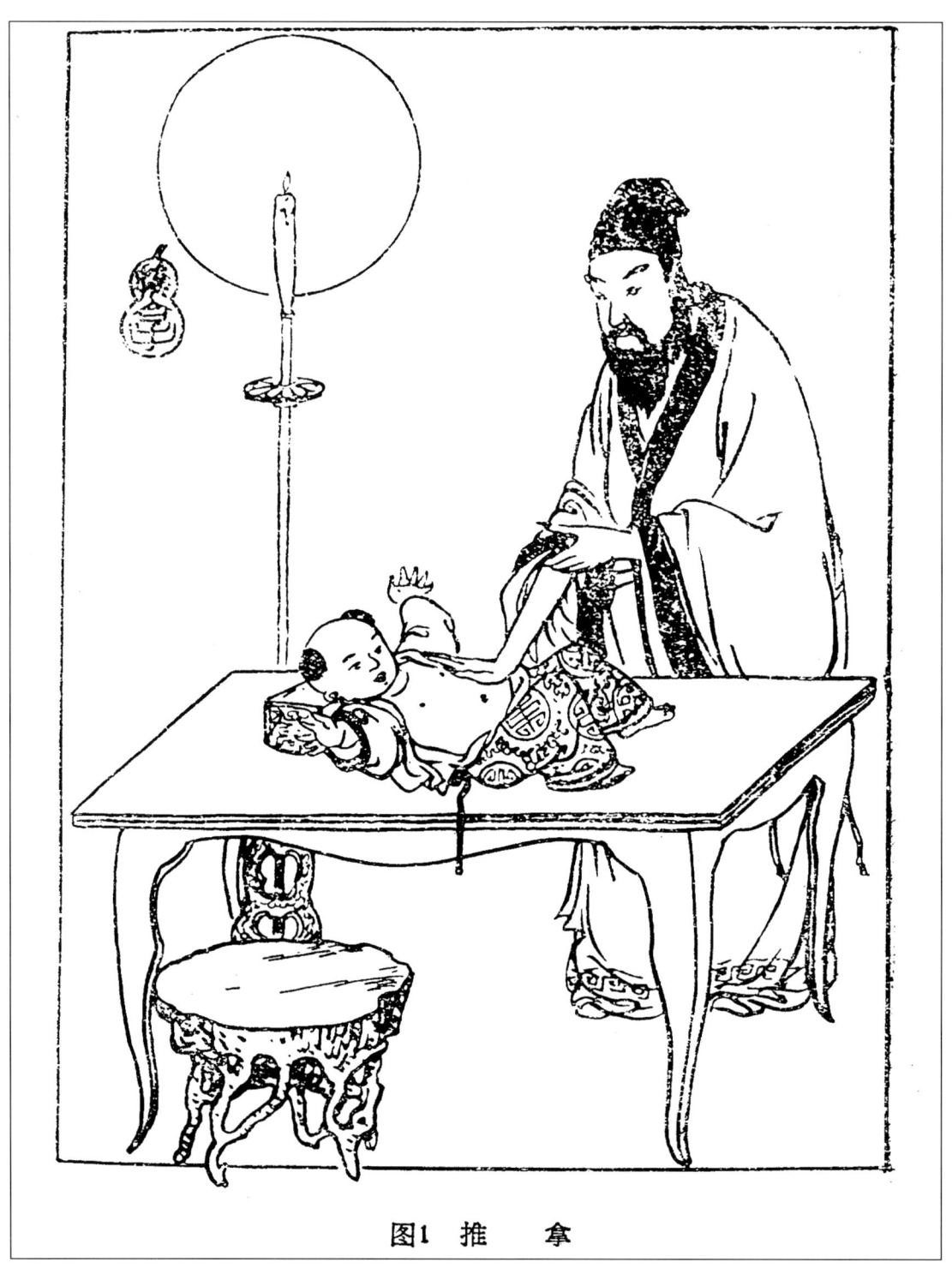

图1 推 拿

Abb. 113: Historische Darstellung der Kinder-Tuina

aller Nahrung und Außeneinflüsse und bildet Qi und Xue zum Aufbau und Wachstum aller Organe und Gewebe. Ohne eine gute Funktion der »Mitte« wird das Kind anfällig für Infekte und gedeiht nicht mehr. Der Funktionskreis »Niere« steht für alles Angeborene, Genetische. Anatomisch entspricht dies den Knochen, Zähnen, Knochenmark und Nervensystem. Ein stabiler »Nieren«-Funktionskreis ist für eine normale Entwicklung Grundvoraussetzung.

Einhergehend mit der energetischen Anfälligkeit der Funktionskreise ist auch das Leitbahnsystem noch nicht vollständig ausgereift. Es gibt einige erste Punkte, über die auf den energetischen Fluß eingewirkt werden kann – durch Tuina-Massage, oder (nur in Extremfällen) Akupunktur –, die tatsächlich schon den Akupunkturpunkten eines Erwachsenen entsprechen. Daneben gibt es zahlreiche Körperregionen, -strecken und spezielle Punkte, die nur bei der Behandlung von Kindern eine Rolle spielen. Sie werden später vorgestellt.

Die kindliche Pathologie

Die häufigsten Krankheiten bei Kindern unter dem sechsten Lebensjahr sind zum einen ständig auftretende Infekte (Kinder sind in diesen Jahren durchschnittlich drei bis fünf Monate pro Jahr erkältet), zum anderen ist der Magen-Darm-Trakt sehr anfällig für Durchfallerkrankungen sowie Unverträglichkeiten von Speisen.

Infekte werden aus der Sicht der TCM durch pathogene Faktoren (Agenzien, *repletio*), besonders »Kälte«- und »Hitze«-Schädigungen *(algor, calor)* ausgelöst. Rasches Auffiebern kann eine Folge der Auseinandersetzung der bei Kindern starken Wehrenergie *(weiqi)* mit der »Schrägläufigkeit« sein. Der Funktionskreis »Mitte« ist erst schwach ausgebildet, daher ist die Ursache für die Verdauungsprobleme eine energetische, konstitutionelle Schwäche *(depletio)*.

Charakteristisch bei Kindern ist auch die rasche Entwicklung von Krankheiten und die schnellen Veränderungen des Krankheitsbildes. Eine »Kälte-Wind«-Schädigung geht sehr rasch in einen »Glut-Hitze«-Prozeß über mit hohem Fieber, starkem Schweiß, Durst und Unruhe. Aus einem von außen eingedrungenen pathogenen Faktor entwickelt sich durch die Unreife der Funktionskreise sehr rasch ein energetischer Zusammenbruch des kleinen Patienten *(depletio)*. Zum Beispiel kann es bei einem Säugling schon durch eine kurze infektiöse Durchfallerkrankung zu einer Austrocknung kommen – aus Sicht der TCM führt ein pathogener Faktor zum Zusammenbruch der aktiven Energien (Schlappheit bis zum Koma) und zu einem Verlust von Yin und Xue.

Andererseits genesen Kinder auch schnell, wenn sie richtig und rasch behandelt werden. Zudem liegt ihren Krankheiten meist auch nur ein einzelner pathogener Faktor zugrunde und daher sind sie weniger komplex als bei Erwachsenen.

Indikationen und Kontraindikationen

Kinder-Tuina ist ein wichtiger Teil der chinesischen Kinderheilkunde. Tuina ist sehr wirksam bei so häufig auftretenden Säuglings- und Kinderkrankheiten wie Magenausgangsstenose, nächtliches Weinen, Mangelernährung, Hautausschlag, akute und chronische Krämpfe, Erbrechen, Durchfall, Fieber, Erkältung, Husten, Bettnässen oder Verstopfung. Es gibt außer lokalen Hautreizungen keine Kontraindikationen und auch keine Nebenwirkungen. Selbstverständlich darf Tuina jedoch nicht auf offenen Wunden oder bei Knochenbrüchen angewendet werden (siehe auch Liste der Gegenanzeigen im Kapitel »Praxis der Tuina«).

Vorbereitungen

Die Tuina-Behandlung kann an jedem Ort ausgeführt werden, der als warm und angenehm empfunden wird. Der Behandler sollte selbst ruhig und ausgeglichen sein, er sollte die Techniken nur mit einer Hand ausführen, während er mit der anderen das Kind hält; so kann er das Kind ruhighalten. Um Hautreizungen oder gar -verletzungen zu vermeiden, sind kurze, glatte Fingernägel besonders wichtig. Das in China am häufigsten gebrauchte Medium ist Talkumpuder, je nach Krankheitsbild werden auch Ingwersaft (besonders bei »Kälte«-Störungen) oder ein Pfefferminzextrakt (bei »Hitze«-Störungen) eingesetzt. Allerdings werden viele Kinder ganz ohne Medium, teilweise sogar bekleidet, behandelt.

Grundtechniken der Tuina-Massage bei Kindern

Die Tuina-Massage kennt eine Reihe von Techniken zur Therapie von Kindern. Diese sind auf die energetischen, physiologischen und pathologischen Besonderheiten der Kinder abgestellt und berücksichtigen die einmalige Form und die besondere Lage der in diesem Bereich behandelten Punkte und Körperstellen.
Die einzelnen Griffe sollen sanft, ausgewogen und gleichmäßig ausgeführt werden, teilweise werden sie häufig wiederholt; im Kontrast zur Tuina bei Erwachsenen dürfen bei Kindern keine Schmerzen erzeugt werden. Je jünger das behandelte Kind ist, desto schneller wirkt die Tuina-Therapie; üblicherweise sind eine bis drei Behandlungen von 15 bis 20 Minuten ausreichend.
Einige Techniken der Kinder-Tuina tragen dieselben Bezeichnungen wie Techniken der Erwachsenen-Tuina. Sie unterscheiden sich jedoch in der Durchführung wesentlich von der bei Erwachsenen; die Unterschiede werden im folgenden dargestellt.

1. »Schieben« *(tui)*

– »Geradliniges Schieben« *(pingtui, zhitui)* Abb. 114.
Mit der Fingerkuppe des Daumens, Zeige- oder Mittelfingers oder mit den Daumenballen, der Handkante oder dem Kleinfingerballen wird entlang einer Linie geradeaus in eine Richtung geschoben. Es wird nur vom Punkt weg behandelt, also nicht hin- und hergeschoben.

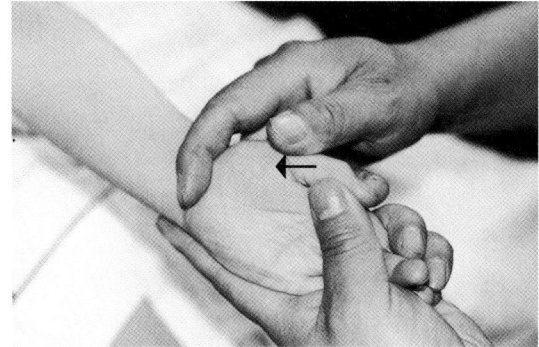

Abb. 114: »Geradliniges Schieben«

– »Auseinanderstrebendes Schieben« *(fentui, kaitui)* Abb. 115
Mit beiden Daumenkuppen wird ein Punkt behandelt. Dabei können die Daumen während der Druckausübung in zwei entgegengesetzte Richtungen auseinandergezogen oder von beiden Seiten zum Punkt zusammengeschoben werden. Letztere Methode bezeichnet man als »Schließendes Schieben«. Schließlich kann die Bewegung auch von zwei entfernten Punkten aus erfolgen; es wird dann zur Mitte zwischen diesen Punkten hin geschoben.

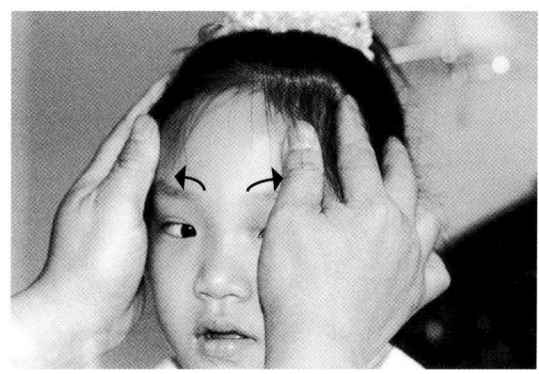

Abb. 115: »Auseinanderstrebendes Schieben«

– »Kreisendes Schieben« *(xuantui)*,
Abb. 116
»Schiebend« werden mit der Kuppe des Daumens, des Zeige- oder des Mittelfingers um einen Punkt oder auf einer Region Bogen oder Kreise beschrieben.

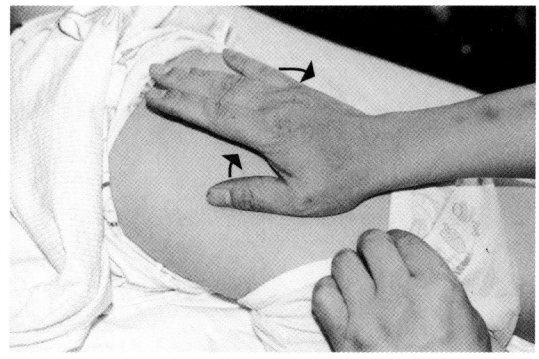

Abb. 116: »Kreisendes Schieben«

2. »Kneten« *(rou)*, Abb. 117

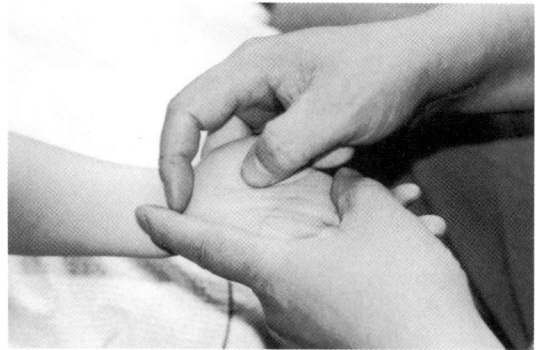

Beim »Kneten« werden mit der Daumen- oder einer Fingerkuppe auf einem Punkt oder einer Region unter Druckausübung kleine kreisende Bewegungen ausgeführt. Es wird im Unterschied zur Technik des »Reibens« nur ein und dieselbe Hautstelle behandelt.

Abb. 117: »Kneten« des »Hölzernen Tores«

3. »Pressen« *(an)*, Abb. 118

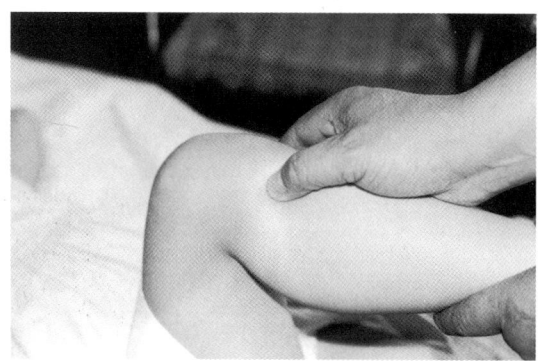

Beim »Pressen« wird mit den Daumenkuppen oder dem Handballen senkrecht Druck auf Punkte oder Körperregionen ausgeübt.

Abb. 118: »Pressen«

4. »Reiben« *(mo)*, Abb. 119

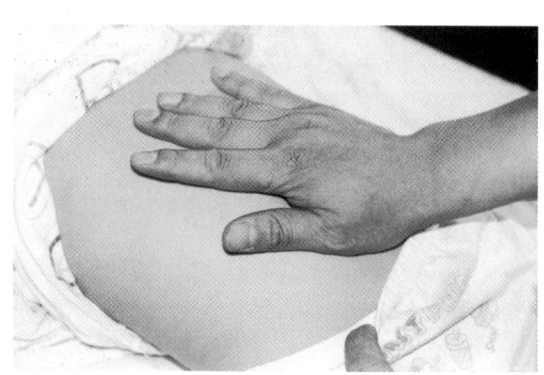

Der Behandler »reibt« mit den Fingerkuppen oder der Handfläche auf der zu behandelnden Region. Diese Technik kann auch kreisend ausgeführt werden.

Abb. 119: »Reiben«

5. »Greifen« (na), Abb. 120 und Abb. 121

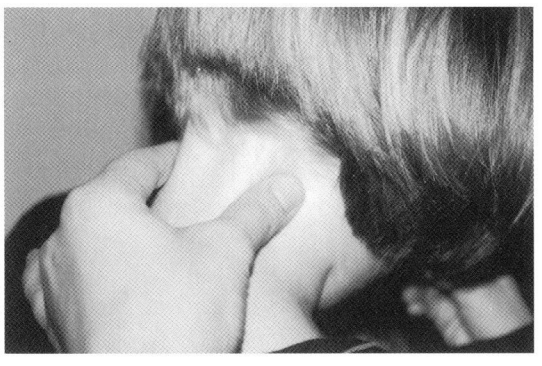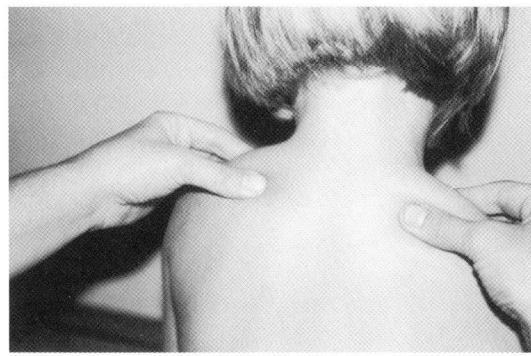

Abb. 120 und 121: »Greifen«

Der Behandler greift die Haut oder das Gewebe der zu behandelnden Körperstelle zwischen Daumen einerseits und Zeigefinger oder Zeige- und Mittelfinger andererseits und drückt sie zusammen.

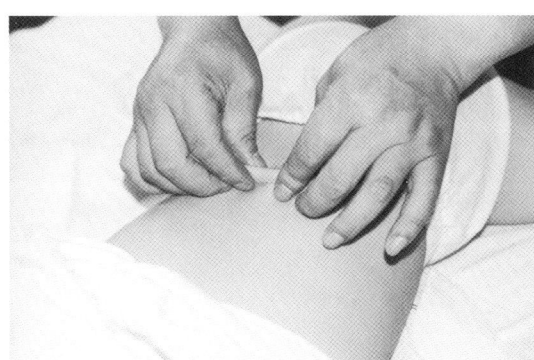

Abb. 122: »Kneifen« oder »Zupfen«

6. »Kneifen« oder »Zupfen« (nie)
Abb. 122

Bei dieser Technik hebt der Behandler in schnellem Rhythmus Gewebe auf der zu behandelnden Region zwischen Daumenkuppen und Zeige- und Mittelfingerkuppen und zupft sie vorsichtig in die Höhe. Diese Technik hat Ähnlichkeiten mit dem »Greifen«, soll aber schneller, rhythmischer und mit weniger Druck ausgeübt werden.

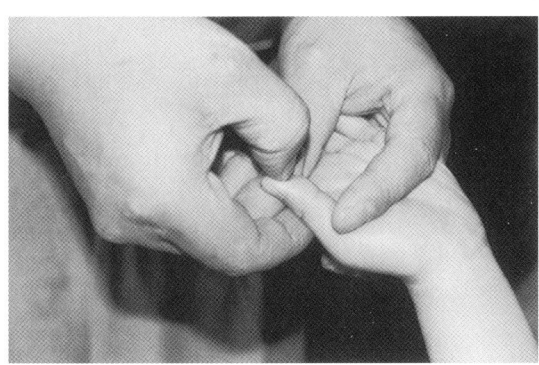

Abb. 123: »Pressen mit dem Fingernagel«

7. »Pressen mit dem Fingernagel« (qia), Abb. 123

Durch »Pressen mit dem Fingernagel« werden in der Regel Akupunkturpunkte und Strecken oder Regionen, die nur Kinder aufweisen, kurz und kräftig gedrückt. Diese Technik kommt der Akupunktur am nächsten.

Strecken, Punkte und Regionen der Tuina-Methode bei Kindern

Wie bereits erwähnt, sind auch die Akupunkturpunkte bei Säuglingen und kleinen Kindern unter sechs Jahren nur teilweise entwickelt. Manche Punkte können wie bei Erwachsenen gefunden werden. Daneben existieren aber sehr viele Extra-Punkte, kleine Regionen und Strecken, also langgezogene Regionen, über die Kinder sehr effektiv behandelt werden können. Diese Strecken, Regionen und Extra-Punkte werden hier dargestellt.

1. Strecken, Punkte und Regionen an Kopf, Gesicht und Hals

»Himmlisches Tor der Stirn« (etianmen) (siehe Abb. 124)

Lage: Hier handelt es sich um die Strecke vom Mittelpunkt zwischen den Augenbrauen (Extrapunkt *yintang*) bis zum Mittelpunkt des vorderen Haaransatzes.

Indikationen: Fieber und Erkältung ohne Schweiße, hohes Fieber, Kopfschmerzen, Schlaflosigkeit, Rastlosigkeit.

Technik: »Öffnen des Himmlischen Tores« durch »geradliniges Schieben« vom unteren zum oberen Endpunkt der Strecke – 50mal.

»Palast der Tiefe« (kangong) (siehe Abb. 124)

Lage: Strecke entlang der Augenbrauen, von innen nach außen.

Indikationen: Fieber aufgrund einer »Kälte«-Schädigung (*algor*), Kopfschmerzen, Krämpfe, schmerzende und gerötete Augen.

Technik: Gleichzeitiges »auseinanderstrebendes Schieben« entlang der Augenbrauen mit den Daumenkuppen – 50mal.

»Himmlische Mitte der Stirn« (etianxin) (siehe Abb. 124)

Lage: Punkt direkt unterhalb der Mitte des vorderen Haaransatzes.

Indikationen: Bindehautentzündung (Konjunktivitis), Gesichtslähmungen, Kopfschmerzen.

Techniken: Kreisendes »Kneten« mit dem Daumen – 50mal.

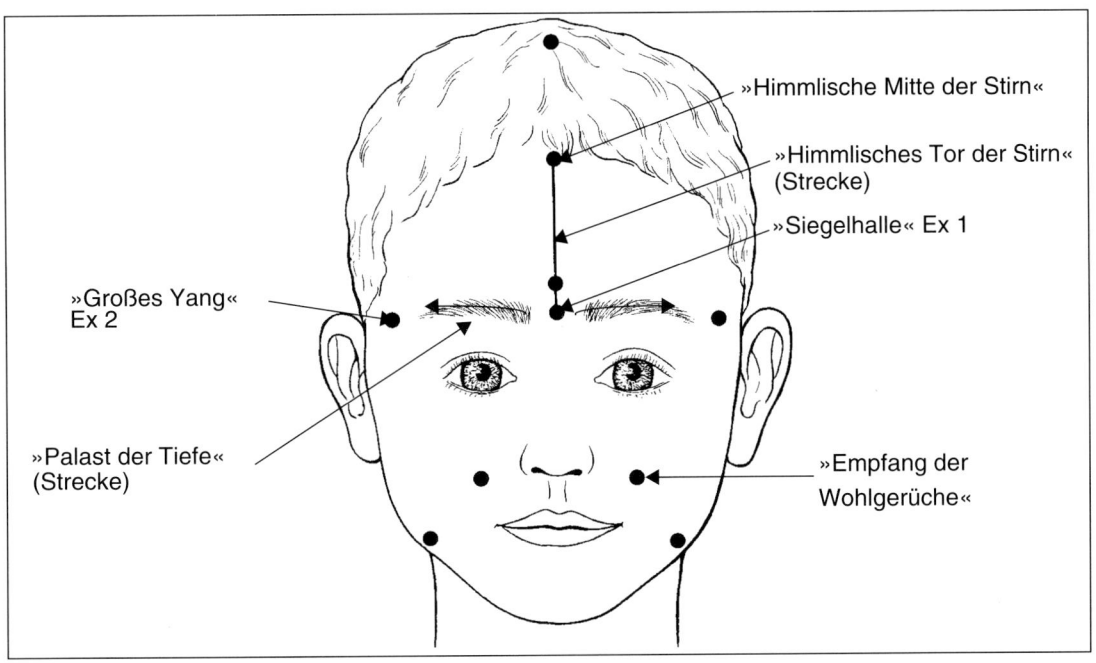

Abb. 124: Gesicht

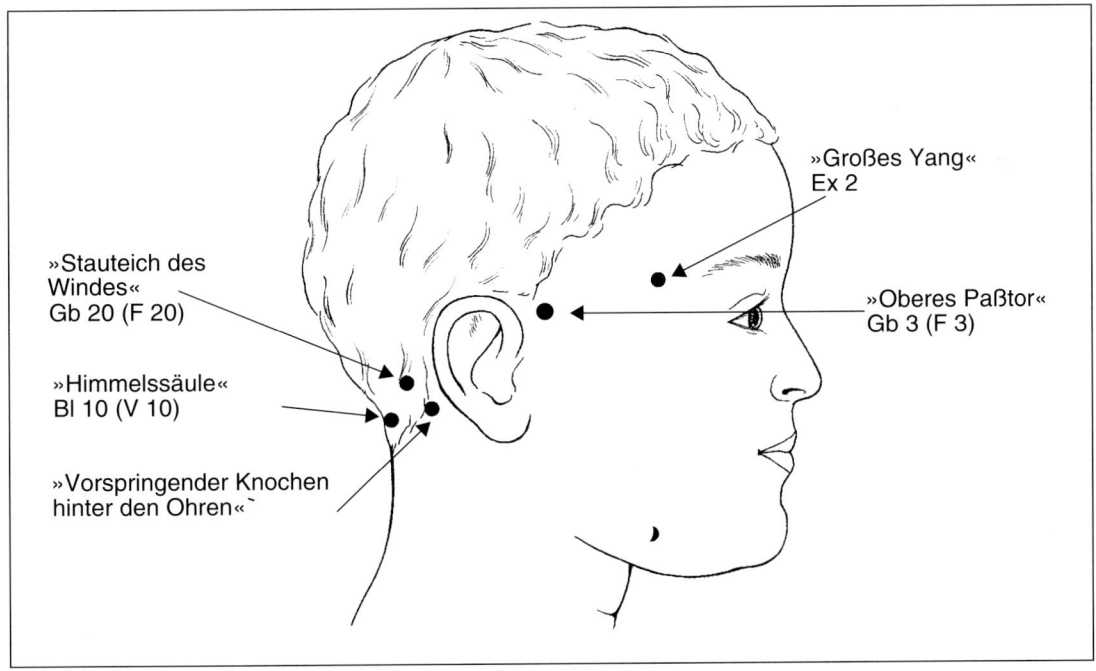

Abb. 125: Kopf seitlich

149

»Das Große Yang« *(taiyang)* (siehe Abb. 124 und Abb. 125)

Lage: Punkt in der Vertiefung hinter dem Ende der Augenbraue (Extrapunkt Ex 2).

Indikationen: Fieber, Kopfschmerzen, Krämpfe, Bindehautentzündung.

Technik: »Geradliniges Schieben« des Punktes in Richtung zur Ohrspitze, »Kneten« der Region um den Punkt – 30- bis 50mal.

»Oberes Paßtor« *(shangguan)*, Gb 3 (F 3) (siehe Abb.125)

Lage: Punkt vor dem Ohr, am oberen Rand des Jochbeinbogens.

Indikationen: Husten, Schwerhörigkeit, Sehstörungen, Gesichtslähmungen.

Technik: Kreisendes Kneten mit dem Daumen – 30- bis 50mal.

»Vorspringender Knochen hinter den Ohren« *(erhougaogu)* (siehe Abb. 125 und 126)

Lage: Punkt in einer Vertiefung leicht unterhalb des Knochenvorsprunges hinter dem Ohr, auf dem Haaransatz gelegen.

Indikationen: Kopfschmerzen, Krämpfe, Rastlosigkeit, Gesichtslähmungen.

Technik: »Kneten« – 50mal.

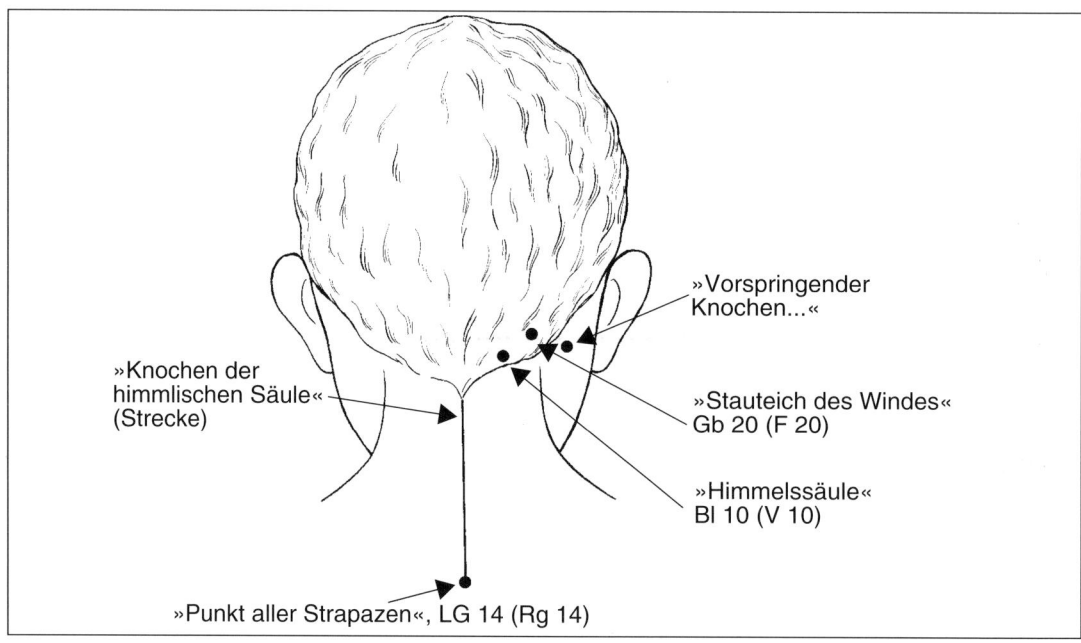

Abb. 126: Hinterkopf

150

»Knochen der himmlischen Säule« (tianzhugu) (siehe Abb. 126)

Lage: Strecke vom mittleren Punkt des hinteren Haaransatzes bis zum Dornforsatz des 7. Halswirbels.

Indikationen: Übelkeit, Erbrechen, Nackensteife, Fieber, Krämpfe, Halsschmerzen.

Techniken: »Geradliniges Schieben« von oben nach unten – 50mal; alternativ kann der Behandler mit einem vorher in Wasser getauchten Löffel die Strecke »entlangkratzen« und so ein leichtes subkutanes Bluten auslösen.

2. Strecken, Punkte und Regionen auf den oberen Gliedmaßen

»Leitbahn des Funktionskreises ›Milz‹« (pijing) (siehe Abb. 127)

Lage: Region auf der Innenseite des Daumenendglieds.

Indikationen: Verdauungsstörungen, Durchfall, Erbrechen, Verdauungsblockaden.

Techniken: Stützen durch »kreisendes Schieben« zur Handfläche hin, wobei der Daumen des Kindes leicht gebeugt ist – 100- bis 500mal; Kühlen durch »Schieben« zur Handfläche hin bei gestrecktem Daumen – 100- bis 500mal.

»Leitbahn des Funktionskreises ›Herz‹« (xinjing) (siehe Abb. 127)

Lage: Region auf der Innenseite des Mittelfingerendglieds.

Indikationen: hohes Fieber und Benommenheit, Fieber ohne Schweiß, Rastlosigkeit, nächtliches Weinen.

Technik: »Geradliniges Schieben« vom inneren Ende hin zur Fingerspitze – 100- bis 500mal.

»Leitbahn des Funktionskreises ›Lunge‹« (feijing) (siehe Abb. 127)

Lage: Region auf der Innenseite des Ringfingerendglieds.

Indikationen: Erkältung, Fieber, Husten, Keuchatmung, Beklemmungsgefühle auf der Brust (diese Beschwerden werden mit der »kühlenden« Technik behandelt); chronischer Husten, Kurzatmigkeit, spontane Schweiße, Anusprolaps (diese Beschwerden werden mit der stützenden Technik behandelt).

Techniken: Kühlen durch kreisendes »Schieben« – 100- bis 500mal; Stützen durch »geradliniges Schieben« von der Fingerspitze hin zum inneren Ende des Fingerglieds.

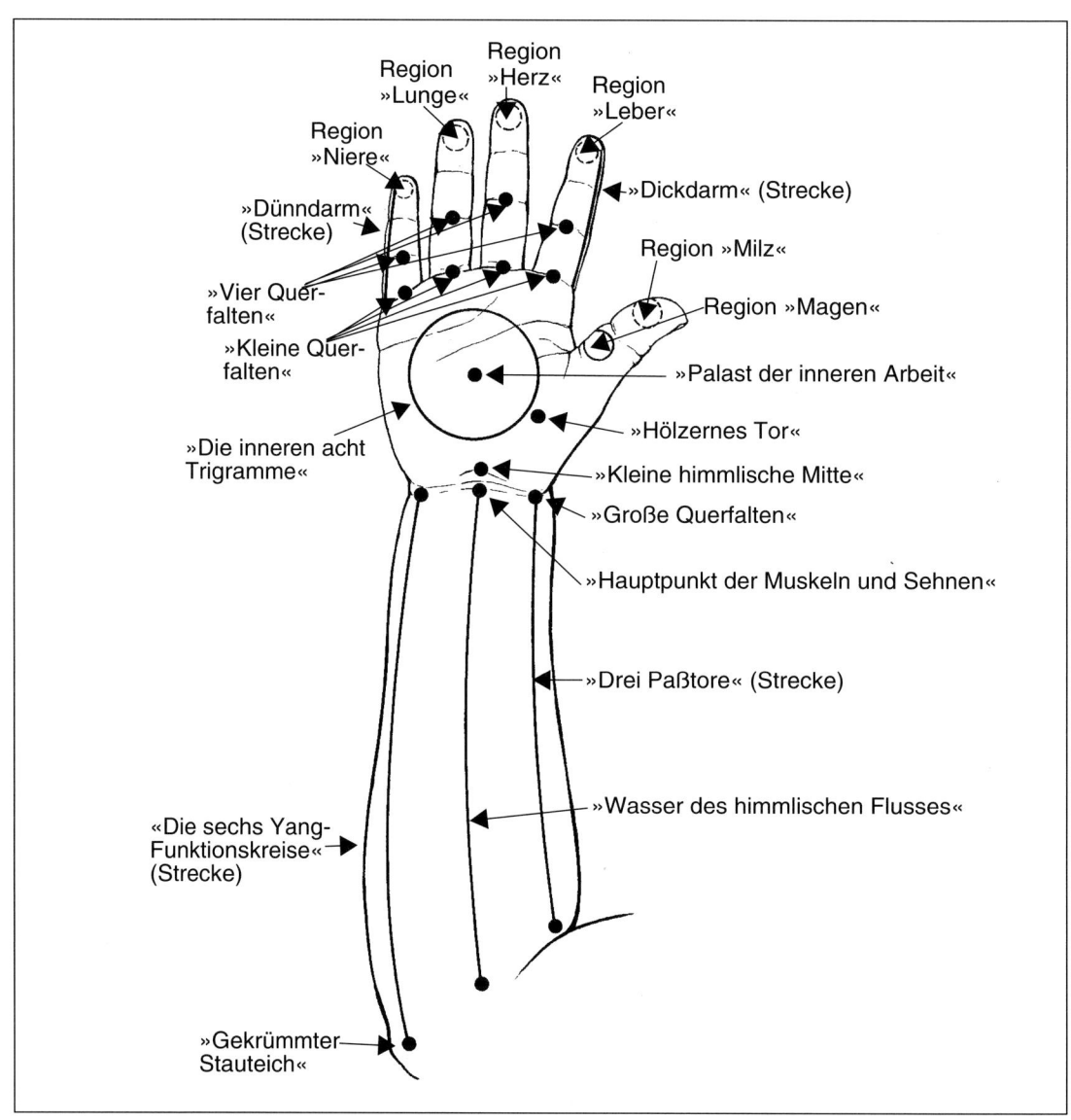

Abb. 127: *Handfläche mit Unterarm*

»Leitbahn des Funktionskreises ›Niere‹« (shenjing) (siehe Abb. 127)

Lage: Strecke auf der Innenseite des Endglieds des kleinen Fingers

Indikationen: allgemeiner Schwächezustand, chronische Erkrankungen (diese Beschwerden werden mit der stützenden Technik behandelt); vermehrte Miktion, dunkler Urin (diese Beschwerden werden kühlend behandelt).

152

Techniken: Stützen durch »Schieben« zur Fingerspitze hin; Kühlen durch »geradliniges Schieben« weg von der Fingerspitze – je 100- bis 500mal.

»Leitbahn des Funktionskreises ›Dickdarm‹ « (dachangjing)
(siehe Abb. 127)

Lage: Strecke auf der Daumenseite des Zeigefingers vom Grundglied bis zur Spitze.

Indikationen: chronischer Durchfall; Anusprolaps (die genannten Beschwerden werden mit der stützenden Technik behandelt); Verstopfung, Durchfall mit wäßrigem Stuhl (diese Beschwerden kühlend behandelt).

Techniken: Stützen durch »geradliniges Schieben« von der Fingerspitze zur Fingerwurzel; Kühlen und Ausleiten durch »geradliniges Schieben« hin zur Fingerspitze – je 100- bis 500mal.

»Kleine Querfalten« (xiaohengwen) *(siehe Abb. 127)*

Lage: Die vier Falten zwischen dem Handteller und den Grundgliedern der vier Finger.

Indikationen: Mangelernährung, Spannungsgefühle und Schmerzen des Bauches, Verdauungsblockaden.

Techniken: Durch kraftvolles »Pressen mit dem Daumennagel« auf jede der beschriebenen Regionen gefolgt von »Kneten« (je 5mal) erreicht man eine kühlende Wirkung; die Regulierung von Qi und Xue wird durch »geradliniges Schieben« mit der Daumenkuppe erzielt, von der Grenze zum Zeigefinger bis zur Grenze zum kleinen Finger – 100- bis 200mal.

»Vier Querfalten« (sihengwen) *(siehe Abb. 127)*

Lage: Die vier Falten zwischen Grund- und Mittelgliedern der vier Finger.

Indikationen: rissige Lippen, Verdauungsstörungen, Fieber, Rastlosigkeit, Spannungsgefühle im Unterbauch.

Techniken: »Pressen« mit dem Daumennagel – 5mal; »geradliniges Schieben« – 100- bis 200mal.

»Hölzernes Tor« (banmen) *(siehe Abb. 127)*

Lage: Punkt auf der höchsten Stelle des Daumenballens.

Indikationen: Erbrechen, Magenschmerzen, Spannungsgefühle im Unterbauch, Durchfall, Appetitlosigkeit.

Techniken: »Kneten« auf dem Punkt oder »Schieben« vom Punkt in Richtung Handgelenk – 100- bis 300mal.

»Palast der inneren Arbeit« (*neilaogong*) (siehe Abb. 127)

Lage: Punkt genau in der Mitte der Handfläche.

Indikationen: Fieber, Rastlosigkeit, übermäßiger Durst, Aphthen (schmerzhafte Schleimhautläsionen im Mund), Zahnfleischerosion (diese Symptome werden durch Kühlung des Funktionskreises »Herz« therapiert), Fieber aufgrund von Schwäche und Rastlosigkeit (wird durch »Pressen mit dem Fingernagel« behandelt).

Technik: Kühlen des Funktionskreises »Herz »durch »Kneten« – 100- bis 300mal, kraftvolles »Pressen« mit einem Fingernagel – 5mal.

»Die inneren Acht Trigramme« (*neibagua*) (siehe Abb. 127 und 128)

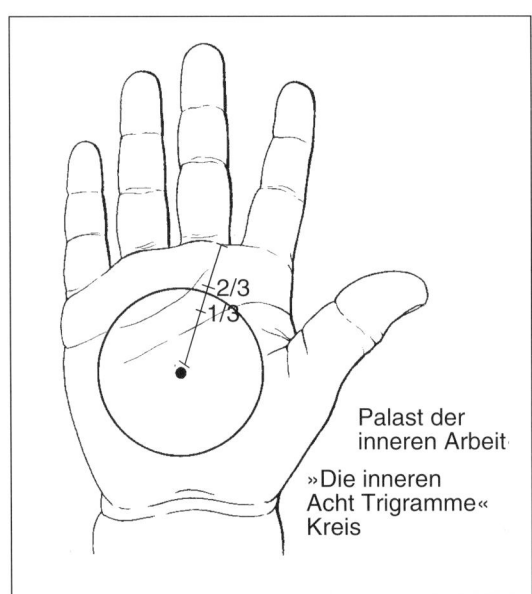

Lage: Kreis um die Mitte der Handfläche. Der Radius beträgt zwei Drittel der Entfernung zwischen dem Punkt »Palast der inneren Arbeit« und der Falte zum Grundglied des Mittelfingers.

Indikationen: Husten mit Auswurf, Völlegefühl auf der Brust, Appetitmangel, Spannungsgefühle im Unterbauch, Erbrechen, Durchfall.

Technik: Kreisendes »Schieben« im Uhrzeigersinn – 100- bis 300mal.

Abb. 128: Handfläche innen

»Kleine himmlische Mitte« (*xiaotianxin*) (siehe Abb. 127)

Lage: Punkt zwischen Daumen und Kleinfingerballen, kurz vor der Handgelenksfalte.

Indikationen: Schmerzhafte, gerötete Augen, Bettnässen, Aphthen, Rastlosigkeit, dunkler Urin (die genannten Beschwerden werden mit »Kneten« behandelt), Krämpfe, nächtliches Weinen, Schielen, Schlafwandeln (diese Symptome werden durch »Pressen mit einem Fingernagel« behandelt).

Technik: »Kneten« des Punktes – 100- bis 300mal, »Pressen mit dem Fingernagel« – 5- bis 10mal.

»Große Querfalten« (dahengwen) (siehe Abb. 127)

Lage: Die große Handgelenksfalte; in der Kinder-Tuina heißt das auf der Daumenseite gelegene Ende der Handgelenksfalte auch »Punkt des Yang der Hand« (*shouyangxue*), das auf der Kleinfingerseite gelegene Ende entsprechend »Punkt des Yin der Hand« (*shouyinxue*).

Indikation: Abwechselnde Hitze- und Kältewallungen, Verdauungsstillstand mit Durchfall und Erbrechen (diese Beschwerden werden mit der Methode behandelt, »Yin und Yang zu trennen«), Fließschnupfen, Druckgefühl auf der Brust (bei diesen Beschwerden wählt man die Methode des »Schließens von Yin und Yang«).

Techniken: »Trennen von Yin und Yang« durch gleichzeitiges »Schieben« vom Mittelpunkt der Handgelenksfalte hin zu ihren Endpunkten mit beiden Daumen, »Schließen von Yin und Yang« durch gleichzeitiges »Schieben« von den Außenpunkten hin zur Mitte der Handgelenksfalte.

»Hauptpunkt der Muskeln und Sehnen« (zhongjin) (siehe Abb. 127)

Lage: Mittelpunkt der großen Handgelenksfalte.

Indikationen: Krämpfe, Spasmen, nächtliches Weinen, Aphthen, Wechselfieber, Zahnschmerzen.

Techniken: »Kneten« (100- bis 300mal) und »Pressen« des Punktes mit dem Fingernagel – 5- bis 10mal.

»Die zehn Könige« (shiwang)

Lage: Punkte auf den zehn Fingerspitzen.

Indikationen: akutes Fieber mit Krämpfen, Spasmen, Unruhe.

Technik: »Pressen mit dem Fingernagel« – je 3mal.

»Zweiflügeliges Tor« (ershanmen) (siehe Abb. 129)

Lage: Zwei Punkte auf dem Handrücken in Vertiefungen beiderseits des Mittelfingergrundgelenkes.

Indikationen: Krämpfe, Fieber ohne Schweiß, Atemschwierigkeiten, Gesichtslähmungen.

Techniken: »Pressen mit dem Fingernagel« – 5mal, »Kneten« – 100- bis 300mal

»Zwei Pferde« *(erma)* (siehe Abb. 129)

Lage: Punkt auf dem Handrücken in der Vertiefung zwischen den Grundgelenken von Ring- und kleinem Finger.

Indikationen: Husten oder Fieber aufgrund von energetischer Erschöpfung, dunkler, spärlicher und tröpfelnder Urin, Schmerzen des Unterbauchs.

Techniken: »Pressen mit dem Fingernagel« – 5mal, »Kneten« – 100- bis 500mal.

»Palast der äußeren Arbeit« *(wailaogong)* (siehe Abb. 129)

Lage: Punkt auf der Mitte des Handrückens analog zum »Palast der inneren Arbeit« auf der Handfläche.

Indikationen: Erkältung, Schmerzen und Spannungsgefühle im Unterbauch, Bauchkrämpfe, Durchfall, wäßriger Stuhl, Anusprolaps, Bettnässen, Leistenbrüche (Hernien).

Techniken: »Kneten« – 100- bis 500mal, »Pressen mit dem Fingernagel« – 5- bis 10mal.

»Eine Höhle voll Wind« *(yiwofeng)* (siehe Abb. 129)

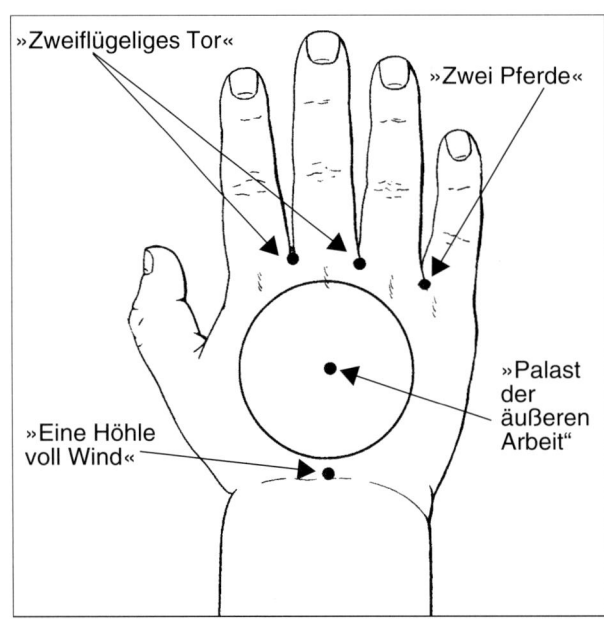

Lage: Punkt in der Mitte der äußeren Handgelenksfalte (erscheint bei nach hinten gebeugter Hand)

Indikationen: Erkältung, Schmerzen im Unterbauch, Bauchkrämpfe, Gelenkschmerzen.

Techniken: »Kneten« – 100- bis 300mal, »Pressen mit dem Daumennagel« – 5- bis 10mal.

Abb. 129: Handrücken

»Drei Paßtore« (sanguan) *(siehe Abb. 127)*

Lage: Strecke zwischen Handgelenksfalte und Ellenbeuge. Sie verläuft auf der Innenseite des Unterarmes, beginnt auf dem daumenseitigen Ende der Handgelenksfalte und zieht sich bis zur Ellenbeuge.

Indikationen: Erkältungskrankheiten, Mangel an Qi und Xue nach Krankheiten und Schwächezuständen, die mit kalten Extremitäten einhergehen, Schmerzen im Unterbauch, Durchfall, Masern, bei denen sich der Ausschlag aufgrund eines Schwächezustandes der Wehrenergie und einer »Kälte«-Schädigung nicht entwickelt.

Technik: »Geradliniges Schieben« vom Handgelenk oder sogar von der Außenseite des Daumens hin zum Ellenbogen – 100- bis 500mal.

»Die Sechs Yang-Funktionskreise« (liufu) *(siehe Abb. 127)*

Lage: Strecke zwischen kleinfingerseitigem Ende der Handgelenksfalte und Ellenbeuge. Sie verläuft seitlich auf der Innenseite des Unterarmes.

Indikationen: Alle Zeichen von »Hitze« und »Hitze« im Xue *(calor* oder *calor xue)* wie hohes Fieber, Durst, Krämpfe, Unruhe, Hautausschläge, Verstopfung und Halsschmerzen.

Technik: »Geradliniges Schieben« von der Ellenbeuge hin zum Handgelenk – 100- bis 500mal.

»Wasser des himmlischen Flusses« (tianheshui) *(siehe Abb. 127)*

Lage: Strecke zwischen »Hauptpunkt der Muskeln und Sehnen« und Mitte der Ellenbeugenfalte. Sie verläuft in der Mitte der Unterarminnenseite.

Indikationen: Alle »Hitze-Glut«-Zeichen wie Fieber, Durst, Reizbarkeit, innere Hitze, Rastlosigkeit, Ausschlag, Schreckhaftigkeit und Unruhe.

Techniken: »Schieben« vom Handgelenk hin zur Ellenbeuge mit den Zeigefinger- und Mittelfingerkuppen, dann »Kneten« des »Palastes der inneren Arbeit«, anschließend Hand zur lockeren Faust schließen – 100- bis 300mal.

3. Strecken, Punkte und Regionen auf den unteren Gliedmaßen

»Tor der Worfler« (jimen) *(Abb. 130)*

Lage: Strecke auf der Mittellinie der Oberschenkelinnenseite vom oberen Rand der Kniescheibe bis in die Leistengegend.

Indikationen: Spärlicher und dunkler Urin, Harnverhalt, wäßriger Durchfall.

Technik: »Schieben« entlang der Strecke in Richtung auf die Leistengegend zu – 100- bis 500mal.

»Nest der hundert Würmer« (*baichong*) (Abb. 130)

Lage: 2 PZ über dem mittleren Rand der Kniescheibe.

Indikationen: Krämpfe und Lähmungen der unteren Gliedmaßen.

Technik: Mit Daumen und Mittelfinger auf beiden Beinen den Punkt kraftvoll »pressen« – 10mal.

4. Strecken, Punkte und Regionen auf dem Bauch und Rücken

»Wurzel der Brustwarze« (*rugen*), entspricht dem Akupunkturpunkt Ma 18 (S 18) (siehe Abb. 130)

Lage: 0,2 PZ unterhalb der Brustwarze.

Indikationen: Druckgefühl auf der Brust, Brustschmerzen, Husten, Atemnot.

Technik: »Kneten« – 100- bis 300mal

»Seite der Brustwarze« (*rupang*), (siehe Abb. 130)

Lage: 0,2 PZ seitlich der Brustwarze.

Indikationen: Druckgefühl auf der Brust, Blässe, Erbrechen.

Technik: »Kneten« – 100- bis 300mal.

»Zwerchfellbogengegend« (*xielei*) (siehe Abb. 130)

Lage: Region der seitlichen Rippengegend unterhalb der Brust.

Indikationen: Völlegefühl der Brust, Oberbauchschmerzen, Atemnot bei massiver Verschleimung und Bronchitis, Mangelernährung.

Technik: »Kreisendes Reiben« der Region – 100- bis 300mal.

»Bauch« (*fu*) (siehe Abb. 130)

Lage: Die gesamte Region des Unterbauches.

Indikationen: Schmerzen und Spannungsgefühle im Unterbauch, Verdauungsstillstand und -blockaden, Übelkeit, Erbrechen. Die gerade aufgeführten Beschwerden sollten »ausleitend« therapiert werden, folgende Syndrome müssen stützend behandelt werden: Durchfall, Mangelernährung.

Techniken: »Auseinanderstrebendes Schieben« mit beiden Handflächen vom Punkt »Mittlere Grube« (*zhongwan*) KG 12 (Rs 12) aus nach beiden Seiten des Bauches – 100- bis 300mal (siehe Kapitel Akupunkturpunkte und Leitbahnen); »Reiben« der Region im Uhrzeigersinn zum »Ausleiten« – 300mal, »Reiben« gegen den Uhrzeigersinn zur Stützung – 100- bis 300mal.

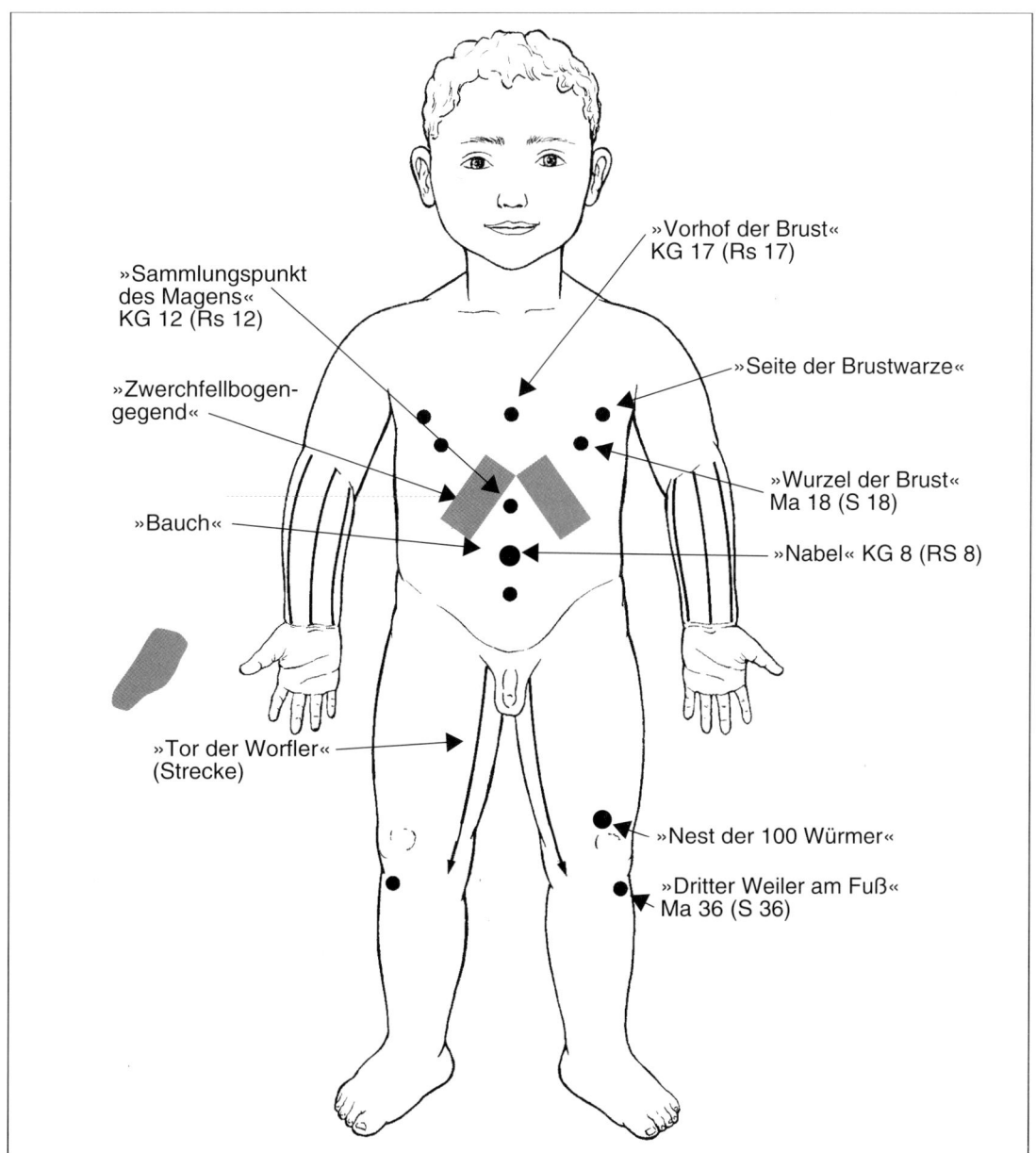

»Vorhof der Brust«
KG 17 (Rs 17)

»Sammlungspunkt
des Magens«
KG 12 (Rs 12)

»Seite der Brustwarze«

»Zwerchfellbogen-
gegend«

»Wurzel der Brust«
Ma 18 (S 18)

»Bauch«

»Nabel« KG 8 (RS 8)

»Tor der Worfler«
(Strecke)

»Nest der 100 Würmer«

»Dritter Weiler am Fuß«
Ma 36 (S 36)

Abb. 130: Körpervorderseite

159

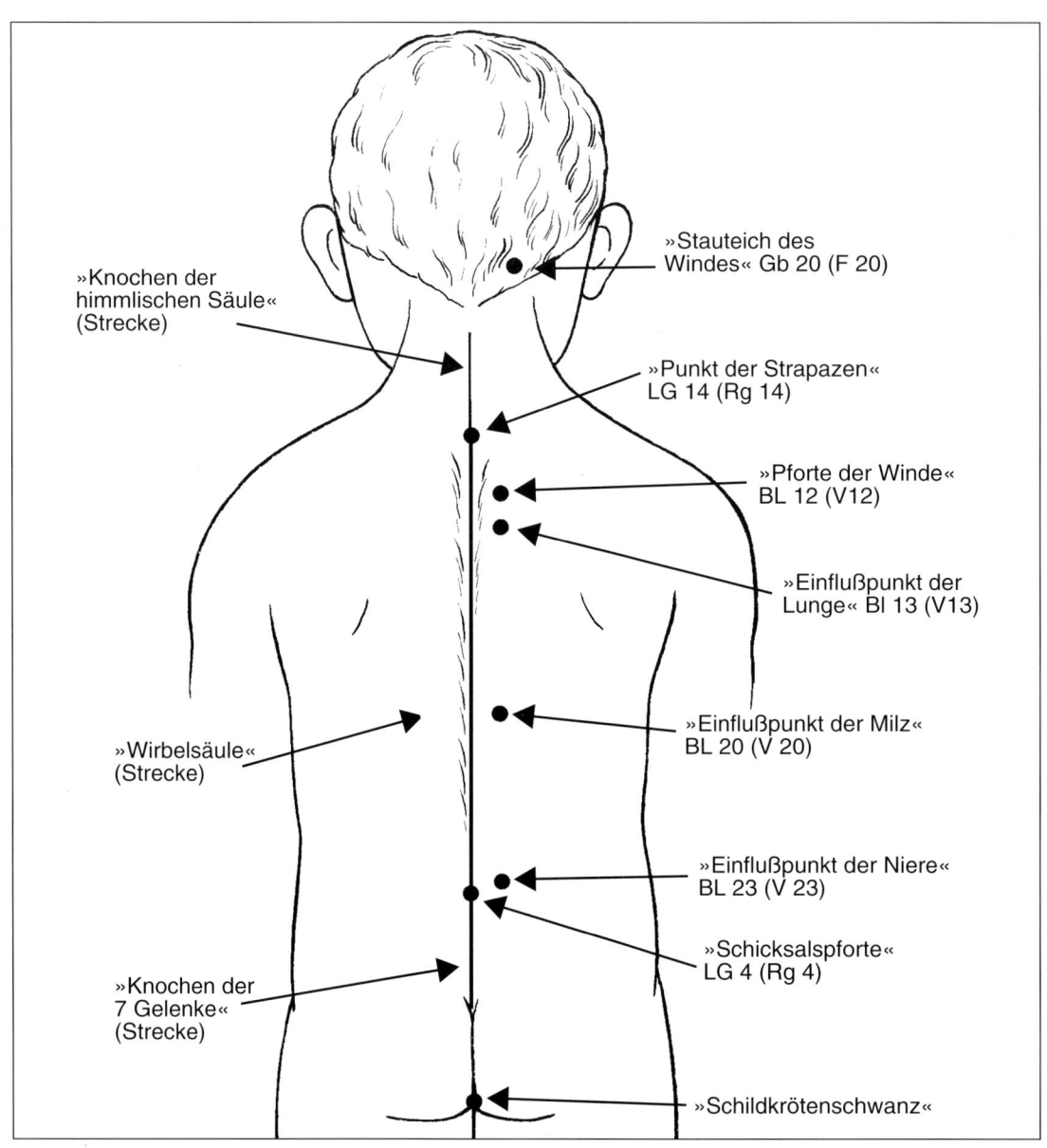

Abb. 131: Rücken

»Nabel« (*qi*) (Abb. 130)

Lage: Mitte des Nabels.

Indikationen: Schmerzen und Spannungsgefühle des Unterbauches, Verdauungs-störungen, Durchfall, Obstipation.

Technik: »Kneten« oder »Reiben« – 100- bis 300mal.

»Knochen der sieben Gelenke« (*qijiegu*) (Abb. 131)

Lage: Strecke zwischen dem Steißbein und dem 2. Lendenwirbel.

Indikationen: Chronischer Durchfall, wäßriger Durchfall, Bettnässen, Anusprolaps. Die genannten Symptome sind ein Hinweis auf eine Schwäche oder auf einen Zusammenbruch des Yang; hier ist also eine Stützung (*suppletio*) erforderlich. Bei den nachgenannten Beschwerden ist ein Kühlen von »Hitze« (*calor*) angezeigt: Ver-stopfung, akuter wäßriger Durchfall mit Blut- und Schleimbeimengungen, Span-nungsgefühle im Unterbauch.

Techniken: Durch »Schieben« entlang der Strecke nach oben kann man das Yang stützen, schiebt man entlang der Strecke nach unten in Richtung Steißbein, erreicht man eine *calor* – kühlende Wirkung – je 100 bis 300mal.

»Schildkrötenschwanz« (*guiwei*) (siehe Abb. 131)

Lage: Spitze des Steißbeins.

Indikationen: wäßriger Durchfall, Verstopfung, Anusprolaps, Bettnässen.

Technik: »Kneten« – 100 bis 300mal.

»Wirbelsäule« (*jizhu*) (siehe Abb. 131)

Lage: Strecke auf der Wirbelsäule vom 7. Halswirbel zum Ende des Steißbeins.

Indikationen: Erkältung, Fieber, Verstopfung, akute Krämpfe und Erbrechen wer-den mit der kühlenden Methode *calor* behandelt, während bei Mangelernährung, Durchfall, Schmerzen des Unterbauches, chronischen Krämpfen, Appetitlosigkeit und schwacher Gesamtkonstitution die Regulierung von Yin und Yang angezeigt ist.

Techniken: »Schieben« von oben nach unten zum Kühlen von »Hitze-Glut«-Prozes-sen *(calor)* – 100mal, »Zwicken« und »Zupfen« entlang der Strecke zur Regulierung von Yin und Yang – 3mal.

Behandlungsbeispiele

Für die Behandlung von Kindern mit Tuina werden hier einige besonders häufige und mit dieser Methode gut zu behandelnde Krankheitsbilder dargestellt. Um die Behandlung richtig durchführen zu können, ist eine Differenzierung nach der chinesischen Diagnose zu empfehlen. Darum werden die typischen Symptome, z. B. ein »Kälte«- oder »Hitze«-Prozeß (*algor* oder *calor*), für jedes Krankheitsbild noch einmal beschrieben. Dabei müssen aber nicht immer alle aufgeführten Symptome gleichzeitig auftreten.

Vor einer Behandlung sollten die Behandlungsumstände geprüft werden (siehe unter »Voraussetzungen«). Für die Behandlung sollte man sich grundsätzlich genügend Zeit nehmen. Die in den Behandlungsbeispielen angegebenen Techniken sollten der Reihe nach und mit der angegebenen Häufigkeit durchgeführt werden – kontinuierlich, rhythmisch, kraftvoll, doch sanft und mit Ausdauer.

Behandlungsprotokoll Erkältungskrankheiten

Erkältungskrankheiten werden in der traditionellen chinesischen Medizin nach »Kälte-Wind«-Schädigung (*algor venti*) und »Hitze-Wind« (*calor venti*) differenziert. Die Unterscheidung geschieht am einfachsten durch die Symptome und durch den Zustand der Zunge: Ist die Zunge blaß und ihr Belag weißlich-dünn, dann liegt in diesem Stadium nur eine »Wind-Kälte«-Schädigung vor. Wird die Zunge aber rot, insbesondere im vorderen Drittel, dann ist bereits ein »Hitze-Wind«-Muster entstanden.

Erkältungskrankheiten aufgrund von »Kälte-Wind«-Prozessen (algor venti)

Krankheitsbild: Nur leichtes oder kein Fieber ohne Schwitzen, Nasenverstopfung bei laufender Nase, Niesen, Husten mit wäßrigem Auswurf, Kopf- und Gliederschmerzen, Frösteln, Jucken im Hals ohne Durst, dünner weißlicher Zungenbelag, oberflächliche und gespannte Pulse.

Techniken:

- Öffnen des »Himmlischen Tores der Stirn« (*kai tianmen*) durch »auseinanderstrebendes Schieben« – 50mal, siehe Abb. 115 und Abb. 124
- »Schieben« des »Palastes der Tiefe« (*kangong*) – 50mal, siehe Abb. 124
- »Kneten« des »Großen Yang« (*taiyang*) – 50mal, siehe Abb. 124

- Kühlen der »Leitbahn des Funktionskreises ›Lunge‹ (*feijing*) durch »kreisendes Schieben« – 30mal, siehe Abb. 127 und Abb. 132
- »Kneten« des »Palastes der äußeren Arbeit« (*wailaogong*) – 100mal, siehe Abb. 129
- »Kneten« der »Wasser des himmlischen Flusses« (*tianheshui*) – 100mal, siehe Abb. 127
- »geradliniges Schieben« der »Drei Paßtore« (*sanguan*) – 100mal, siehe Abb. 125 und Abb. 133
- »Greifen« des Punktes »Teich des Windes« (*fengchi*), Gb 20 (F 20) – 5mal, siehe Abb. 125, 126 und 134

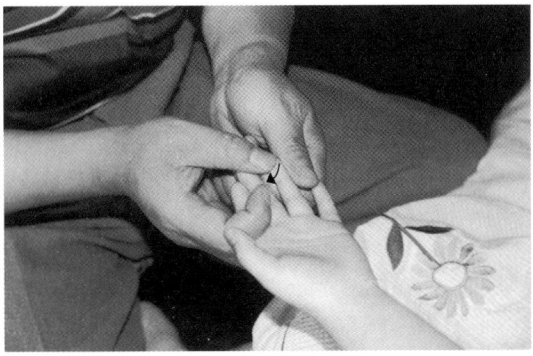

Abb. 132: »Kreisförmiges Schieben« der »Leitbahn des Funktionskreises ›Lunge‹«

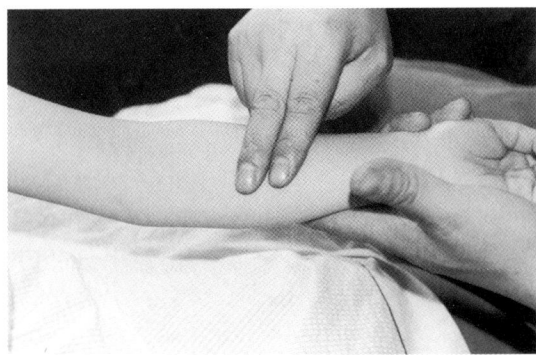

Abb. 133: »Geradliniges Schieben« der »Drei Paßtore«

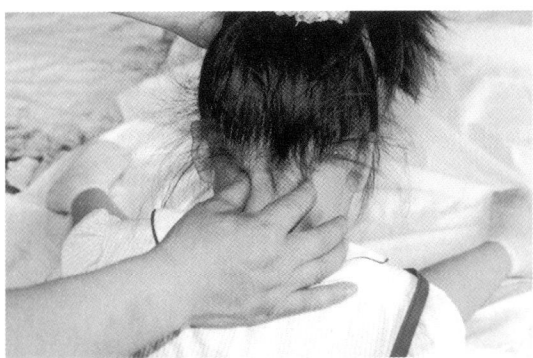

Abb. 134: »Greifen« des »Teiches des Windes«

Erkältungskrankheiten aufgrund von »Hitze-Wind«-Schädigung (calor venti)

Bei dieser Art von Erkältungskrankheiten verbinden sich die krankheitsauslösenden Faktoren »Wind« und »Hitze«. Sie dringen in die »Oberfläche« ein und greifen den Funktionskreis »Lunge« an.

Krankheitsbild: Hohes, länger anhaltendes Fieber mit Schweiß, Kopfschmerzen, Nasenverstopfung durch trübes und gelbliches Sekret, Niesen, Husten mit zähem gelblichem Auswurf, Halsschmerzen und deutliche Rötung der Rachenhinterwand, Durst, dunkler und trüber Urin, roter Zungenkörper mit gelblichem Belag, oberflächliche und beschleunigte Pulse (mehr als fünf Pulsschläge pro Atemzug).

Techniken:

- Öffnen des »Himmlischen Tores der Stirn« *(kai tianmen)* durch »auseinanderstrebendes Schieben« – 50mal, siehe Abb. 115 und Abb. 124
- »Schieben« des »Palastes der Tiefe« *(kangong)* – 50mal, siehe Abb. 124
- »Kneten« des »Großen Yang« (taiyang) – 50mal, siehe Abb. 124
- Kühlen der »Leitbahn des Funktionskreises ›Lunge‹ *(feijing)* durch »kreisendes Schieben« – 300mal, siehe Abb. 127 und 132
- Kühlen der »Sechs Yang-Funktionskreise« *(liufu)* durch »geradliniges Schieben« von der Ellenbeuge hin zum Handgelenk – 100mal, siehe Abb. 127
- »Schieben« des »Knochens der himmlischen Säule« *(tianzhugu)* von oben nach unten – 50mal, siehe Abb. 126 und Abb. 135
- »Kneten« der »Wurzel der Brustwarze« *(rugen)* – 50mal, siehe Abb. 131

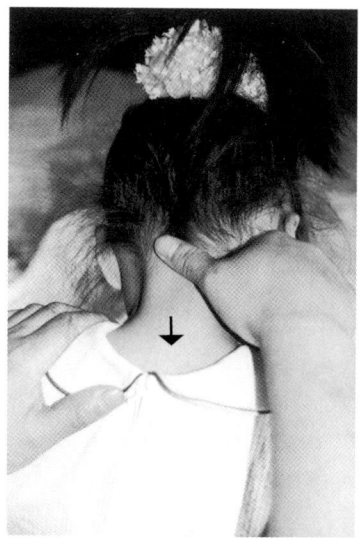

Abb. 135: »Schieben« des »Knochens der himmlischen Säule«

Husten

Husten entsteht nach der traditionellen chinesischen Medizin dadurch, daß das Qi des Funktionskreises »Lunge«, das nach unten fließen und die »Himmelsenergie« des Atems *(tianqi)* dem Körper mitteilen soll, blockiert wird. Gründe für diese Blockade können pathogene Faktoren *(algor venti, calor venti, pituita)* oder eine Schwächung des Funktionskreises »Lunge« und seiner Energien, seines Yin oder Qi sein.

Husten aufgrund von »Kälte-Wind«-Schädigung *(algor venti)*

Krankheitszeichen: Häufiges Husten mit weißem und wäßrigem Auswurf, Fieber ohne Schweiß, Kopfschmerzen, Nasenverstopfung mit klarem und wäßrigem Sekret, blasse Zunge mit nur dünnem, weißlichem Belag.

Techniken:

- Öffnen des »Himmlischen Tores der Stirn« *(kai tianmen)* durch auseinanderstrebendes »Schieben« – 50mal, siehe Abb. 115 und Abb. 124
- »Schieben« des »Palastes der Tiefe« *(kangong)* – 50mal, siehe Abb. 124
- »Kneten« des »Großen Yang« *(taiyang)* – 50mal, siehe Abb. 124
- Kühlen der »Leitbahn des Funktionskreises ›Lunge‹ *(feijing)* durch »kreisendes Schieben« – 300mal, siehe Abb. 127 und Abb. 132

- »Kneten« des »Palastes der äußeren Arbeit« *(wailaogong)* – 100mal, siehe Abb. 129
- »Kneten« des »Zweiflügeligen Tores« *(ershanmen)* – 100mal, siehe Abb. 129
- »Kneten« der »Wurzel der Brustwarze« *(rugen)* – 50mal, siehe Abb. 131
- »Kneten« des »Einflußpunktes des Funktionkreises ›Lunge‹« *(feishu)* Bl 13 (V 13) – 100mal, siehe Abb. 131
- »Greifen« des Punktes »Teich des Windes« *(fengchi)* Gb 20 (F 20), siehe Abb. 126 und Abb. 134

Husten aufgrund einer »Hitze-Wind«-Schädigung (calor venti)

Krankheitsbild: Akut aufgetretener häufiger Husten mit deutlichem Schwitzen, höheres und anhaltendes Fieber, gelblicher und zäher Auswurf, Halsschmerzen, Durst, Verstopfung, roter Zungenkörper mit gelblichem Belag, beschleunigte Pulse (über fünf Pulsschläge pro Atemzug).

Techniken:

- Öffnen des »Himmlischen Tores der Stirn« *(kai tianmen)* durch auseinanderstrebendes »Schieben« – 50mal, siehe Abb. 115 und Abb. 124
- »Schieben« des »Palastes der Tiefe« *(kangong)* – 50mal, siehe Abb. 124
- »geradliniges Schieben« des »Großen Yang« *(taiyang)* – 50mal, siehe Abb. 124
- Kühlen der »Leitbahn des Funktionskreises ›Lunge‹« *(feijing)* durch »kreisendes Schieben« – 300mal, siehe Abb. 127 und Abb. 132
- »Kneten« des »Vorspringenden Knochens hinter den Ohren« *(erhougaogu)* – 50mal, siehe Abb. 125 und. Abb. 126
- »Kneten« der »Wasser des himmlischen Flusses« *(tianheshui)* – 100mal, siehe Abb. 127
- »Kneten« des »Einflußpunktes des Funktionkreises ›Lunge‹« *(feishu)* Bl 13 (V 13), der 1,5 PZ neben dem Dornfortsatz des 3. Brustwirbelkörpers liegt, siehe Abb. 131

Husten aufgrund einer Erschöpfung des Funktionskreises »Lunge« (depletio yin pulmonale)

Dieser Husten entsteht erst nach einer länger vorher bestehenden Krankheit des Kindes, besonders wenn durch einen »Hitze«-Prozeß das Yin des Funktionskreises »Lunge« verbraucht ist. Die mangelnde Befeuchtung führt dann zur Blockade auch des Qi und anderen Symptomen. Typisch tritt ein solcher Husten bei einer chronischen Bronchitis oder in der Rekonvaleszenz nach einer Lungenentzündung auf. Besteht ein Husten länger als zwei Wochen, sollte unbedingt ein Arzt zu Rate gezogen werden.

Krankheitsbild: Chronischer Husten, subfebrile Temperaturen oder leichtes Fieber besonders am Nachmittag, nur wenig Auswurf, spontane massive Nachtschweiße, wenig Appetit, allgemeine Mattigkeit.

Techniken:

- Stützen der »Leitbahn des Funktionskreises ›Lunge‹« (*feijing*) durch »Schieben« der Strecke hin zur Mitte des Handtellers – 300mal, siehe Abb. 127 und Abb. 136
- »Schieben« des »Oberen Paßtores« (*shangguan*) vgl. Erwachsenen-Tuina: Akupunkte – 100mal, siehe Abb. 125
- »Kneten« des »Palastes der äußeren Arbeit« (*wailaogong*) – 100mal, siehe Abb. 129
- »Kneten« des Punktes »Himmlische Mitte der Stirn« (*etianxin*) – 100 mal, siehe Abb. 124

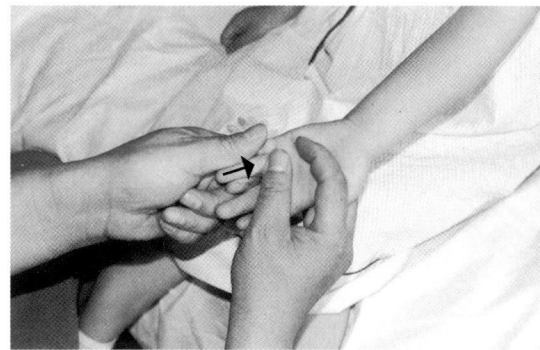

Abb. 136: »Geradliniges Schieben« der »Leitbahn des Funktionskreises ›Lunge‹«

- »Kneten« des »Einflußpunktes des Funktionkreises ›Lunge‹« (*feishu*) – 100mal, siehe Abb. 131
- »Kneten« der »Zwei Pferde« (*erma*) – 100mal, siehe Abb. 129
- »geradliniges Schieben« des »Einflußpunktes des Funktionkreises ›Milz‹« (*pishu*), Bl 20 (V 20) nach oben – 100mal, siehe Abb. 131

Durchfall

Neben dem Funktionskreis »Lunge« sind bei Kindern besonders auch die Funktionskreise der »Mitte« anfällig. Ein typisches Symptom ist der Durchfall, andere Symptome sind Blähungsneigung, Appetitstörungen, Verstopfung, Mundgeruch und bei längerem Bestehen auch Gedeihstörungen. In der TCM kann Durchfall durch äußere pathogene Faktoren entstehen, hier sind die Elemente »Kälte«- oder »Hitze«-Schädigung mit der »Feuchtigkeits«-Belastung kombiniert (*algor, calor* und *humor,* siehe auch Kapitel »Grundlagen«). Sehr häufig führt aber eine falsche Ernährung zu Durchfall – neben Nahrungsmittelunverträglichkeiten spielen in den Industrieländern zuviel fette und süße Speisen die Hauptrolle.

Durchfall aufgrund von »Kälte-Feuchtigkeits«-Schädigung (*algor humidus*)

Krankheitsbild: wäßriger, schaumartiger, heller und geruchloser Durchfall, Krämpfe, Schmerzen im Unterbauch, Verlangen nach warmen Getränken, blasse Zunge und dicker weißer Zungenbelag.

Techniken:

- »Kneten« der »Inneren Acht Trigramme« (*neibagua*) – 100mal, siehe Abb. 127 und Abb. 128
- »Schieben« der »Knochen der sieben Gelenke« (*qijiegu*) nach oben – 100mal, siehe Abb. 131 und Abb. 137
- »Kneten« des »Schildkrötenschwanzes« (*guiwei*) – 100mal, siehe Abb. 131 und Abb. 138
- »Kneten« des Punktes »Dritter Weiler am Fuß« (*zusanli*) Ma 36 (S 36) – 100mal, siehe Abb. 130 und Abb. 139
- Stützen der »Leitbahn des Funktionskreises ›Milz‹« (*pijing*) durch »Schieben« zur Handtellermitte hin – 50mal, siehe Abb. 125 und Abb. 138
- Stützendes »Reiben« des »Unterbauches« (*fu*) durch Kreisen gegen den Uhrzeigersinn – 50mal, siehe Abb. 119 und Abb. 130
- »Kneten« des »Palastes der äußeren Arbeit« (*wailaogong*) – 50mal, siehe Abb. 129

Durchfall aufgrund von »Hitze-Feuchtigkeits«-Schädigung (*calor humidus*)

Krankheitsbild: leichtes Fieber, Durst, häufige Durchfälle mit Beimengungen von Blut, Schleim oder Eiter, stark riechende Entleerungen, dunkler und riechender Urin, Schmerzen während und kurz nach der Stuhlentleerung.

Techniken:

- »Kneten« der »Inneren Acht Trigramme« (*neibagua*) – 100mal, siehe Abb. 127 und Abb. 128
- »Schieben« der »Knochen der sieben Gelenke« (*qijiegu*) nach oben – 100mal (siehe Abb. 131 und Abb. 137)
- »Kneten« des »Schildkrötenschwanzes« (*guiwei*) – 100mal, siehe Abb. 131 und Abb. 138

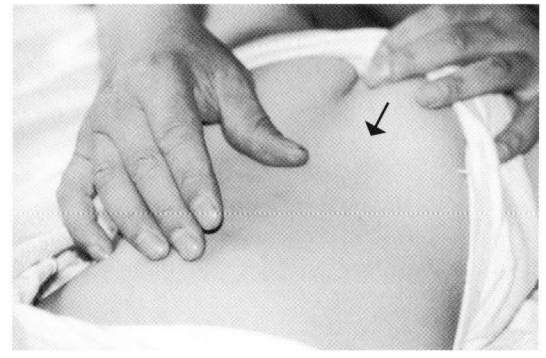

Abb. 137: »Schieben« der »Knochen der sieben Gelenke«

- »Kneten« des Punktes »Dritter Weiler am Fuß« *(zusanli)* Ma 36 (S 36) – 100mal, siehe Abb. 130 und Abb. 139
- Kühlen der »Leitbahn des Funktionskreises ›Milz‹« *(pijing)* durch kreisendes »Schieben« zur Handfläche hin bei gestrecktem Daumen – 50mal, siehe Abb. 127
- Kühlen der »Leitbahn des Funktionskreises ›Dickdarm‹« *(dachangjing)* durch »geradliniges Schieben« hin zur Fingerspitze – 50mal, siehe Abb. 127 und Abb. 141
- »Reiben« des »Bauches« *(fu)* im und gegen den Uhrzeigersinn – 50mal, siehe Abb. 119 und Abb. 130
- »Schieben« der »Wasser des himmlischen Flusses« *(tianheshui)* von der Ellenbeuge zum Handgelenk mit Zeigefinger- und Mittelfingerkuppen – 50mal, siehe Abb. 127

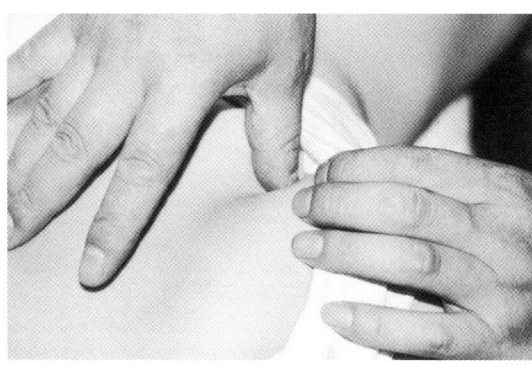

Abb. 138: »Kneten« des »Schildkrötenschwanzes«

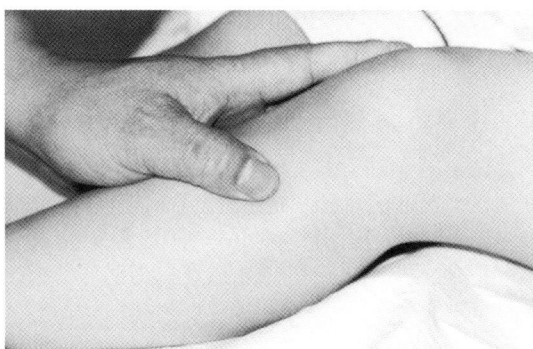

Abb. 139: »Kneten« des »Dritten Weilers am Fuß«

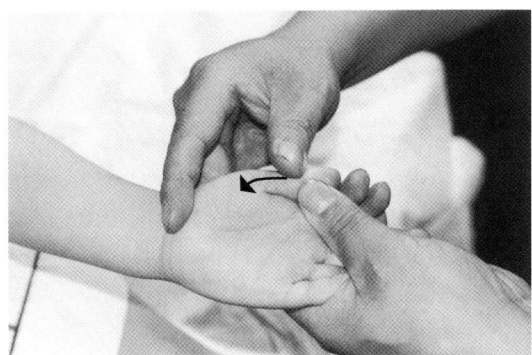

Abb. 140: »Schieben« der »Leitbahn des Funktionskreises ›Milz‹«

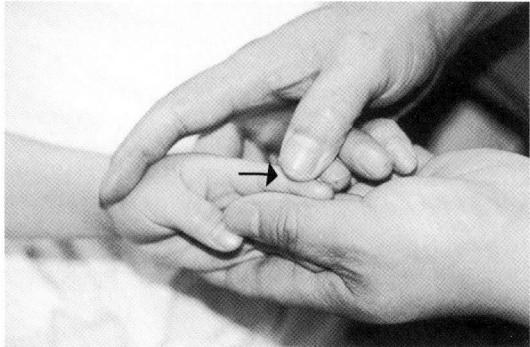

Abb. 141: »Geradliniges Schieben« der »Leitbahn des Funktionskreises ›Dickdarm‹«

Durchfall durch Ernährungsfehler

Krankheitsbild: Schmerzen und Spannungsgefühl im Unterbauch vor dem Stuhlgang, Schmerzerleichterung nach dem Stuhlgang, saurer und übelriechender Stuhl, Appetit- und Gewichtsverlust, Übelkeit und Erbrechen.

Techniken:

- »Kneten« der »Inneren Acht Trigramme« *(neibagua)* – 100mal, siehe Abb. 127 und Abb. 128
- »Schieben« der »Knochen der sieben Gelenke« *(qijiegu)* nach oben – 100mal, siehe Abb. 131 und Abb. 137
- »Kneten« des »Schildkrötenschwanzes« *(guiwei)* – 100mal, siehe Abb. 131 und Abb. 138
- »Kneten« des Punktes »Dritter Weiler am Fuß« *(zusanli)* Ma 36 (S 36) – 100mal, siehe Abb. 130 und Abb. 139
- Stützen der »Leitbahn des Funktionskreises ›Milz‹« *(pijing)* durch »kreisendes Schieben« zur Handfläche hin bei gebeugtem Daumen – 50mal, siehe Abb. 127 und Abb. 140
- »Reiben« des »Unterbauches« *(fu)* im und gegen den Uhrzeigersinn – 50mal, siehe Abb. 119 und Abb. 130
- »Kneten« des »Hölzernen Tores« *(banmen)* – 50mal, siehe Abb. 117 und Abb. 127
- »Auseinanderstrebendes Schieben« vom Sammlungspunkt des Funktionskreises ›Magen‹« *(weimu)* KG 12 (RS 12), genau auf der Mitte zwischen dem Nabel und dem Brustbein gelegen, nach beiden Seiten des Unterbauches – 50mal, siehe Abb. 130

VI.
SELBSTBEHANDLUNG
MIT TUINA

In der TCM spielt die Gesunderhaltung des Körpers durch die richtige Lebensführung eine den Jahreszeiten und der individuellen Konstitution angepaßte Ernährung und durch die chinesischen Bewegungstherapien wie Taiji und Qigong eine große Rolle.

Eine weitere Methode zur Gesundheitspflege bietet die Selbstmassage, bei der man die Techniken der Tuina-Methode nutzt, um Störungen der Harmonie der inneren Energien, des Qi und Xue in den Leitbahnen und in den Funktionskreisen wiederherzustellen.

Bei älteren Menschen wird durch die regelmäßige Anwendung der Tuina-Selbstmassage die Funktion der Organe und besonders des Stoffwechsels angeregt und die Elastizität und Spannkraft der Muskeln, der Sehnen und Gelenke erhöht. Bei einer Vielzahl von Beschwerden (von Kopfschmerzen bis hin zu Menstruationsbeschwerden) kann durch die Tuina-Selbstmassage und besonders durch die Behandlung einzelner Akupunkturpunkte eine schnelle Genesung gefördert werden. Zunehmend wird in China die Tuina-Methode auch für kosmetische Zwecke eingesetzt, da sie das Bindegewebe strafft und die Durchblutung der Gewebe steigert.

Folgende Voraussetzungen sollten vor einer Selbstbehandlung erfüllt sein:

- Die Raumtemperatur sollte angenehm sein.
- Die Fingernägel sollten kurz sein.
- Es sollte genug Zeit (zwischen 15 und 45 Minuten) vorhanden sein.
- Man sollte ausgeruht und entspannt sein.

Es folgen Vorschläge für die allgemeine Gesundheitspflege und für die Behandlung bestimmter Körperregionen.

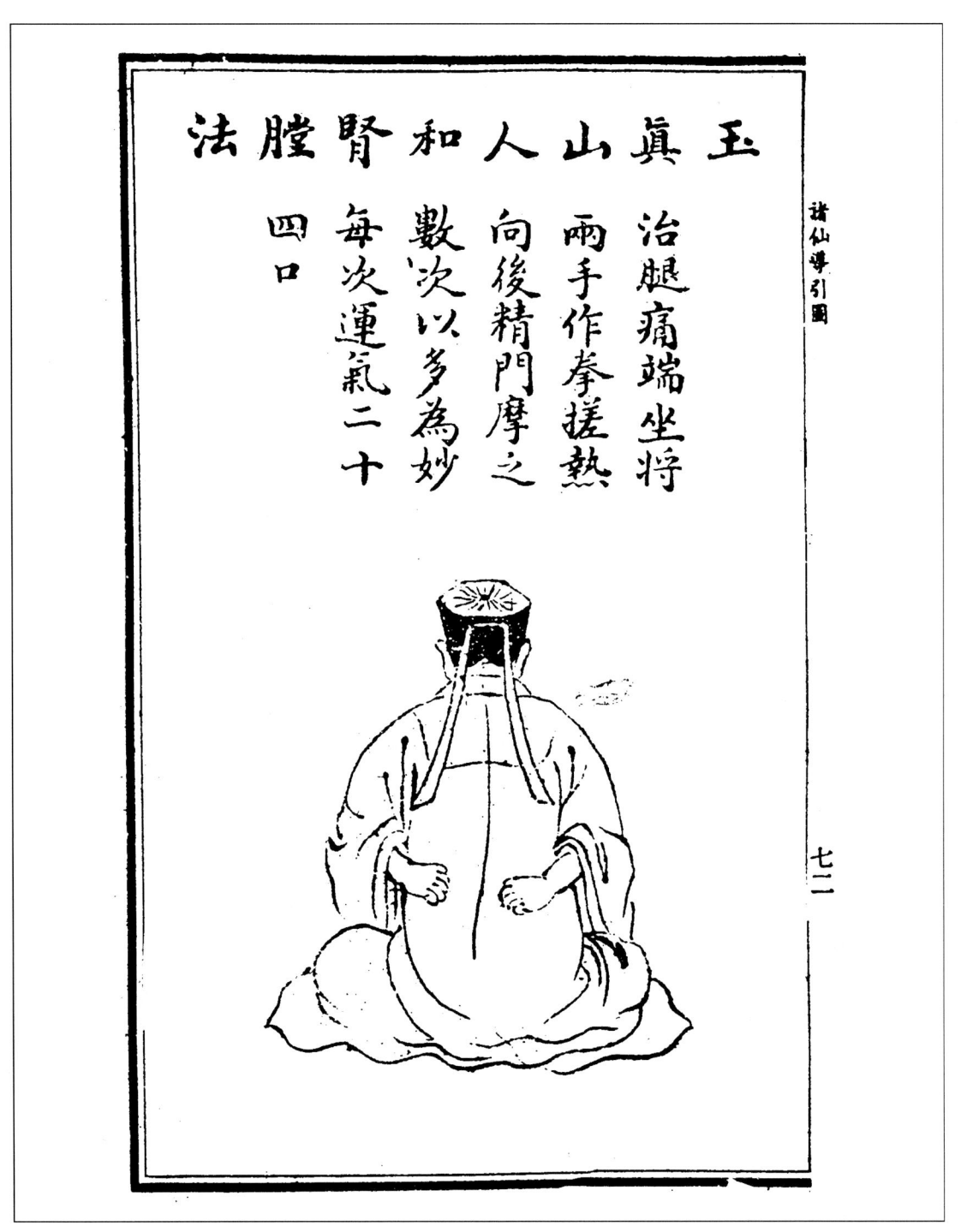

玉真　治腿痛端坐將

山　兩手作拳搓熱

人　向後精門摩之

和　數次以多為妙

腎　每次運氣二十

膛　四

法　口

諸仙導引圖

七二

Abb. 142: *Historische Darstellung einer Selbstbehandlung mit Tuina. Hier wird das »Kneten« des »Einflußpunktes der Niere« zur Stützung der Lebenskraft gezeigt.*

172

Bauchmassage »zur Erhaltung eines langen Lebens«

• Zunächst wird durch »kreisendes Reiben« am ganzen Bauch um den Nabel herum eine milde Wärmung und Stimulation erzeugt (3 Minuten).

Anschließend werden folgende Punkte mit drei Fingern im Uhrzeigersinn mit »Kneten«, »Pressen« und »kreisendem Reiben« behandelt:

• »Unteres Zinnober-Feld« (*dantian*), ein Areal 2 PZ unterhalb des Nabels (siehe Abb. 143, zur Lage siehe auch Abb. 128)
»Sammlungspunkt des Magens« (*weimu*), KG 12 (Rs 12) (siehe Abb. 144)
• »Angel des Himmels« (*tianshu*), Ma 25 (S 25), 2 PZ neben dem Nabel gelegen (siehe Abb. 143)
• »Sammlungspunkt des Herzens« (*xinmu*), KG 14 (Rs 14), 2 PZ unterhalb des Schwertfortsatzes des Brustbeins (Xiphoid) gelegen.

Zum Abschluß wird der Nabel behandelt. Dabei streicht die Handfläche mit sanftem Druck über den Nabel (siehe Abb. 145). Diese Massage soll einmal täglich durchgeführt werden, jeder Punkt muß dabei zwei bis drei Minuten behandelt werden.
Durch diese Massage werden die fünf Funktionskreise ausgeglichen, das Gleichgewicht speziell in der »Mitte« wird wiederhergestellt und die angeborene Konstitution und das »ursprüngliche Qi« (*yuanqi*) werden gestärkt.

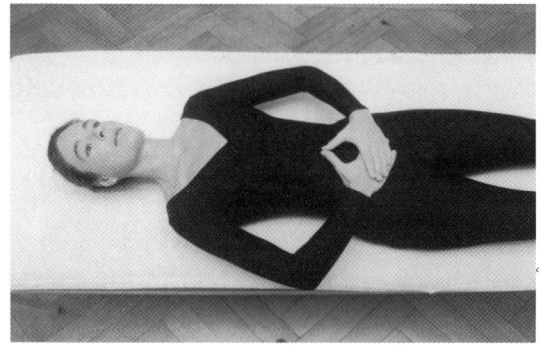

Abb. 143: »Kreisendes Reiben« des »Unteren Zinnoberfeldes«

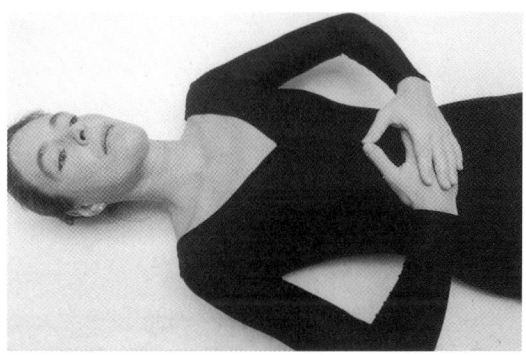

Abb. 144: »Pressen« mit beiden Händen und »Kreisendes Reiben« des «Sammlungspunkts des Magens«

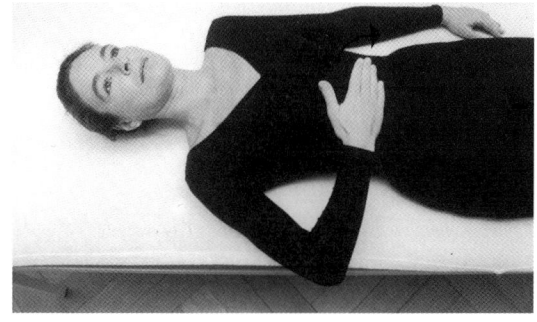

Abb. 145: »Streichen mit der Handfläche um und auf dem Nabel«

Selbstmassage zweier Punkte zur allgemeinen Gesunderhaltung

Durch die regelmäßige Selbstbehandlung zweier besonders wichtiger Akupunkturpunkte kann die angeborene und die erworbene Konstitution gestützt werden, der Stoffwechsel und die Abwehrkräfte werden gestärkt.

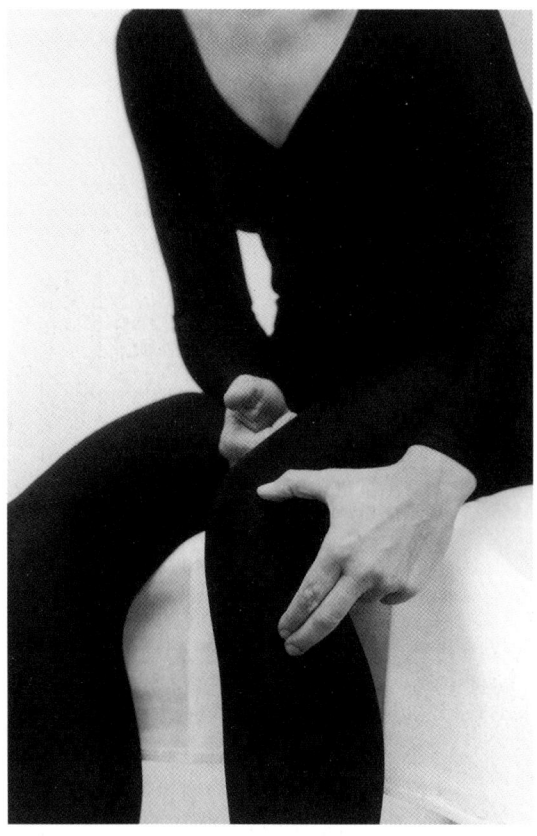

»Dritter Weiler am Fuß« (zusanli), Ma 36 (S 36)

Techniken: »Pressen« und »Kneten« mit zwei Fingern, 50mal an jedem Bein.

Wirkung: Unterstützt die »Mitte« und fördert die Verdauung, stützt das Qi der »Mitte« und die erworbene Konstitution.

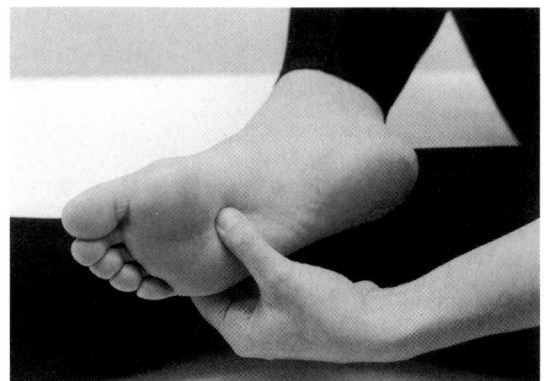

Abb. 146: »Dritter Weiler am Fuß«

Abb. 147: »Die emporsprudelnde Quelle«

»Die emporsprudelnde Quelle« (yongquan), Ni 1 (R 1)

Techniken: »Kneten« und »Reiben« mit dem Daumen, hier aber sanft und vorsichtig, 50mal pro Fuß.

Wirkung: Stärkt das Qi des »Nieren«-Funktionskreises und damit die angeborene Konstitution, senkt erhöhten Blutdruck, entspannt und fördert den Schlaf.

Nackenselbstmassage und Lockerungsübungen

Diese Übungen sind besonders bei langandauernder sitzender Tätigkeit, wie Büroarbeit, Maschinenschreiben, Bildschirmarbeit oder Zeichnen, zur Vorbeugung und Behandlung von Nackenverspannungen, Spannungskopfschmerzen, Schulterschmerzen und -steife und chronischer Degeneration der Halswirbelsäule wirksam. Sie sollten deshalb an jedem Arbeitstag durchgeführt werden.

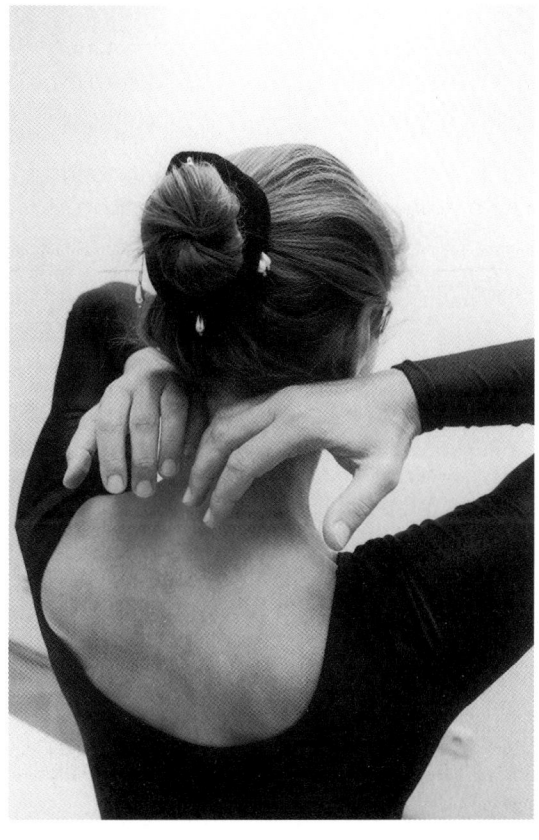
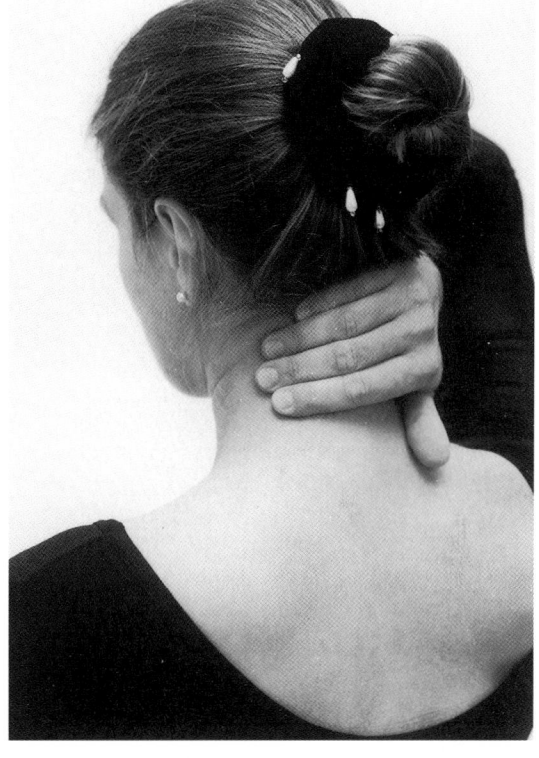

Abb. 148: »Kreisendes Reiben«   *Abb. 149: »Greifen« und »Kneifen« am Nacken*

Abb. 148: Durch »kreisendes Reiben« mit den Handkanten werden die Nackenmuskeln gelockert. Dazu bearbeiten die Handkanten den Hals von oben nach unten und zurück, insgesamt 30mal.

Abb. 149 und 150: Durch »Greifen« und »Kneifen« werden die sogenannten *jiaji*-Extra-Punkte behandelt, die 0,5 PZ von der Mittellinie seitlich liegen. Dabei wird die Muskulatur mit drei Fingern oder der ganzen Hand gefaßt und nach oben gezogen. Der Nacken wird von oben nach unten durchmassiert, auch hier sind 30 Durchgänge empfohlen.

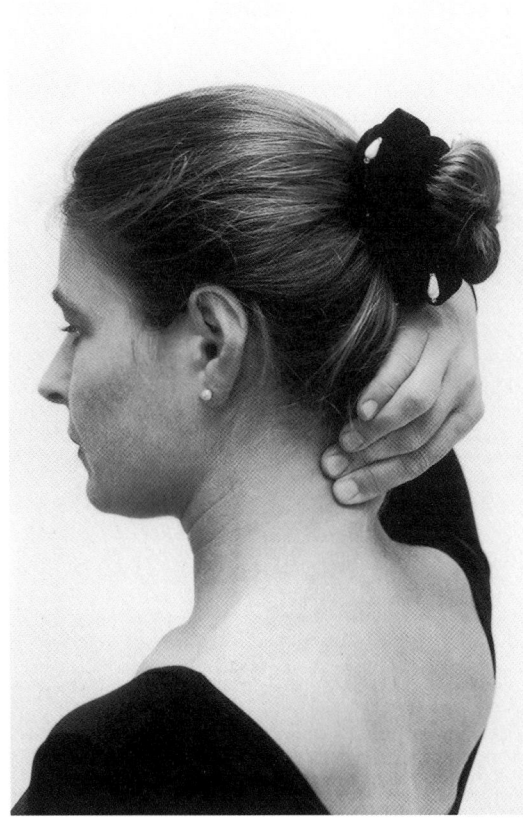

Abb. 150: »Kneifen« am Nacken

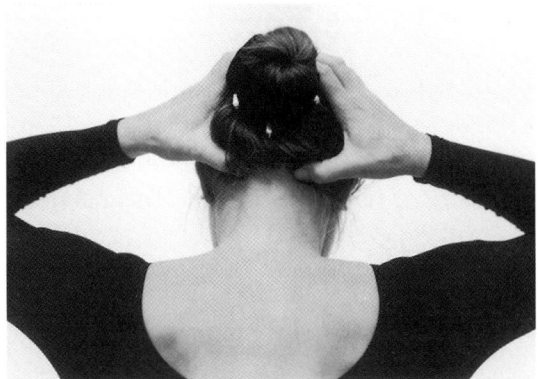

Abb. 151: »Kneten« am »Teich des Windes«

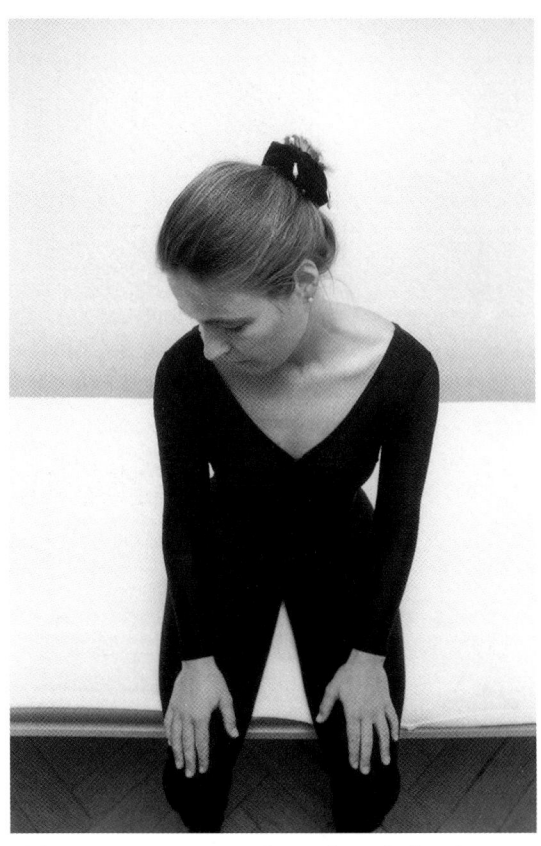

Abb. 152: »Rotieren« der Halswirbelsäule

Abb. 151: Durch »Pressen« und »Kneten« wird der Akupunkturpunkt »Teich des Windes« (*fengchi*), Gb 20 (F 20), auf beiden Seiten zwei bis fünf Minuten behandelt.

Der Kopf wird dann langsam seitlich so weit gebeugt, bis das Ohr die Schulter berührt. Die Bewegung sollte abwechselnd auf beiden Seiten erfolgen und 30mal wiederholt werden.

Abb. 152: Anschließend wird der Kopf in beide Richtungen jeweils 15mal »rotiert«. Hier ist aber Vorsicht geboten. Sollten dabei Schmerzen oder knackende Geräusche auftreten, ist die Behandlung abzubrechen. Nach Ansicht der westlichen Physiotherapie sollte bei dieser Übung nie ein ganzer Kreis von 360° durchgeführt werden, da die Halswirbelsäulen-Gelenke solch eine Bewegung nicht vorsehen. Besser ist es, in eine Richtung bis auf maximal 120° bis 135° zu drehen (insgesamt 270°) und dann langsam genausoweit auf die Gegenseite zu rotieren. Dies schont Bänder und Gelenke.

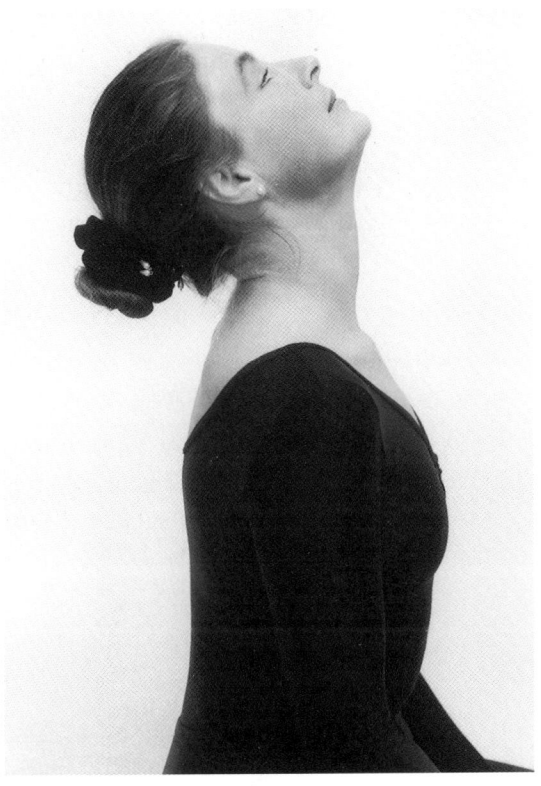 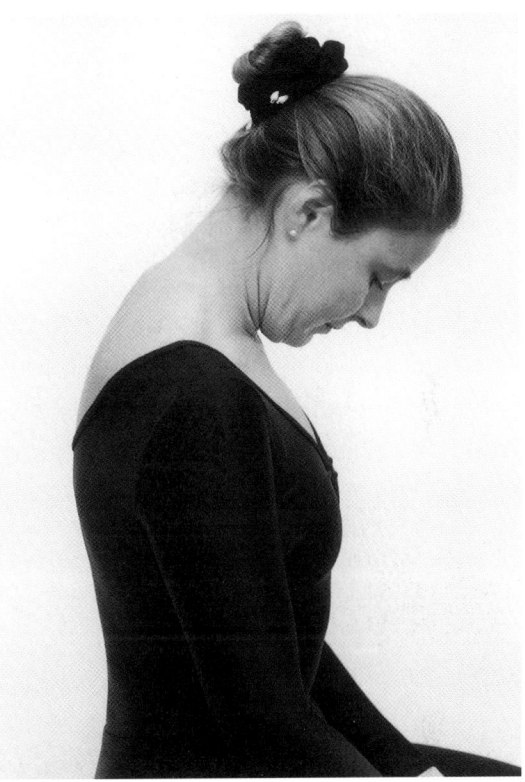

Abb. 153 und 154: Beugen des Kopfes

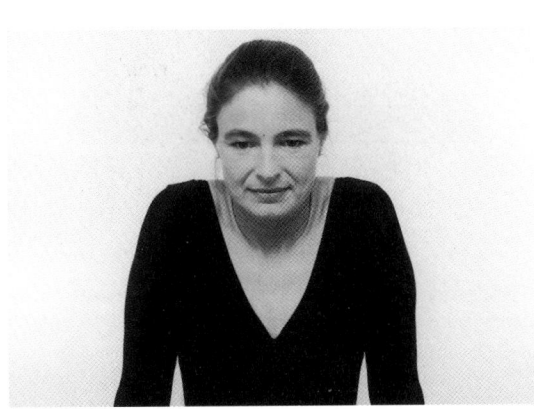

Abb. 153 und 154: Der Kopf wird dann je 15mal nach vorne und hinten gebeugt.
Abb. 155: Zum Abschluß wird durch Hochziehen und Fallenlassen der Schultern (30mal) noch einmal eine Lockerung und Entspannung erzielt.

Abb. 155: Hochziehen und Fallenlassen der Schultern.

Augenübungen

Durch die regelmäßige Behandlung bestimmter augennaher Akupunkturpunkte durch Akupressur können Augenprobleme wie zunehmende Kurzsichtigkeit, Schielen, Weitsichtigkeit und Erschöpfung der Augen behandelt und verhindert werden.

Zuerst werden folgende Punkte durch sanftes »Pressen«, »Kneten« und »Rollen« jeweils zwei Minuten behandelt:

- »Zusammengelegter Bambus« (*cuanzhu*), Bl 2 (V 2) (siehe Abb. 156)
- »Helle des Auges« (*jingming*), Bl 1 (V 1) (siehe Abb. 157)
- »Das Große Yang« (*taiyang*), Ex 2
- »Kellerloch der Pupille« (*tongziliao*), Gb 1 (F 1)
- »Die Weiße des Yang« (*yangbai*), Gb 14 (F 14)
- »Teich des Windes« (*fengchi*), Gb 20 (F 20)
- »Rand des Wangenbeins« (*sibai*), Ma 2 (S 2) (siehe Abb. 158)
- »Vereinte Täler« (*hegu*), Di 4 (IC 4)

Abb. 159: Dann wird entlang und oberhalb der Augenbraue von außen nach innen und zurück mit halbkreisförmig »streichenden« Bewegungen eine Harmonisierung des Energieflusses erreicht. Dieselbe Technik ist auch unterhalb des Auges wirksam (jeweils 3 Minuten).

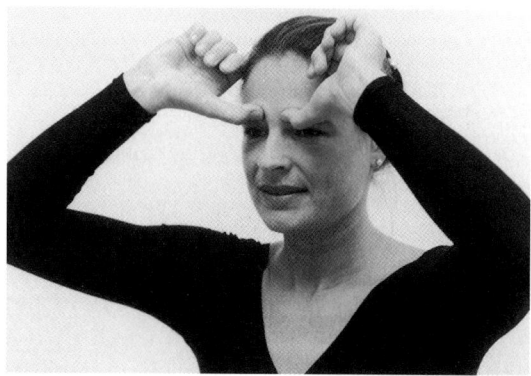

Abb. 156: »Kneten« am »Zusammengelegten Bambus«

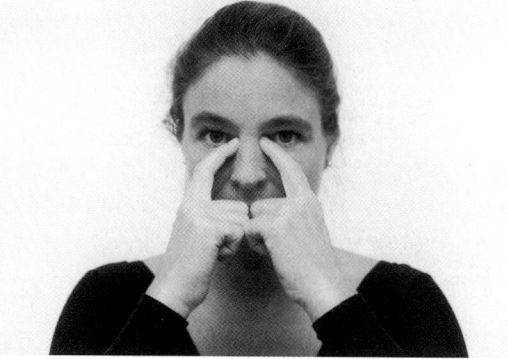

Abb. 157: »Pressen« an der »Helle des Auges«

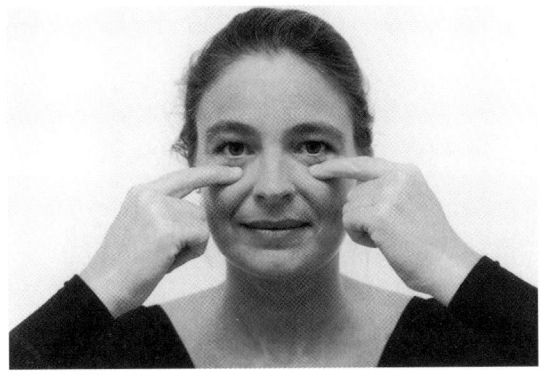

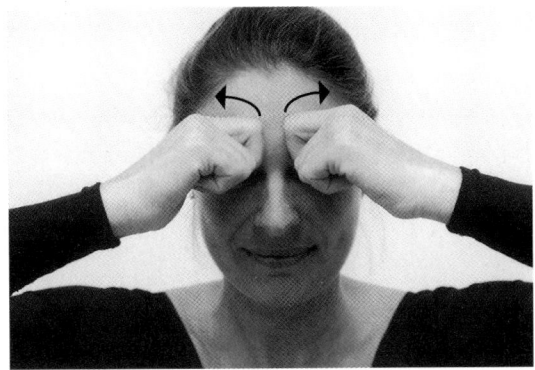

Abb. 158: »Pressen« am »Rand des Wangen-beins«

Abb. 159: »Halbkreisförmiges Streichen«

Selbstbehandlung bei Nasenproblemen

Eine chronische Verstopfung der Nase mit Geruchsverminderung und ständigem Nasenlaufen ist ein sehr häufig auftretendes Problem. Die Ursachen können ein allergischer Schnupfen (Heuschnupfen) oder eine chronische Nasenentzündung sein. Auch bei einem akuten Schnupfen durch eine Erkältung ist die Tuina-Selbstbehandlung der Nase hilfreich.

Durch »Pressen«, »Kneten« und »Schieben« werden folgende Punkte je 30mal behandelt:

- »Durchgängige Nase« *(bitong)*, Ex 3, der am oberen Ende der Nasolabialfalte liegt
- »Empfang der Wohlgerüche« *(yingxiang)*, Di 20 (IC 20) (siehe Abb. 124)
- »Siegelhalle« *(yintang)*, Ex 1 (siehe Abb. 124)

Dann wird mit den Mittelfingerknochen der beiden Zeigefinger vom Punkt »Durchgängige Nase« *(bitong)*, Ex 3 zum Punkt »Empfang der Wohlgerüche« *(yingxiang)*, Di 20 (IC 20) mit deutlichem Druck »geschoben« (siehe Abb. 160). Diese Übung sollte im akuten Fall mehrmals täglich gemacht werden, bei chronischen Problemen reicht eine Behandlung am Tag aus.

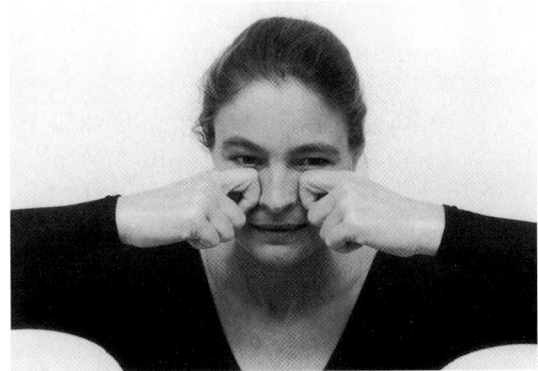

Abb. 160: »Schieben« zum »Empfang der Wohlgerüche«

Übungen zur Entspannung des Brustkorbs

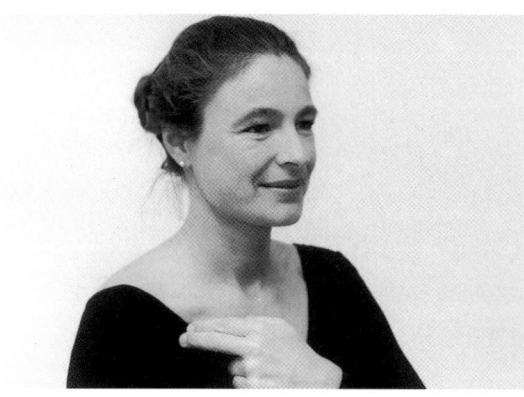

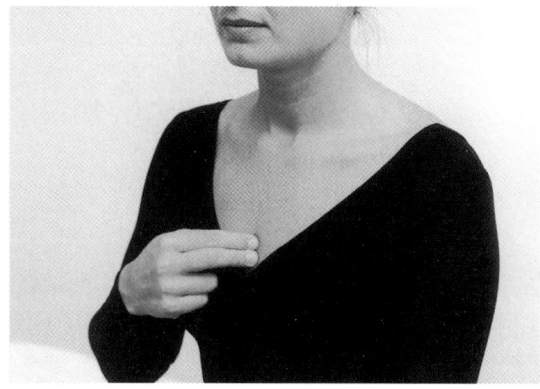

Abb. 161: »Kneten« der »Versammlungshalle der Mitte«

Abb. 162: »Kneten« am »Vorhof der Brust«

Während bronchialer Infekte, besonders wenn sie häufiger und chronisch geworden sind, kann es zu einem ständigen Druckgefühl hinter dem Brustbein und einer chronischen Verschleimung kommen. Durch die unten beschriebenen Selbstmassageübungen kann dieser Druck gelindert werden, der Schleim löst sich leichter und Husten wird gestillt.

Auch psychosomatische Beklemmungszustände im Brustbereich oder unter dem Zwerchfell (laut TCM Stauungen des Qi), Palpitationen (Herzklopfen) und Neuralgien können damit effektiv behandelt werden.

Folgende Akupunkturpunkte werden durch »Kneten« und »Pressen« mit einem oder zwei Fingern jeweils 30mal behandelt:

- »Versammlungshalle der Mitte« *(zhongfu)*, Lu 1 (P 1) im 1. Zwischenrippenraum 1 PZ unter dem Schlüsselbein gelegen (siehe Abb. 161)
- »Vorhof der Brust« *(tanzhong)*, KG 17 (Rs 17) (siehe Abb. 162)
- »Sammlungspunkt des ›Leber‹-Funktionskreises« *(ganmu)*, Le 14 (H 14)
- »Sammlungspunkt des ›Magen‹-Funktionskreises« *(weimu)*, KG 12 (Rs 12)
- »Meer des Qi« *(qihai)*, KG 6 (Rs 6)
- »Innere Paßenge« *(neiguan)*, KS 6 (Pc 6) (siehe Abb. 163)

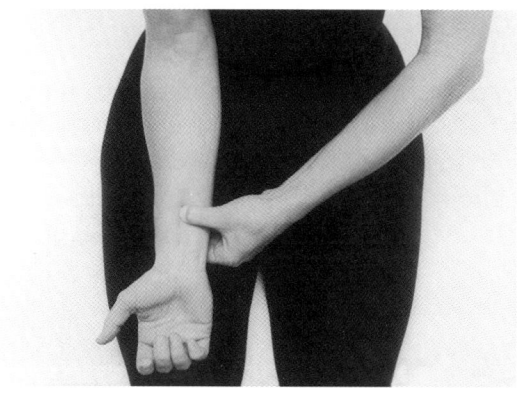

Abb. 163: »Kneten« der »Inneren Paßenge«

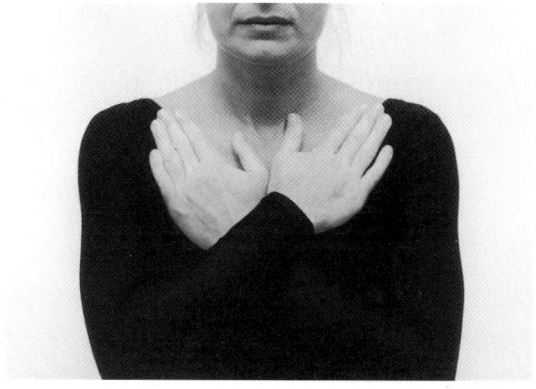

Abb. 164: »Streichen« am Brustkorb

Dann werden die Arme überkreuzt auf den Brustkorb gelegt (die linke Hand rechts, die rechte Hand auf die linke Seite des Brustkorbs, siehe Abb. 164), und die Hände »streichen« am Brustkorb 15mal von oben nach unten.

Dann klopft man mit der hohlen Hand beide Seiten der Brust von unten nach oben, gleichzeitig sollte man möglichst tief atmen, um auch kollabierte Lungenareale zu belüften und dort den Schleim zu lösen (15mal).

Zum Abschluß werden die beiden Hände

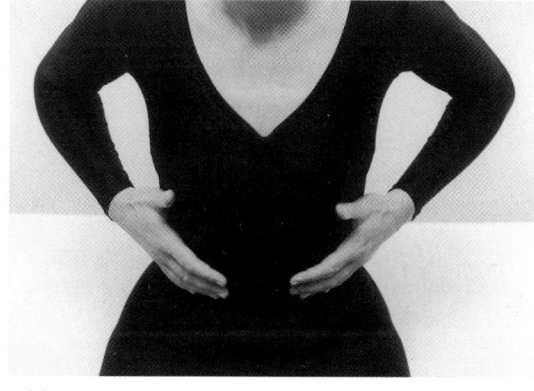

Abb. 165: »Streichen« an den Zwerchfellbögen

an die Zwerchfellbögen links und rechts gelegt und streichen mit sanftem Druck 15mal von innen nach außen (siehe Abb. 165).

Selbstmassage des Rückens

Diese Übungen sind sowohl zur Vorbeugung als auch zur Behandlung von akuten wie chronischen Rückenschmerzen gedacht.

Die Orientierungslinie ist die Oberkante der hinteren Beckenschaufel; auf dieser Höhe liegt der 4. Lendenwirbelkörper. Der Dornfortsatz des 4. und auch der anderen Lendenwirbelkörper sind deutlich tastbar. Man zählt zwei Lendenwirbelkörper nach oben und beginnt dann auf dieser Höhe mit der Selbstmassage. Diese Übung wird zunächst im Sitzen durchgeführt.

Durch »Kneten« und »Pressen« mit den Knöcheln der Hand werden (siehe Abb. 166 und vergleiche Abb. 142) der »Einflußpunkt des ›Nieren‹-Funktionskreises« *(shenshu)*, Bl 23 (V 23) und der 1,5 PZ noch weiter seitlich gelegene Punkt »Zimmer der Potenz« *(zishi)*, Bl 52 (V 52) sanft, aber intensiv etwa fünf Minuten behandelt. Die Behandlung ist optimal, wenn durch die Selbstmassage ein ziehendes Gefühl als Ausdruck des Qi-Flusses spürbar wird.

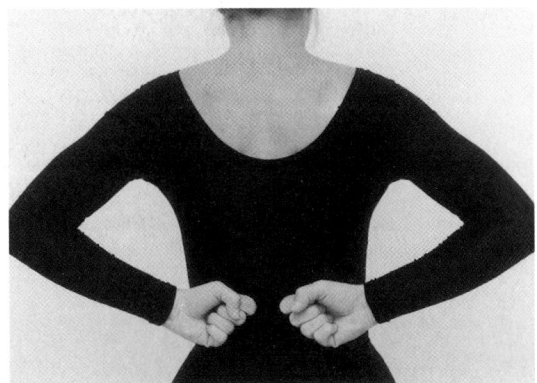
Abb. 166: »Kneten« und »Pressen«

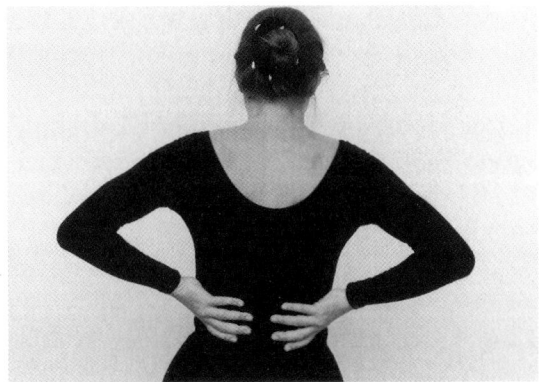
Abb. 167: »Kreisendes Reiben«

Durch »kreisendes Reiben« (30mal) wird diese Region dann weiter gewärmt und entspannt (siehe Abb. 167).

Der Punkt »Pforte des Lebensloses« *(mingmen)*, LG 4 (Rg 4) wird dann mit dem Daumenballen 15mal »geknetet«. Zum Abschluß wird im Stehen der untere Rücken durch Hüftkreisen in beide Richtungen (je 10mal) gelockert (siehe Abb. 168).

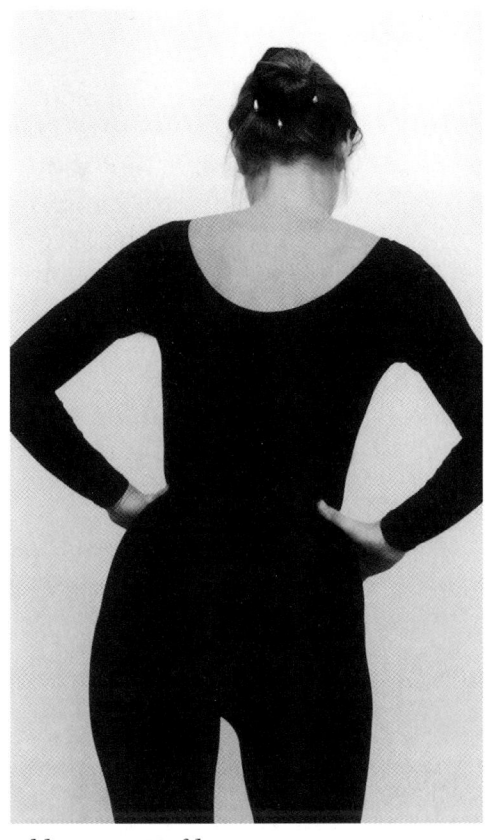

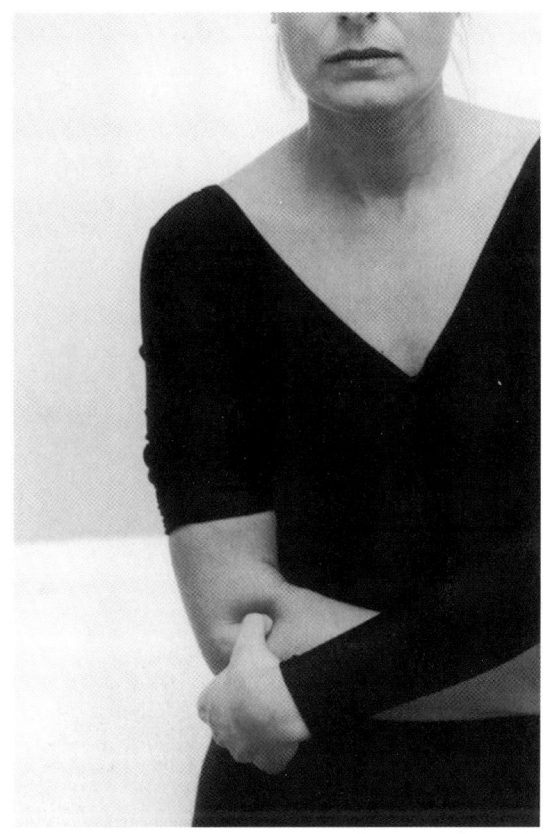

Abb. 168: »Hüftkreisen« — *Abb. 169: »Kneten« am »Gekrümmten Teich«*

Selbstmassage der Schulter

Durch die Selbstmassage der Schulter können das Syndrom der Steifen Schulter (*frozen shoulder*), die Schultergelenks-Degeneration (*Periarthropathia humeroscapularis*), ein verkrampfter Schulterblattmuskel (Musculus scapularis superior), Reizungen und Überdehnungen der Bänder gebessert und behandelt werden.

Folgende Akupunkturpunkte werden an der kranken Schulter gesucht und jeweils 15mal durch »Pressen« und »Kneten« einzeln behandelt:

»Spalt unter der Schulterhöhe« (*jianyu*), Di 15 (IC 15)
»Großer Knochen« (*jugu*), Di 16 (IC 16)
»Arm und Schulterblatt« (*binao*), Di 14 (IC 14)
»Geradheit der Schulter« (*jianzhen*), Dd 9 (IT9)
»Kellerloch der Schulter« (*jianliao*), 3E 14 (T 14)
»Innerer Schulterpunkt« (*jianneiling*), Ex 16
»Gekrümmter Teich« (*quchi*), Di 11 (IC 11) (siehe Abb. 169)

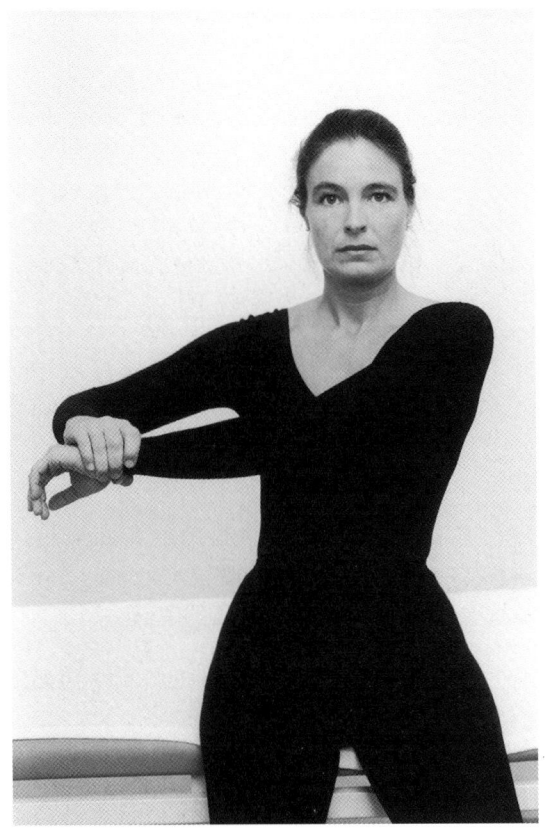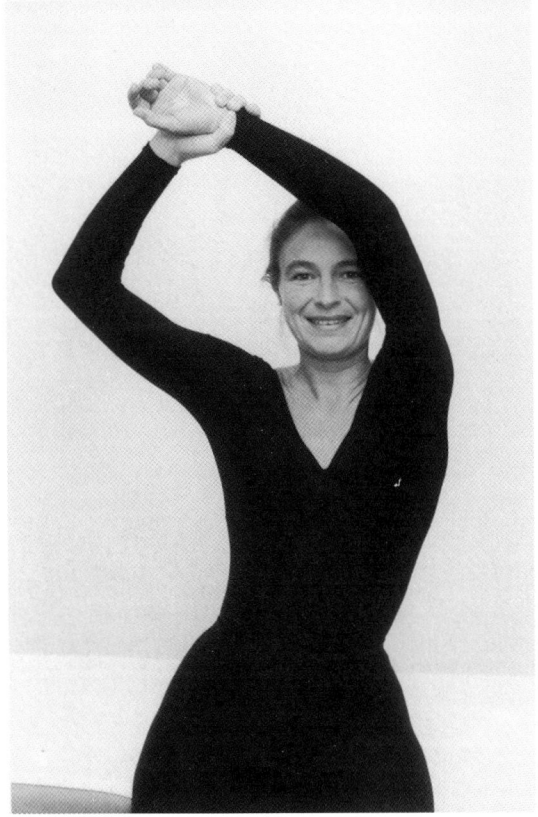

Abb. 170 und 171: Kreisförmige Bewegung des Arms

Dann wird die ganze Schulter mit der Hand gepackt und zusammengedrückt (»Greifen« und »Pressen«). Dabei wird die Schulter leicht »rotiert« (drei Minuten). Durch »Kneifen« und »Greifen« werden dann die ganzen Schultermuskeln behandelt (fünf Minuten).

Danach faßt die andere Hand das Handgelenk der kranken Seite und zieht den ganzen Arm in einer großen kreisförmigen Bewegung (siehe Abb. 170 und 171). Das Schultergelenk wird so passiv rotiert, Verklebungen der Bänder, Sehnen und Muskeln werden gelöst. Die Bewegung wird ruhig und langsam je fünfmal in jede Richtung durchgeführt.

Selbstmassage der Knie

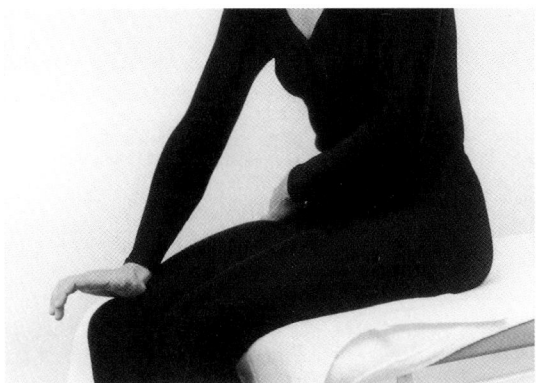

Abb. 172: »Kneten« am Knie

Diese Selbstmassageübungen sind bei chronischen Knieschmerzen (Gonalgie), chronischer Arthrose (Gonarthrose) und zur zusätzlichen Nachbehandlung nach Knieverletzungen hilfreich.

Abb. 172: Die Region oberhalb der Kniescheibe zwischen dem Punkt Ma 32 (S 32) und Ma 34 (S 34) wird mit dem Handballen fünf Minuten intensiv und kräftig mit »Kneten« und »kreisendem Reiben« behandelt (siehe Abb. 13).

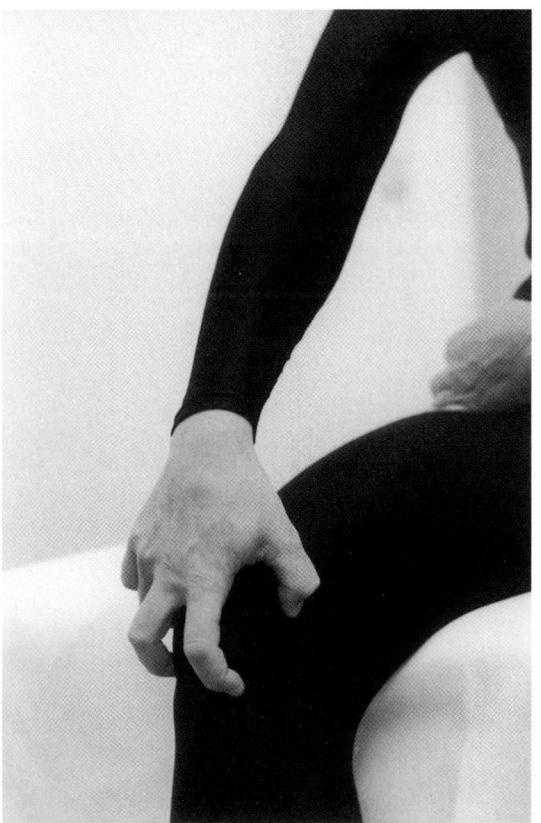

Abb. 173: »Fünf Sterne fassen das Knie«

Die Akupunkturpunkte »Knieaugen« (*xiyan*), Ex 23, die direkt links und rechts am Unterrand der Kniescheibe lokalisiert sind, werden mit den Fingern getastet und je 30mal »geknetet« und »gepreßt«.

Dann werden die Vertiefungen ober- und unterhalb der Kniescheibe mit den fünf Fingern gefaßt (darum heißt diese Übung »Fünf Sterne fassen das Knie«) und fixieren diese Punkte (siehe Abb. 173). Zum Abschluß wird das leicht angehobene Bein vorsichtig um die Kniescheibe herum in beide Richtungen jeweils zehnmal rotiert.

VII.

ANHANG

Glossar zur TCM

(basierend auf: Porkert/Hempen/China Academy: Classical Acupuncture – The Standard Textbook, Dinkelscherben, 1995, und Engelhardt/Hempen: Chinesische Diätetik. Urban & Schwarzenberg, München, 1997)

Aestus (Sommerhitze, chinesisch *shu*)
Aestus ist ein krankheitsauslösender Faktor, einer der »Sechs klimatischen Exzesse«, der sich durch Symptome wie Fieber, Benommenheit, dumpfen Kopfschmerz, Atemnot, Durchfall, starken Schwitzen und starken Durst äußert.

Agenzien (krankheitsauslösende oder pathogene Faktoren)
Agenzien stören die Geradläufigkeit oder Orthopathie. Es gibt äußere, innere und neutrale Agenzien. Die äußeren Agenzien werden auch als die »Sechs klimatischen Exzesse« bezeichnet, die inneren Agenzien als die »Sieben Emotionen«. Unter neutralen Agenzien versteht man äußere Verletzungen, Ernährungsstörungen, Alkohol-, Drogen-, Tabak- oder Koffeinmißbrauch und sexuelle Exzesse.

Algor (Kälte, chinesisch *han*)
Wenn *algor,* eine »Kälte«-Schädigung, am Krankheitsprozeß beteiligt ist, kommt es zu einer Verminderung der Lebensdynamik, was vor allem Wärme- und Ruhebedürfnis, Blässe oder ortsfeste, anhaltende Schmerzen nach sich zieht. *Algor* ist ein Agens, gehört im Begriffspaar *algor-calor* auch zu den Leitkriterien der TCM.

Ardor (Feuer oder Glut, chinesisch *han*)
Mit dem krankheitsauslösenden Faktor *ardor* gehen langanhaltendes, hohes Fieber, starkes Schwitzen, Unruhe bis hin zum Fieberdelir, starker Durst, eine Rötung des Gesichts, Halsschmerzen, beschleunigte Pulse und rote Bindehäute einher. Diese Anzeichen zeigen eine starke Dyna-

misierung der Lebensprozesse an. *Ardor* entspricht in der westlichen Medizin den Anzeichen einer Entzündung.

Ariditas (Trockenheit, chinesisch *zao*)
Ariditas heißt die Verminderung der Körpersäfte, die Schmälerung des Yin, durch andere Yin-konsumierende, sehr dynamische Agenzien wie *calor, ardor* oder *ventus.* »Kühle Trockenheit« zeigt sich in leichten Kopfschmerzen, Schüttelfrost, Schweißlosigkeit, Husten, Halsschmerzen und verstopfter Nase.
»Warme Trockenheit« äußert sich in Fieber mit Schweiß, Halsschmerzen, Hustenreiz, Schmerzen auf der Brust, wenig schleimigem blutigem Auswurf und trockener Nase.

Bi-Syndrom (lateinisch *occlusiones,* chinesisch *bi*)
Rheumatoide Beschwerdebilder sind nach der TCM-Lehre durch Blockaden der Energieflüsse in Muskeln, Sehnen, Gelenken und den Leitbahnen verursacht. Ätiologisch sind die Agenzien *humor, algor* und *ventus* immer kombiniert verantwortlich. Sind die Beschwerden sprunghaft und wandernd, dominiert der Einfluß des »Windes«; klagt der Patient vor allem über Schwellungen und Morgensteifigkeit, dann überwiegt die »Feuchtigkeit«; sind die Schmerzen ortsfest und stark, ist die »Kälte« das hauptverantwortliche Agens.

Calor (Hitze, chinesisch *re*)
Mit *calor* geht eine Steigerung der Dynamik einher. Unruhe, Durst, Verlangen nach kalten Getränken, gerötetes Gesicht und Zungenkörper, Obstipation und Schmerzen, die sich auf Druck verschlimmern, deuten auf *calor* hin. *Calor* ist eigentlich kein Agens, sondern gehört im Begriffspaar *calor-algor* zu den Leitkriterien der TCM, die die Dynamik einer Krankheit anzeigen.

Concretiones (Verdichtungen)
Durch Blockaden von Qi und Xue oder *algor* kann sich an einer Blockadestelle soviel stoffliche Energie verdichten, daß sie tastbar wird.

Depletio (energetische Schwäche, Erschöpfung oder Mangel, chinesisch *xu*)
Unter *depletio* versteht man in der TCM jede Art von Schwächung der aktiven Energie Qi oder der stofflichen Energien, des Xue. Auch Yin oder Yang können geschwächt sein. Eine solche Verminderung der Kräfte beeinträchtigt den Organismus, die physiologischen Funktionen stabil aufrechtzuerhalten.

Dispulsio (Ausleiten von krankheitsauslösenden Faktoren, chinesisch *xie*)
Als *dispulsio* werden alle Therapiemethoden bezeichnet, die schrägläufige Energien, also krankheitsauslösende Faktoren, zerstreuen oder ausleiten. *Dispulsio* zielt auf eine Beseitigung von der »Schrägläufigkeit« ab.

Extima (Oberfläche, chinesisch *biao*)
Extima ist eines der Leitkriterien der TCM-Diagnostik. Es bedeutet, daß eine Krankheit von der Oberfläche noch nicht tiefer in den Organismus vorgedrungen ist.

Foramen (Akupunkturpunkt, chinesisch *xue, shuxue*)
Ein Foramen ist ein festgelegter Punkt auf der Körperoberfläche, über den man durch Tuina, Akupunktur oder Moxibustion (Abbrennen von Beifuß) auf das in den Leitbahnen fließende Qi und Xue des Menschen einwirken kann.

Funktionskreis (lateinisch *orbis*, chinesisch *zangfu*)
Funktionskreis ist die Bezeichnung für einen Komplex von verschiedenen biologischen Funktionen, die unter einem Namen als Bild zusammengefaßt werden. Die Organnamen entsprechen nicht unseren westlichen, durch Anatomie und Physiologie geprägten Bildern. Es gibt zwölf Funktionskreise, davon sind sechs Durchgangs- oder Yang-Funktionskreise *(fu)* und sechs Speicher- oder Yin-Funktionskreise *(zang)*. Die Yang-Funktionskreise nehmen in erster Linie auf und bewegen. Damit fallen ihnen aktive Aufgaben zu, weshalb sie dem Yang zugeordnet werden.
Die Speicher-Funktionskreise sind für die speichernden, unterstützenden, das Leben erhaltenden Funktionen zuständig. Sie gelten als die tragenden Säulen des menschlichen Organismus und werden dem Yin zugeordnet.

Gegenläufigkeit siehe Kontravektion (chinesisch *ni*)

Geradläufigkeit siehe Orthopathie

Heteropathie (Schrägläufigkeit, chinesisch *xie*)
Heteropathien entstehen, wenn durch Agenzien Teile der normalerweise gerade laufenden Energien des Menschen Qi in falsche Bahnen geraten und so Beschwerden verursachen. Dadurch entstehen energetische Unausgewogenheiten.

Humor (Feuchtigkeit, chinesisch *shi*)
Humor, ein krankheitsauslösender Faktor, ist Ungeklärtes oder Nichtverarbeitetes, das entsteht, wenn die Funktionskreise der »Mitte« nicht ausreichend aufnehmen und umwandeln können. *Humor* äußert sich in Müdigkeit, Ruhebedürfnis und Abgeschlagenheit, Benommenheit, man leidet unter einem schwerem Kopf, verstopfter Nase und Verdauungsstörungen.

Intima (Inneres, innere Organe/Funktionskreise, chinesisch *li*)
Der in der TCM-Diagnose wichtige Begriff »Inneres« beschreibt, daß eine Störung von der *extima* schon tiefer gedrungen ist und die Yin-Funktionsbereiche erreicht hat. *Intima* ist eines der Leitkriterien der TCM-Diagnostik.

Kontravektion (chinesisch *ni*)
Geradläufiges Qi hat immer eine bestimmte Richtung; das Qi des Funktionsbereiches »Lunge« muß sich nach unten ausbreiten, das Qi des Funktionskreises »Milz« muß nach oben steigen, das Qi des Funktionskreises »Magen« fließt physiologisch nach unten. Eine Kontravektion bezeichnet einen Qi-Fluß, der seiner physiologischen Richtung entgegenläuft. Symptome sind z. B. Husten (»Lunge«) oder Erbrechen (»Magen«).

Leitbahn (chinesisch *jingmo, jingmai*)
Eine Leitbahn ist die Verbindung zwischen den Akupunkturpunkten (Foramina). Im Westen wurden die Leitbahnen lange Zeit fälschlich als Meridiane bezeichnet. In den Leitbahnen zirkulieren Qi und Xue. Es gibt 12 paarige Leitbahnen, die jeweils den 12 Funktionskreisen zugeordnet werden und je auf beiden Körperhälften verlaufen, sowie auch zwei unpaarige Leitbahnen auf den Mitten von Körpervorder- und -rückseite; letztere heißen »aufnehmende Leitbahn« und »Leitbahn der Steuerung«.

Leitkriterien (chinesisch *bagang*)
Die »Acht Leitkriterien« sind die Grundkategorien, nach denen die durch die TCM-Diagnose erhobenen Daten differenziert und geordnet werden. Es handelt sich dabei um die vier Begriffspaare Yin und Yang, *intima* und *extima*, *depletio* und *repletio* und *algor* und *calor*.

Oberfläche siehe *Extima*

Occlusio siehe Bi-Syndrom

Orthopathie (Geradläufigkeit, chinesisch *zhengqi*)
Die Orthopathie eines Individuums drückt sich darin aus, daß dieses alle seine physiologischen Funktionen ausgewogen aufrechterhalten kann. Man spricht auch von der Geradläufigkeit der Lebensfunktion.

Pituita (Schleim, chinesisch *tan*)
Pituita und das Agens *humor* gehören eng zusammen. Wenn die »Mitte« nicht mehr ausreichend assimilieren kann, bleibt Ungeklärtes (*humor*) liegen. Kommt es zu einer Ansammlung von Ungeklärtem, kann *pituita* entstehen. Dieser kann sichtbar werden – z.B. in bronchialem Schleim –, oder aber zu Schwellungen und Knoten führen. Typische Krankheitszeichen von *pituita* in anderen Funktionskreisen sind Schwindel oder mentale Beeinträchtigung.

Schrägläufigkeit siehe Heteropathie.

Suppletio (stützen, ergänzen, chinesisch *bu*)
Als Gegenstück zum Begriff der *dispulsio* zielt die Therapiemethode der *suppletio* auf eine Stützung oder Ergänzung der Energie ab. Sie ist angezeigt bei *depletio* und kräftigt das geradläufige Qi (Orthopathie), Xue, Yang oder Yin.

Ventus (Wind, chinesisch *feng*)
Ventus ist ein Agens und äußert sich in Kopf- und Halsschmerzen, verstopfter Nase, Tränenfluß, geröteten Augen und Verspannungen. Eine »Wind«-Schädigung steht nicht zwingend im Zusammenhang mit dem klimatischen Wind.

Verdauungsblockaden
Durch Blockaden des Qi und Xue, *humor* oder Ernährungsfehler kommt es zu lokalen Stauungen in den Funktionskreisen »Dickdarm«, »Dünndarm« und »Mitte«.

Fünf **Wandlungsphasen** (*wuxing*)
Mit Hilfe der fünf Wandlungsphasen Holz, Feuer, Metall, Wasser und Erde werden in der TCM zyklische Prozesse beschrieben. Sie spielen in der gesamten chinesischen Kultur eine wichtige Rolle.

Wehrenergie (lateinisch *qi defensivum*, chinesisch *weiqi*)
Die Form der aktiven Energie, des Qi, die in der Haut und an der »Oberfläche« zirkuliert. Die Hauptaufgaben der Wehrenergie sind neben der Abwehr schädigender Einflüsse das Wärmen und Nähren der Haut und der Muskulatur sowie die Regulierung der Schweißporen.

Xue
Der Begriff Xue wird häufig mit Blut wiedergegeben. Xue bezeichnet aber außer diesem wichtigsten stofflichen Energieträger auch alle anderen stofflichen Energieformen, wie Lymphe, Tränenflüssigkeit, Muttermilch oder sogar Schweiß, die häufig auch unter dem Begriff »nährende Körpersäfte« zusammengefaßt werden.

Yang (Aktives Prinzip)
Yang bezeichnete ursprünglich die sonnenbeschienene Seite eines Berges. Im Bereich der TCM fällt unter Yang alles sich Bewegende, sich Entfaltende, Dynamische, nach außen Gerichtete sowie alle aktiven energetischen Lebensvorgänge, körperliche Bewegung, Emotionen oder Gedanken.
Yang ist eines der Leitkriterien der TCM-Diagnostik.

Yin (Stoffliches)
Yin bezeichnete ursprünglich die sonnenabgewandte Seite des Berges. Im Bereich der TCM wird dem Yin alles Stoffliche, Organische zugeordnet, das immer im Zusammenhang steht mit schon vergangenen Wirkungen.
Yin bildet im Gespann mit Yang das erste Paar der Leitkriterien der TCM-Diagnose.

Glossar der Tuina-Techniken

Es gibt im Bereich der Tuina-Methode im Westen noch keine einheitliche Terminologie, weshalb unterschiedliche Quellen dieselben Manipulationen oft ganz unterschiedlich benennen, was den Leser verwirrt. Die Zusammenschau soll einen Überblick geben über die im Westen gebräuchlichen Bezeichnungen – die englischen, die lateinischen nach dem Lehrbuch »Premoprehension« von M. Porkert und John Zhou sowie die im vorliegenden Buch verwendeten – für die Tuina-Techniken und stellt diese dem chinesischen *pinyin* gegenüber.

Deutsch	Porkert	englisch	chinesisch
Auf den Rücken laden	Intergation	loading	*bei*
Dehnen	Eduktion	pulling	*bashen*
Greifen	Prehension	grasping	*na*
Klatschen	Tympanisation	patting	*pai*
Klopfen	Perkussion	tapping	*ji*
Kneifen	Vellidepsation	pinching	*nie*
Kneten	Mulsion	kneading	*rou*
Pressen	Kompression	pressing	*an*
Vibrierendes Pressen	Ein-Finger-Zen-Pression	Dhyana	*yizhi*
Geradliniges Reiben	Perfrikation	linear rubbing	*ca*
Kreisendes Reiben	Frikation	rubbing	*mo*
Rollen	Rudikulation	rolling	*gun*
Rotieren	Agitation	mobilisation	*yao*
Schieben	Äquipression	pushing	*tui*
Schütteln	Quassation	shaking	*dou*
Streichen	Striktion	wipping	*mo*
Traktion, Ziehen	Traktion	traction	*pan*

Weiterführende Literatur

Dieses Verzeichnis präsentiert dem Interessierten aus der Vielfalt der mittlerweile auch im Deutschen und anderen westlichen Sprachen erschienenen Büchern zum Thema Traditionelle Chinesische Medizin (TCM) lesenswerte, bewährte und wesentliche Werke.

1. Einführung in die TCM

Hempen, Carl-Hermann: Die Medizin der Chinesen. Erfahrungen mit fernöstlicher Heilkunst. Goldmann TB.
Leichtverständliche Einführung in die TCM mit vielen Patienten-Berichten.
Porkert, Manfred: Die theoretischen Grundlagen der chinesischen Medizin. Phainon Verlag, Dinkelscherben, 1995 (3.).
Wissenschaftliches Standardwerk für die philosophischen Grundlagen der TCM.

2. Geschichte der TCM

Unschuld, Paul. U.: Medicine in China. A History of Ideas. University of California Press, Berkeley, 1985.
Darstellung der Medizinentwicklung in China und der TCM unter besonderer Berücksichtigung der gesellschaftlichen Veränderungen.
Needham, Joseph: Wissenschaft und Zivilisation in China. Band 1 der von Colin. A. Ronan bearb. Ausgabe. Suhrkamp, Frankfurt, 1984.
Sehr interessant geschriebenes Standardwerk über Wissenschaft, Technik und Medizin in der chinesischen Geschichte in einer populären Ausgabe.

3. Diagnostik und Grundlagen

Porkert, Manfred: Neues Lehrbuch der chinesischen Diagnostik. Phainon, Dinkelscherben, 1993.
Umfassende Darstellung der Grundlagen der TCM und aller diagnostischen Methoden.
Maciocia, Giovanni: The Foundations of Chinese Medicine. A Comprehensive Text for Herbalists and Acupuncturists. Churchill-Livingstone, Edinborough, 1989.
Sehr ausführliche Darstellung der Grundlagen der TCM. Mittlerweile auch als deutsche Übersetzung erschienen.
Kirschbaum, Barbara: Atlas und Lehrbuch der Chinesischen Zungendiagnostik, Band 1. VGM, Kötzting, 1998.
Standardwerk zur Zungendiagnostik mit hervorragendem Bildmaterial, leider etwas teuer.

4. Akupunktur

Hempen, Carl-Hermann: dtv-Atlas Akupunktur. Tafeln und Texte. dtv, München, 1997 (2).
Sehr präzises und handliches Akupunkturbuch mit hervorragenden Abbildungen (die auch in diesem Buch verwendet wurden), das hervorragend in die chinesische Medizin einführt.
Deadman, Peter, Al-Khajafi, Mazin: A Manual of Acupuncture. Journal of Chinese Medicine Publications, Hove/England, 1998.
Das derzeitig im westlichen Sprachraum ausführlichste und gründlichste Werk zur chinesischen Körper-Akupunktur.

Literatur

Cline, Kyle: Chinese Pediatric Massage. Practioners's Reference Manual. Institute for Traditional Medicine, Portland, 1993.

Cao Jiming, Su Xinming, Cao Junqi: Essentials of Traditional Chinese Pediatrics. Foreign Language Press, Beijing, 1990.

Chan Zhenguo et al.: Tuina chiliao changjian bing tujie. Shanghaier Verlag der Universität für TCM, 1997.

Despeux, Catherine: »Histoire de la médecine chinoise« in: Encyclopédie des médecines naturelles (Paris), Acupuncture et Médecine traditionelle chinoise, IA-1. 12/1989, 30 S.

Engelhardt, Ute, Hempen Carl-Hermann: Chinesische Diätetik. Urban & Schwarzenberg, München, 1997.

Fan Yali: Chinese Self Massage Therapy – the easy way to health. Blue Poppy Press, Boulder/CO., 1997.

Fan Yali: Chinese Pediatric Massage. Blue Poppy Press, Boulder/CO., 1997.

Hempen, Carl-Hermann: Dtv-Atlas zur Akupunktur. Tafeln und Texte. München, 1997(2).

Li Jinxue, Wei Yuanping: Quintessenz der Tuina-Behandlung. Praktisches Handbuch der Chinesischen Manuellen Therapie. VGM, Kötzting, 1995.

Liu Zibao et al.: Anmo tuina shoufa cuijin. Renmin weisheng chubanshe, 1985.

Luan Changye: Infantile Tuina Therapy. Foreign Language Press, Beijing, 1989.

Meng, Alexander: Lehrbuch der traditionellen chinesischen Massage. Tuina-Therapie. Haug, Heidelberg, 1993(3).

Porkert, Manfred: Neue Chinesische Diagnostik. Phainon, Dinkelscherben, 1996.

Porkert, Manfred, Hempen Carl-Hermann: Systematische Akupunktur. Urban & Schwarzenberg, München, 1985(2).

Porkert, Manfred, Zhou John: Premoprehension. Lehrbuch der chinesischen manuellen Therapie (tuina). Phainon, Dinkelscherben, 1996.

Sheng Guquan, Yan Juntao: Atlas of Tuina-Manipulations. Shanghai Scientific & Technical Publisheditor, Shanghai, 1994.

Sun Chengnan: Chinese Massage Therapy. Shandong Science and Technology Press, 1990.

Unschuld, Paul U.: Medicine in China. A History of Ideas. University of California Press, Berkeley, 1985.

Wang Fu: Chinese Tuina Therapy. Foreign Language Press, Beijing, 1994.

Wiseman, Nigel: English-Chinese, Chinese-English Dictionary of Chinese Medicine. Beijing, 1995

Bildnachweis

Die Abb. 7, 9, 10, 11, 13, 14, 15, 16, 17, 18, 19, 20, 21, 22, 23, 24, 25, 26, 27, 29, 31 im Kapitel »Akupunkturpunkte und Leitbahnen« sind dem »dtv-Atlas Akupunktur« von Carl-Hermann Hempen, Graphiken von Ulrike Brugger, © 1995 Deutscher Taschenbuch Verlag, München, entnommen. Die historischen Abbildungen stammen aus dem Privatarchiv von Frau Dr. Ute Engelhardt, München. Die Fotos aus den Kapitel »Praxis der Tuina-Behandlung« stammen von Josef Hummelsberger und Rainer Nögel. Die Fotos aus den Kapitel »Selbstbehandlung mit Tuina« sind von Herrn Hubertus Radermacher, München.

Register